中华传统保健文化

集千年智慧成治病奇方流传百世

本草纲目养生秘方

国医编委会 主编

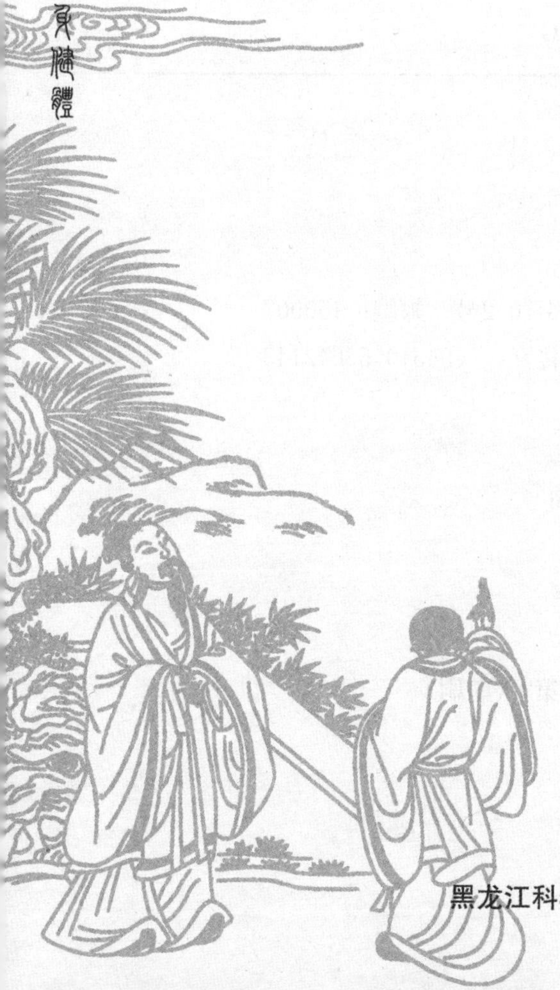

黑龙江科学技术出版社

图书在版编目(CIP)数据

本草纲目养生秘方 / 国医编委会主编. -- 哈尔滨：黑龙江科学技术出版社, 2014.9（2020.5重印）
ISBN 978-7-5388-8024-3

Ⅰ.①本… Ⅱ.①国… Ⅲ.①《本草纲目》—养生（中医）Ⅳ.①R281.3②R212

中国版本图书馆CIP数据核字(2014)第212290号

本草纲目养生秘方

BENCAOGANGMU YANGSHENG MIFANG

主　　编　国医编委会
责任编辑　闫海波
封面设计　盛世博悦
出　　版　黑龙江科学技术出版社
　　　　　地址：哈尔滨市南岗区公安街70-2号　邮编：150007
　　　　　电话：（0451）53642106　传真：（0451）53642143
　　　　　网址：www.lkcbs.cn
发　　行　全国新华书店
印　　刷　北京一鑫印务有限责任公司
开　　本　787mm×1092mm　1/16
印　　张　18
字　　数　280千字
版　　次　2014年9月第1版 2020年5月第3次印刷
书　　号　ISBN 978-7-5388-8024-3
定　　价　69.00元

>>前 言

《本草纲目》最早出自于李时珍之手，撰写于1578年，初刊于1593年。全书共载药1800余种，其中1000余种为植物药，其他为矿物及其他药物，由李时珍增入的药物就有374种。书中附有药物图上百幅，方剂万余个，其中有8000多个是李时珍自己收集和拟定的。每种药物分列释名、主治、发明和附方等项。

《本草纲目》不仅考证了我国古代本草学中的若干错误，而且还综合了大量的科学资料，对药物进行了相对科学的分类，特别是李时珍对动物药的科学分类，说明他当时已具备了生物学进化思想。

《本草纲目》在我国对本草学、生物学的研究具有一定的促进作用，在世界上也产生了很大的影响，曾先后刻印数十次，出现英、法、德、日等多种文字的节译文或全译本。

而本书的编者考虑到一些原材料获取的难易，特别选录一些更易寻找原料的章节，如木部、果部、鳞部……而人部、金石部等一些只能作为传统文化内容来阅读的部分并没有选录书中。另外一些未被选录的条目则是因为材料不易获得，对于想通过看书而得到一些健康养生治病知识的读者来说则毫无意义。本书旨在通过精选的条目为大众开启一扇健康之门，同时也希望读者在阅读中可以学习到更多的祖国传统文化。

目录

contents

卷一 木部

一、香木类……1

柏……1
松……2
沉香……3
丁香……4
檀香……5
木兰……5
杉……6
桂……7

二、乔木类……8

榆……8
檀……9
槐……9
白杨……10
梧桐……11
椿樗……11
杜仲……12
合欢……12
棕榈……13
榉……14
柳……14
芜荑……15
诃黎勒……15
皂荚……16
无食子……17
无患子……17

三、灌木类……18

桑……18
枳……20
酸枣……20
苦楝子……21

枸杞子……21
冬青……23
金樱子……23
山茶……24
石南……24
阿魏……24
黄檗……25
五加皮……25
南烛……26
芦荟……26
巴豆……27
没药……27

四、寓木类……27

茯苓……27
琥珀……29

卷二 水部

一、天水类……30

立春雨水……30
潦水……30
露水……30
甘露……31
明水……31
半天河……32
雹……32
夏冰……32
冬霜……33
冬冰水……33
腊雪……33
腊雪水……33
液雨水……34
梅雨水……34
屋漏水……34

二、地水类……34

流水……34
甘烂水……35
池沼水……35
井泉水……35
醴泉……37
山岩泉水……37
玉井水……37
盐胆水……37

热汤……38
生熟汤……39
温汤水……39
节气水……39
碧海水……40
寒泉水……40
乳穴水……40

卷三　草部

一、山草类……41

甘草……41
黄芪……42
人参……43
桔梗……44
黄精……45
葳蕤……45
知母……46
肉苁蓉……46
丹参……47
黄连……48
黄芩……49
三七……50
白术……51
沙参……52
秦艽……52
柴胡……53
升麻……54
远志……54
前胡……55
独活……55
胡黄连……56
长松……57
地榆……57
龙胆……58

二、隰草类……58

菊……58
艾……60
白蒿……61
甘蕉……61
紫菀……62
迎春花……63
海根……63
木贼……63
苍耳……64
金盏草……66
苎麻……66
牛膝……67

菟葵……68
水蓼……68
灯芯草……68
恶实……69
木莲……70
益母草……71
鸡冠……72
天名精……73
淡竹叶……74
款冬花……74
荭草……75
甘藤……76
紫花地丁……76
龙葵……76
葵……77
何首乌……78
土茯苓……79
豨莶草……80
车前草……80
火炭益母草……81
地黄……81

三、芳草类……83

当归……83
白芷……84
川芎……85
芍药……86
瑞香……86
兰草……87
泽兰……87
假苏……88
水苏……89
五味子……89
茉莉……90
豆蔻……91
积雪草……91
郁金香……92
马兰……92
紫苏……92
郁金……93
薄荷……94
薰衣草……95
蕙实……95

四、水草类……95

水藻……95
海藻……96
海带……96
昆布……96
萍……96
萍蓬草……97
荇菜……97
莼……97
水萍……97
越王余算……98
水松……99

五、苔草类……99

陟厘……99
石蕊……99
干苔……100

六、蔓草类……100

葛……100
谷……101
寒莓……101
覆盆子……102

七、石草类……103

酢浆草……103
景天……103
石韦……104
仙人草……104
石斛……104

八、毒草类……105

鬼芋……105
凤仙……106
甘遂……106
大戟……107
半夏……108
附子……109

卷四 谷部

一、稻类……111

稻……111
粳……112
籼……114

二、麦类......115

小麦......115
大麦......117
荞麦......118

三、稷粟类......119

菰米......119
黍子......119
稷......120
粟......120
粱......122
薏苡仁......123
玉蜀黍......125
阿芙蓉......125
罂子粟......126
蓬草子......127
稗......127

四、菽豆类......128

大豆......128
赤豆......130
绿豆......131
黎豆......133
豇豆......133
扁豆......134
毛豆......134
豌豆......135
蚕豆......135
刀豆......135

五、腌造类......136

蘖米......136
稻蘖......136
酒曲......136
附：造酒曲法......136
粟蘖......137
陈廪米......137

六、炊蒸类......138

饭......138
粥......139

粽……139
糕……140
蒸饼……140
寒具……141
馒头……141
麻腐……141
蜂糕……141
索粉……142
馄饨……142
豆腐……142
粉皮……143
油堆……143

七、麻类……143

胡麻……143
大麻……145

卷五 菜部

一、荤辛类……147

山韭……147
葱……147
葱茎白……148
薤……150
蒜……151
山蒜……152
葫……152
芸薹……154
葫葱……155
山葱……155
生姜……155
胡荽……156
胡萝卜……157
茼蒿……157
马蕲……158
罗勒……158
白花菜……159
芹菜……159
辣米菜……160
莱菔……161
芜菁……163
菘……164
芥……164
白芥……165
韭……166

二、柔滑类……167

菠菜……167
东风菜……168
荠……168
繁缕……169
马齿苋……169
苦菜……170
白苣……171
苜蓿……171
苋……172
地瓜……173
水蕨……173
鹿藿……173
薯蓣……173
山丹……174
金针菜……174
油菜……174
白菜……175
水苦荬……175
菁菜……175
鸡肠草……175
茅膏菜……176
灰涤菜……176
土芋……176
百合……176
藕丝菜……177
桃竹笋……178
莫菜……178
黄芽菜……178
竹笋……178
菰笋……179
蕨……179
蒲公英……180
翻白草……181
鸡侯菜……182
孟狼菜……182
薇……182
翘摇……182
零余子……182
甘薯……183
豆芽菜……183
睡菜……183
藏菜……183
薤菜……183
莴苣……184
醍醐菜……184
芋……184
草石蚕……185
萱草……185
藜……186

三、瓜菜类……186

壶卢……186
瓠和籽……187
冬瓜……188
南瓜……189

胡瓜……190
丝瓜……190
苦瓜……192
茄……193
越瓜……194

四、水菜类……195

鹿角菜……195
海藻……195
紫菜……195
石莼……195
石花菜……196

五、食用菌类……196

赤芝……196
木耳……196
天花蕈……198
舵菜……198
石耳……198
青芝……199
紫芝……199
葛花菜……199
鸡菌……199
地耳……199
竹蓐……200
苦竹肉……200
土菌……200
蘑菰蕈……200
杉菌……201
白芝……201
灵芝……201
黄芝……201
黑芝……201
香蕈……201

卷六 果部

一、五果类……202

李……202
杏……203
巴旦杏……205
梅……205

栗 207
枣 209
红枣 210
仙枣 210
榔梅 211
桃 211

二、山果类......213

梨 213
棠梨 214
海红 215
木瓜 215
山楂 216
楂子 216
金橘 217
柑 217
橙 217
杨梅 218
核桃 219
樱桃 220
柚 221
枸橼 221
枇杷 221
银杏 222
榛 223
橡实 223
石榴 223
橘 224
林檎 226
柿 226
庵罗果 228
柰 228
阿月浑子 228

三、夷果类......229

荔枝 229
龙眼 230
橄榄 230
庵摩勒 231
榧实 232
槟榔 232
大腹子 233
椰子 233
无花果 234
枳具 234
马槟榔 235
桃榔子 235
桃榔面 235
海松子 236
木威子 236
毗梨勒 236
五敛子 236
五子实 236
无漏子 237
莎木面 237
菠萝蜜 237

卷七 虫部

蜜蜂……238
大黄蜂……238
土蜂……239
蜗牛……239
蛤蟆……239
蛙……240
蟾蜍……241
蚯蚓……241
雪蚕……242
蚕……242
蛱蝶……243
青蚨……243
海参……244
蜻蛉……244
蜚蠊……244
蚱蜢……244

卷八 鳞部

一、蛇类……245
蚺蛇……245
金蛇……246
乌蛇……246
水蛇……247
鳞蛇……247
白花蛇……247
蝮蛇……248
黄颔蛇……249
二、无鳞鱼类……249
鳢鱼……249
鳗鲡鱼……250
鳝鱼……251
鲵鱼……252
河豚……252
海豚鱼……253
比目鱼……253
鲛鱼……253
乌贼鱼……254
章鱼……254

鲍鱼……255
海虾……255
水母……255
泥鳅……256
黄鱼……256
人鱼……256
海鹞鱼……256
文鳐鱼……257
虾……257

三、有鳞鱼类……258

鲤鱼……258
鳟鱼……259
鳙鱼……260
鲢鱼……260
鲻鱼……260
嘉鱼……260
金鱼……261
青鱼……261
鲚鱼……261
鲂鱼……262
石斑鱼……262
鲩鱼……262
鲫鱼……262
鳜鱼……264
鲙残鱼……264
鲦鱼……265
鲨鱼……265
鲈鱼……265
鲳鱼……265
竹鱼……266
白鱼……266
鲥鱼……266
石首鱼……266

卷九　介部

水龟……268
绿毛龟……269
秦龟……269
灵龟……269
能鳖……270
鳖……270
鼋……272
蟹……272

卷一　木部

李时珍说：木植物，居五行之一。我们生活中常见的家具，大都是木器制品，树上的果实还可以食用，它的作用很大，还有药用功能。

一、香木类

柏

【释名】即柏树。

【加工】李时珍说：《史记》里把柏称为百木之长，树高且直，皮很薄，质地很细腻，开细琐的花；它的果实是圆形的，到秋霜后自然裂开，中间有几颗籽，像麦粒那么大，有芳香味。

柏实

【性味】味甘，性平，无毒。

【主治】安心神，润肝肾，主治小儿惊厥，神志不清，腹痛出虚汗，小便不利，有安神镇静的作用。它的气味清香，能透心肾，益脾胃。

柏叶

【性味】味甘，性微温，无毒。

【主治】主治吐血、鼻出血、痢血、尿血、崩中赤白。主轻身益气，使人耐寒暑，去湿痹，生肌。治冷风导致的关节疼痛及冻疮。烧取汁涂头，黑润发鬓。汤敷火伤，止疼痛祛瘢。做成汤经常服用，杀五脏虫，有益健康。

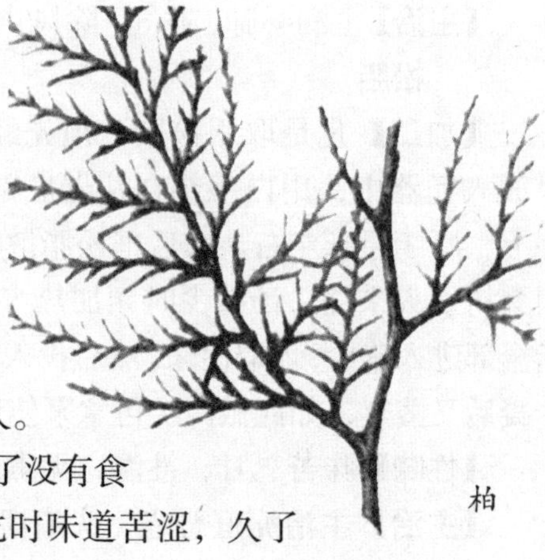

柏

【发明】据传有一毛女，秦王宫人。关东贼人到时，被惊吓后逃入山中。饿了没有食物吃，有一个老人教她吃松柏叶，刚吃时味道苦涩，久了就适应了。于是不再饥饿，冬不寒，夏不热。

树脂

【主治】主治身面疣目，同松脂一起研细涂于患处，几天后自然消失。煮汁酿酒，去风痹，治关节活动不利，烧取油，治疥疮、虫癞等病。

【附方】服柏实法：八月连房取实，晒收去壳，研末。每次服10克，温酒服下，一日三服，渴即饮水，令人悦泽。

治鼻中出血：用柏叶、石榴花研末吹入。

治尿血：柏叶、黄连焙研，用酒服15克。

治大肠出血：根据四季定方向，春东、夏南、秋西、冬北；采柏叶烧研，每次吃饭时饮下10克，服二次即愈。

治烧伤灼烂：柏叶捣烂涂于患处，缚定，两三日可以治愈。

治老人便秘：柏子仁、松子仁、大麻仁等份，一起研，与蜜制成梧桐子大小的丸，饭前用黄丹汤调服二三十丸，每日两次。

治肠道出血：柏子14个，捶碎，囊贮，浸酒三盏，煎八分，服后立止。

松

【释名】李时珍说，松树挺拔，耸且直，树皮粗厚，状像鱼鳞，它的叶后落。二三月份抽蕊开花，十四五厘米长，它的花蕊称为松黄。结的果实形状如猪心，俗称松塔，秋后子长成则鳞裂开。叶子有二针、三针、五针的区别。

松花

就是松黄。

【性味】味甘，性温，无毒。

【主治】主润心肺，益气，除风止血，也可以酿酒。

松脂

【加工】凡是取用松脂，须先经炼治。用大釜加水放入瓦器中，用白茅垫在瓦器底部，又加黄砂在茅上，厚3厘米左右。然后把松脂散布在上面，用桑树发火来烧，汤减少时频加热水。等到松脂全部进入釜中，才取出来。然后投入冷水里，冷凝后又蒸热，如此做两次再拿来使用。

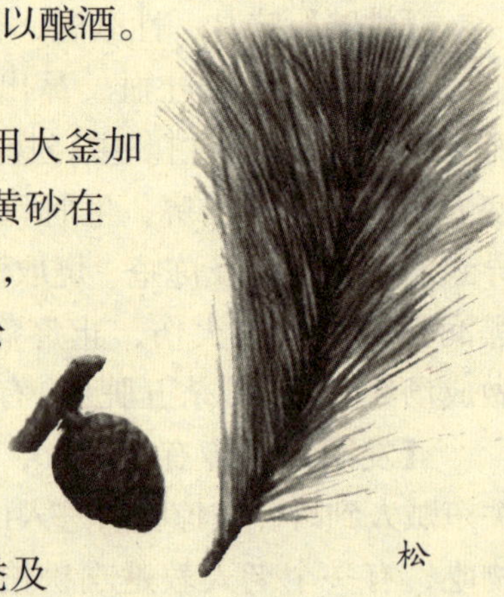
松

【性味】味苦、甘，性温，无毒。

【主治】主治痈疽恶疮、头疮溃疡、白秃及

疥疮虫病，安益五脏，常服轻身不老延年。除胃中伏热、咽干、多饮多尿、风痹死肌，其中赤色松脂，主治恶痹。煎成膏有止痛排脓的作用，贴各种脓血疮瘘烂。塞牙孔，治虫齿。还能润心肺，治耳聋，强壮筋骨，利耳目，治白带过多。

松渚

就是用火炼松枝取得的液体。

【主治】主治疥疮及马牛疮。

松叶

【性味】味苦，性温，无毒。

【主治】主治风湿疮，生毛发，安五脏。不饥延年。切细，用水及面饮胆，或者捣成粉制成丸服用，可以断谷及治恶痰。灸冻疮、风疮效果佳。去风痛脚痹，杀米虫。

服食松叶

【主治】用松叶细切再研，饭前以酒调下 10 克，也可煮汁做粥食。初服稍难，久则适应。令人不老，轻身益气，绝谷不饥。

【附方】服食松脂辟谷方：用松脂 5000 克，以桑柴灰淋汁 100 升，煮五七沸，漉出。放在冷水中反复煮 10 遍，才会变白。然后细研为散，每次服 5 ~ 10 克，粥饮调下，每日 3 次，久久服用，不饥延年。

治中风：松叶 500 克，细切，以酒 10 升，煮至 3 升顿服，汗出立愈。

治满身骨关节疼痛：即历节风。用松叶捣汁 1 升，以酒 3 升和匀，七日后每服 100 毫升，每日 3 次。

治风痹脚气用松叶酒：适合久治无效者。用松叶煮汁渍米 50 升，松汤饮饭，以松叶 30000 克、水 400 升煮汁至 100 升，放入饭，按常法酿酒，然后入瓮密封 7 日，饮后有大效。

沉香

【释名】叶似橘叶，经冬不凋。夏季开花，白而圆。秋季结实似槟榔，大如桑椹，紫而味辛。树似榉柳，树皮呈青色。种类很多，但只有能沉水的才可入药，所以又名沉水香。

【性味】味辛，性温，无毒。

【主治】主治风水毒肿，去恶气、心腹痛、霍乱中恶。能清人神，宜酒煮而服。治各种疮肿，宜入膏中。还可调中，补五脏，益精壮阳，暖腰膝，止转筋吐泻冷气，破腹部结块、冷风麻痹、皮肤瘙痒。也能补右肾命门，补脾胃，治痰涎，脾出血，益气和神，治上热下寒、气逆喘息、大肠虚闭、小便气淋，及男子精冷。

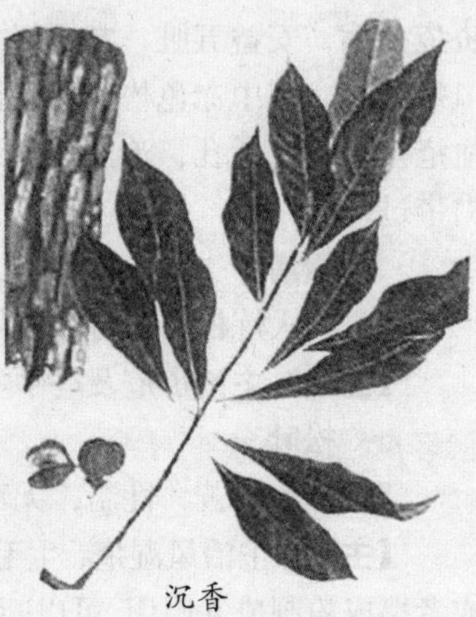
沉香

【附方】治各种虚寒热：冷香汤，用沉香、附子等份，加水一盏，煎至七分，露一夜，空腹温服。

治骨冷久呃：用沉香、紫苏、白豆、寇仁各5克，为末，每次用柿蒂汤送服五七分。

治肾虚目黑：用沉香50克，蜀椒去籽，炒出汁，取200克为末，再用酒糊成梧子大的丸，每次服30丸，空腹用盐汤送下。

治心神不足（火不降，水不升，健忘惊悸）：朱雀丸、用沉香25克，茯神100克，为末，炼蜜和成小豆大的丸。饭后用人参汤送服30丸，一日两次。

治大肠虚闭：用沉香50克，肉苁蓉酒浸焙100克，各研末，以麻仁研汁做糊，和成梧桐子大的丸。每次用蜜汤送下100丸。

治痘疮黑陷：用沉香、檀香、乳香等份，燃于盆内。然后抱小儿在盆上熏，即起。

丁香

【释名】二三月开花，花圆细，色黄，凌冬不凋，籽像钉，长在枝蕊上，长10厘米左右，紫色。其中粗大如山茱萸的，俗称母丁香。又叫丁子香，树高3米多，似桂树，叶似栎叶。

【加工】在二月、八月采籽和根。

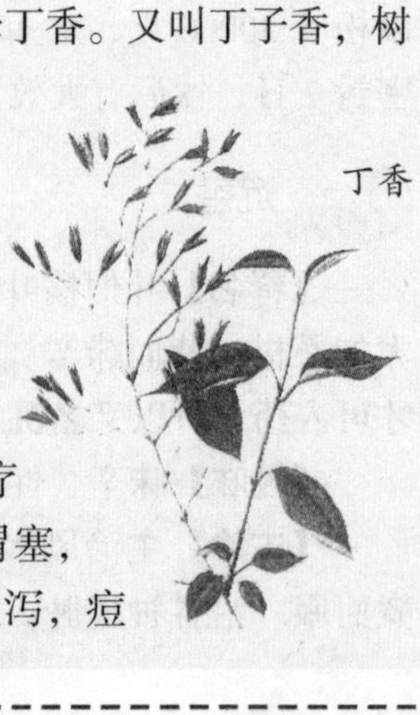
丁香

【性味】味辛，性温，无毒。

【主治】温脾胃，止霍乱壅胀，风毒诸肿，齿疳溃疡。能发各种香味，风疳慝骨，杀虫辟恶去邪。可治乳头花，止五色毒痢，疗五痔。还能治口气冷气，冷劳反胃，鬼疰虫毒；杀酒毒，消胁肋间硬条块；疗肾气奔豚气、阴痛腹痛，壮阳，暖腰膝。疗呕逆，去胃塞，理元气。但气血旺盛的人勿服。又可治虚哕，小儿吐泻，痘疮胃虚，灰白不发。

皮、枝、根

【性味】味辛，性热，有毒。

【主治】主治齿痛，心腹冷气等。主一切冷气，心腹胀满，恶心，水谷不服。

【附方】治暴心痛：用酒送服丁香末5克。

治霍乱痛（不吐不下）：用丁香14枚研末，和入1升沸汤，顿服，如不愈，再服。

治小儿吐泻：用丁香、橘红各等份，炼蜜和成黄豆大的丸。米汤化下。

治小儿呕吐：取丁香、生半夏各5克，姜汁浸一夜，晒干为末。再用姜汁打面，和成黍米大的块，根据小儿的大小用姜汤送下。

治婴儿吐乳：用少妇的乳汁一盏，加入丁香10枚，去白陈皮5克，放在石器中煎后喂下。

治唇舌生疮：用布包丁香末放入口含。

治痈疽恶疮：用丁香末敷。

治妇人崩中：用丁香100克、酒2升，煎至1升，分次服下。

檀香

【释名】树木都坚硬而有清香，以白檀为佳。树、叶都似荔枝，皮青色而滑泽。其中皮厚而发黄的为黄檀；皮洁而色白的为白檀；皮腐而紫的为紫檀。

白檀

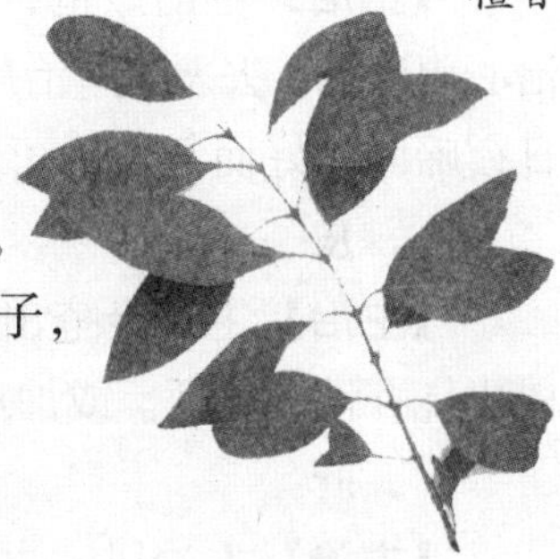
檀香

【性味】味辛，性温，无毒。

【主治】消风热肿毒。治中恶鬼气，杀虫。煎服，止心腹痛、霍乱肾气痛。磨水，可涂外肾及腰肾痛处。散冷气，引胃气上升，噎膈吐食。另外，如面生黑子，可每夜用浆水洗拭令赤，再磨汁涂，很好。

紫檀

【性味】味咸，性寒，无毒。

【主治】可磨涂风毒。刮末能敷金疮，止血止痛。

木兰

【释名】花内白外紫，四月初始开，20天后即谢，也有四季常开的，但都不结实。枝叶稀疏，又名林兰，也叫木莲，因香气如意、花艳如莲而得名。

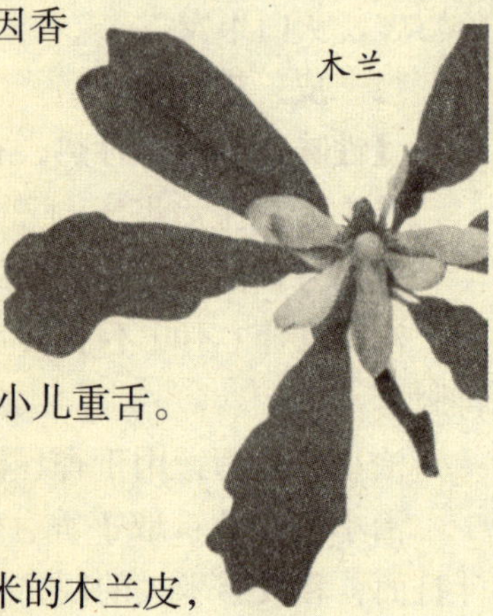
木兰

皮

【性味】味苦，性寒，无毒。

【主治】主治皮肤中大热，去面热赤疱酒糟鼻，恶风癫疾，阴下痒湿，明耳目，疗中风伤寒，及痈疽水肿，去臭气。还能治酒疸，利小便，疗小儿重舌。

花

【主治】主治鱼骨鲠，可化铁丹。

【附方】治小儿重舌：取长33厘米、宽13厘米的木兰皮，削去粗皮，放入1升醋中，渍汁噙。

治酒糟鼻：用500克木兰皮细切，以3年酸浆渍后晒干捣末。每次用浆水送服，一日3次。

治酒疸发斑：用木兰皮50克，黄芪100克，为末。每次用酒送服，一日3次。

杉

【释名】杉树的叶硬，微扁而像针，结的果实像枫的果实。杉木有红、白两种：红杉木质坚实而且多油，白杉则木质虚而干燥。杉木不会被虫蛀，烧灰也可和药。又名沙木。

【性味】性温和，无毒。

【主治】主治漆疮，煮汤洗，没有不好的。煮水浸治脚气水肿。服用，治心腹胀痛，去恶气。治风毒奔豚，霍乱上气，都煎汤服。治小儿阴肿、红痛、日夜啼叫，好而复发，可用老杉木烧灰，加腻粉，再以清油调敷。

皮

【主治】主治金疮出血，及汤火烧伤，则取老树皮烧存性，研敷。或加鸡蛋清调敷，一两日即愈。

叶

【主治】主治风、虫牙痛，则同川芎、细辛煎酒含漱。

籽

【主治】主治疝气痛，1岁用1粒，都烧研用酒服。

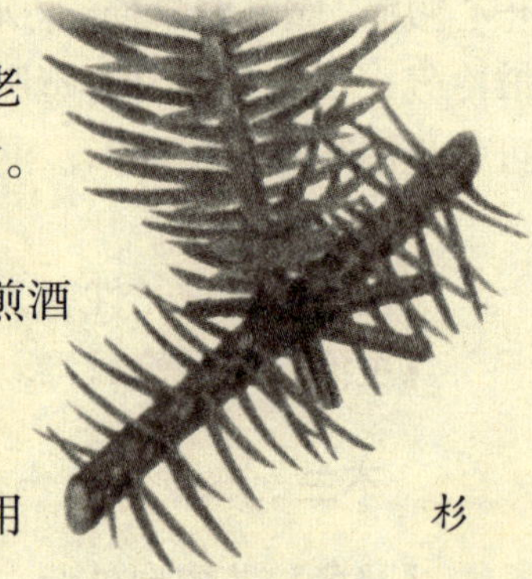
杉

桂

【释名】 桂有数种。牡桂，叶长得像枇杷叶，坚硬，有毛和细锯齿，它的花白色，它的皮多脂；菌桂，叶子像柿叶，尖狭而光净，有三纵纹路而没有锯齿，其花有黄有白，它的皮薄而卷曲。

桂心

【性味】 味苦、辛，无毒。

【主治】 主治九种心痛，腹内冷气痛不忍，咳逆结气壅痹，脚部痹，上下痢，杀三虫，治鼻中息肉，破血，通利月闭，胞衣不下。治一切风气，补五劳七伤，通九窍，利关节，益精，耳聪目明、轻身；使人肌肤润泽、精力旺盛、不易衰老，暖腰膝；治风痹骨节挛缩，续盘骨，生肌肉，消瘀血，破胸腹胀痛，杀草木毒。治咽喉肿痛，失音，阳虚失血。可内托痈疽痘疹，能引血化汗化脓。

牡桂

【性味】 味辛，性温，无毒。

【主治】 主治上气咳逆结气，喉痹吐吸，利关节，补中益气，久服通神，轻身不老。可温筋通脉，止烦出汗。去冷风疼痛，去伤风头痛，解表发汗，去皮肤风湿，散下焦蓄血，利肺气。

叶

【主治】 捣碎浸水，洗发，去垢除风。

【附方】 治产后心痛，恶血冲心，气闷欲绝：用桂心150克为末，狗胆汁做丸如苋子大小，每次用热酒服1丸。

治心腹胀痛，气短欲绝：桂100克，水1.2升，煮至0.8升，顿服。

治喉痹不语、中风失音：取桂放在舌下，咽汁。另方：桂末15克，水两盏，煎成1盏，服用取汗。

籽

【性味】 味辛，性温，无毒。

【主治】 主治小儿耳后月蚀疮，研碎敷。

楠

【释名】 楠木高大，叶如桑叶，生长在云南的山中。如今江南一带多用来造船。它的木性坚硬而善居水。

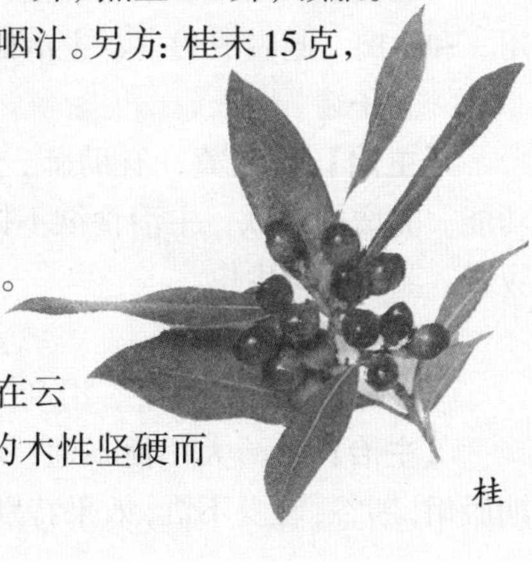

桂

【性味】味辛，性温，无毒。

【主治】主治霍乱吐下不止，煮汁服。枝叶同功。

皮

【性味】味苦，性温，无毒。

【主治】主治霍乱吐泻，小儿吐乳，暖胃正气，都可煎服。

【附方】治水肿自足起：削楠木，以木汁泡足，并饮少许，每天坚持。

二、乔木类

榆

【释名】三月生荚，古代的人常采集核仁做成细羹吃，如今已没有这种吃法了，只把老的果实做成酱来吃。

【加工】三月采摘榆树钱可做成羹，也可以收藏到十一、十二月酿酒用，煮了晒干可以做成酱，就是榆仁酱。

叶

嫩时做羹，或炸来吃均可。

【主治】消水肿，利小便，下石淋，压丹石。煎汁，洗酒糟鼻。与酸枣仁等份混合，和蜜糖制成丸，每天服用，治胆热虚劳失眠。

荚仁

【性味】味辛，性平，无毒。

【主治】做成细羹来吃，使人多睡，有催眠作用。和牛肉一起做成羹食，主治妇女白带增多。

子酱

【主治】似芜荑，有助肺、下气助消化的功能。能增加食欲，主治食欲不振、胸痛、腹痛、腹胀，驱各种寄生虫。

白皮

【性味】味甘，性平、滑利，无毒。

【主治】主治大小便不通，利水道，除邪气。长期服用，断谷，轻身不饥，效果特别好。可疗肠胃邪热气，

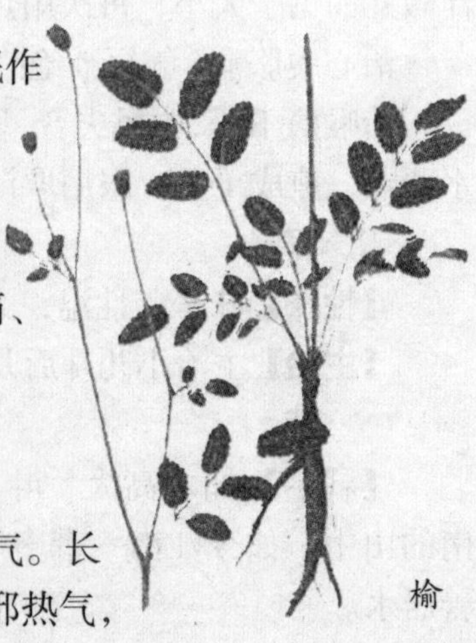
榆

消肿，又治小儿头疮。通经脉。捣汁，可敷癣疮。利五淋，治鼻喘，疗失眠。生皮捣烂，和三年醋渣，敷急性红肿炎症或乳肿，每天换六七次，即有效。磨细后筛面，用水调和成香剂，黏性胜过胶漆。湿的捣烂成糊状，用来粘接瓦石非常牢固。

檀

【释名】树木纹理细腻，可以做斧柄，质重而且坚硬。形状与梓榆树相似。叶子很像槐树叶，可以做成汤来饮。

皮及根皮

【性味】味辛，性平，有小毒。

【主治】和榆皮制成粉后吃，可以充饥。

槐

【释名】初生的嫩叶可以炸熟，用水淘洗后食用，也可以作为饮料代替茶。或者采槐子种在畦田中，采摘苗来吃也很好。它的花未开时，形状如米粒，炒过又经水煎后呈黄色，味道很鲜美。槐结的果实成荚，荚中的黑子如连珠状。

【加工】可在七月七日采摘嫩果捣汁煎，十月份采摘老果做药用。

叶

【性味】味苦，性平，无毒。

【主治】采嫩芽吃，治邪气产生的绝伤及瘾疹，牙齿诸风。煎的汤治小儿惊痫、壮热、疥癣及疔肿。

枝

【主治】洗疮肿及阴囊下湿疹。八月折断大枝，等到长出嫩蘖，煮成汁酿酒，治疗大风痿痹很有效。

槐实

【加工】在十月巳日采摘果实相连很多的槐子，用新盆盛装，含泥百日后，皮烂为水，核如大豆。

【发明】李时珍说：按《太清草木方》载，槐是虚星的精华。十月上巳日采子服用，可去百病，长寿通神。《梁书》说庾肩吾经常服用槐果子，年龄已六十几岁了，发鬓仍是黑的，眼睛能看小字，这是槐

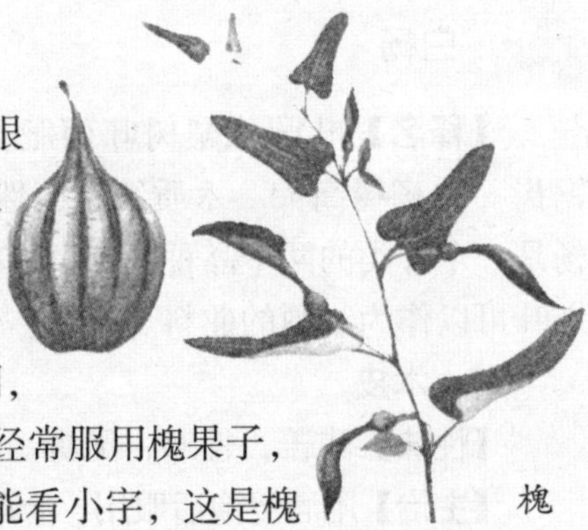

槐

子产生的养生效果。

【性味】味苦，性寒，无毒。

【主治】主治五脏邪热，久服耳聪目明、轻身，使人肌肤润泽，精力旺盛，不易衰老，益气，头发不白，延年益寿。治五种痔疮及瘘，在七月七日摘取槐实，捣成汁用铜器盛装，每日煎制成米粒大小的丸，放入肛门中，每天换三次药即可痊愈，又能堕胎及催化。还可以用来生发，使头发不变白而长生。

花

【性味】味苦，性平，无毒。

【主治】炒熟后研成末服用治各种痔疮，心痛目赤，腹泻、便血，驱腹脏虫及皮肤风热。另外，炒香后经常咀嚼，可治疗失音以及咽喉肿痛。还可治吐血、鼻出血、血崩。

木皮、根白皮

【主治】主治中风及皮肤恶疮，浴男子阴疝肿大，浸洗五痔、恶疮和妇人阴部痒痛，煮汁漱口可治口腔溃疡出血。

槐胶

【主治】主治一切风，筋脉抽掣，以及牙关紧闭，或者四肢不收，或感觉周身皮肤异常像有虫爬行。

【附方】槐角丸：治疗肠风泻血。粪前流血的叫外痔；粪后流血的叫内痔；大肠脱出不回纳的叫举痔；痔上有孔的叫瘘疮等等。槐角去梗后炒 50 克，加地榆、当归，用酒焙，另加防风、黄芩、枳壳、麸皮各炒 25 克，研为末，用酒糊成梧桐子大小的药丸。每次服 50 丸，用米汤下。

治脱肛：槐角、槐花各等份，炒研成末，用羊血蘸药烤熟后食，并用酒送下，也可以用猪腰子去皮蘸烤。

白杨

【释名】叶圆像梨树叶而肥大有尖，叶面青色而有光泽，叶背白，有锯齿。白杨树高大。木质细白，性坚直，用来做梁拱，始终不会弯曲，与移杨是一个种类的两个品种，治病的功效，大致相仿。嫩叶也可以用来救饥荒，老叶可以作为制酒的曲料。

木皮

【性味】味苦，性寒，无毒。

【主治】用酒浸泡后服用，治毒风脚肢气肿，四肢活动不便以及痰癖等症。

掺杂五木制汤水，浸泡被损伤引起的血肿，痛不可忍，以及皮肤风痒肿。煎制成药膏，可以接续折断了筋骨。煎汤每天喝，可以治愈孕妇腹泻。煎醋后含漱，可以治愈牙痛。煎成浆水加盐后含漱，可治口疮。用煎的水酿成酒，消瘿气。

枝

【主治】主治腹痛及嘴唇疮。

叶

【主治】主治龋病（龋齿），煎水含漱。

梧桐

【释名】梧桐的花蕊细，坠下如百霉。梧桐的皮白，叶似青桐，而果子肥大可以吃。它的荚长 10 厘米左右，由五片合成，长老后就裂开像箕一样，种子长在荚上面，多的五六颗，少的两三粒。种子的大小如胡椒，皮有皱纹。

叶

【主治】主治发背，将叶烤焦研末，用蜜调敷，干则更换。

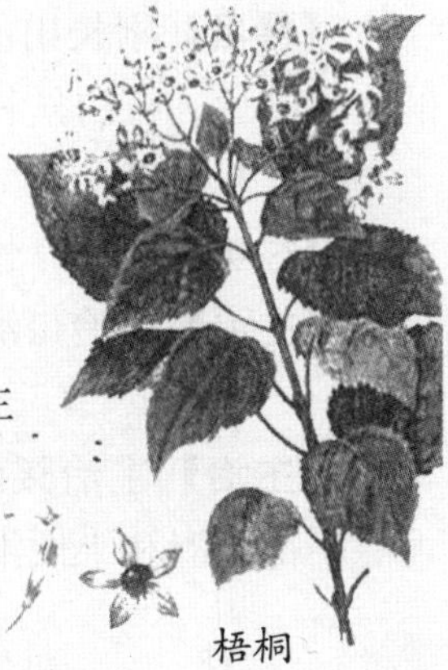
梧桐

梧子

【性味】味甘，性平，无毒。

【主治】捣成汁涂于头部，拔去白发根，必然生出黑发来。和鸡蛋烧存性，研成末掺，治小儿口疮。

木白皮

【主治】烧存性三末和乳汁，涂黄赤色须发，治肠痔。

椿樗

【释名】樗树皮粗质虚而呈白色，它的叶很臭，只有在收成不好时才有人采摘来吃。椿树皮细腻而质厚并呈红色，嫩叶香甜可以吃。现在的人在二三月间摘取它的嫩芽制成酸菜，香美可爱，只是略带葱气味，但又不像葱那样臭浊。

叶

【性味】味苦，性温，无毒。

【主治】主治慢性消化不良用樗根特别好。可除去口鼻疸虫，肠道寄生虫，消除精神紧张，治慢性腹泻便血。得地榆，止疳痢。还可治妇女非经期大出血，血性白带，产后血不止。蜜炙后治肠道出血不止，腹泻，小便少及梦遗滑精，祛肺胃里陈积的痰。

荚

【主治】荚治大便有血。

【附方】治产后脱肛：樗枝取皮焙干一把，加水5升，连根葱5茎、汉椒一撮，一同煎至3升，去渣后，倒入盆内，趁热熏洗，冷后则再热，一服药可作5次使用，洗后睡一会儿。忌盐、鲜酱、面、发风的毒物及过度疲劳等。病程长的也能治。

治女人白带带血：椿根白皮、滑石等份，为末，用粥和成梧桐子大的丸，每次空腹用白开水送下一百颗。

杜仲

【释名】刚长出的嫩芽可以吃。又名木绵。树木高数丈，叶似辛夷，它的皮折断后，有白丝相连。

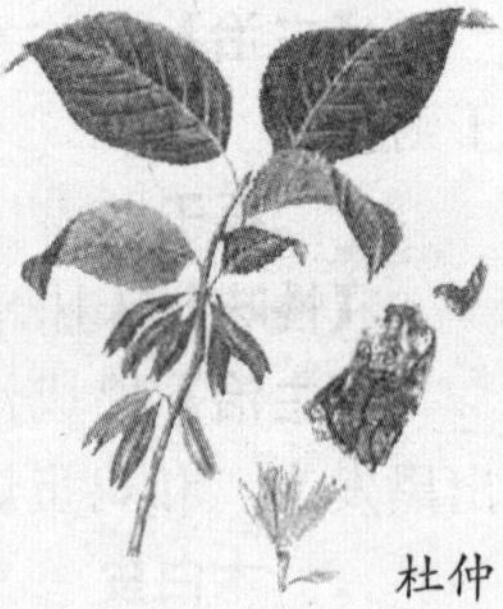

杜仲

杜仲芽

【性味】味辛，性平，无毒。

【主治】可治口渴，补身虚损。

皮

【主治】主治腰膝痛，益精气，壮筋骨，强意志。可除阴部痒湿和小便淋漓不尽。久服轻身耐老。

合欢

【释名】合欢的枝很柔软，叶细小而繁密，相互交织在一起，每当风吹来时，又自行解开，互不牵缀，但夜晚又合在一起。五月开花呈红白色，上面有丝茸。八九月结果实成荚，种子极细薄。一般生长在山谷之中。

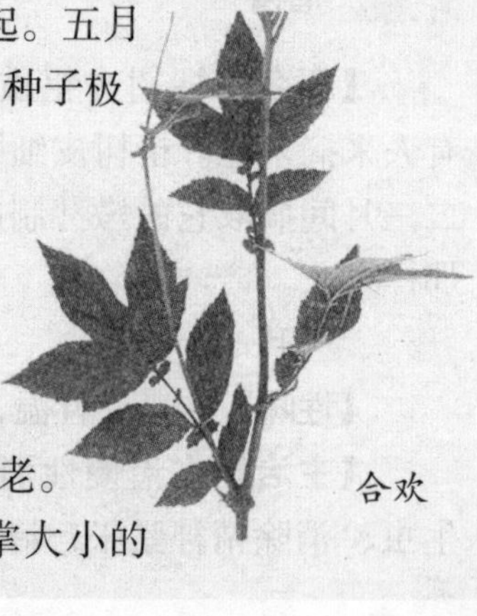

合欢

【加工】嫩芽叶煮熟后淘净，可以吃。

木皮

【性味】味甘，性平，无毒。

【主治】安五脏，宁心志，令人欢乐无忧。聪耳明目、轻身，使人肌肤润泽，精力旺盛，不易衰老。

【附方】治肺部脓肿，脓浊痰多：取夜晚手掌大小的

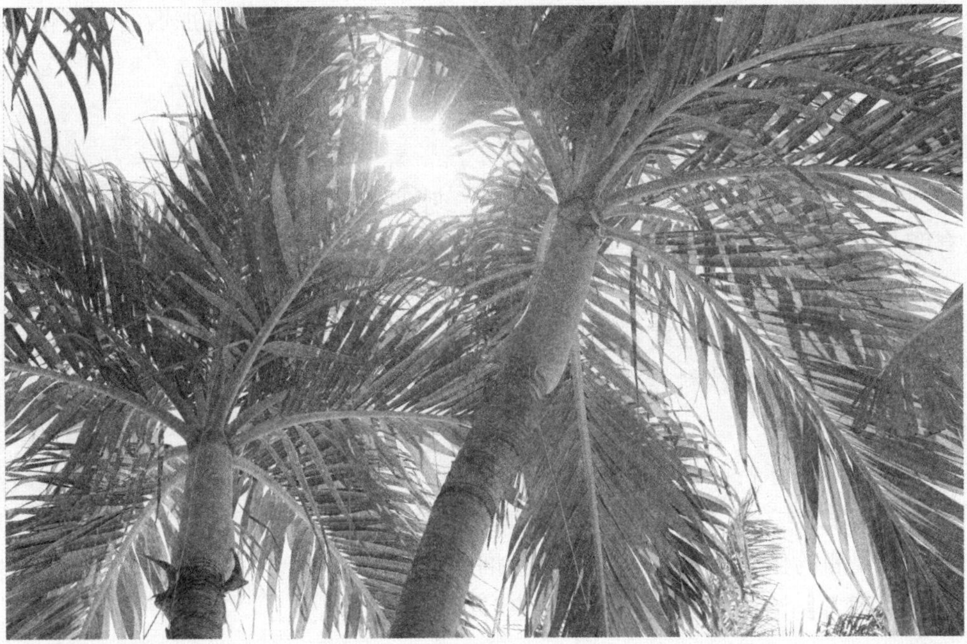

棕榈树

合欢皮，用水 3 升煎服。

治跌打损伤：夜晚的合欢皮，取粗皮 200 克，炒成黑色，再炒芥菜子 50 克，和匀后研成细末，临睡时温酒服下 10 克，再以它的渣敷在患处，接骨甚妙。

棕榈

【释名】棕榈的树皮很坚硬。树高 3.3 ~ 6.7 米，没有枝条，叶大而圆，犹如车轮，萃于树梢。根部有皮重叠而裹，每皮一匝为一节，一般三旬采一次，皮又向上长。六七月开黄白花，八九月结果实，果实作房如鱼，子呈黑色。

笋及子花

【性味】味苦，性平、涩，无毒。

【主治】主治涩肠，止泻痢、肠风和白带过多，另可养血。又认为有小毒，戟人的咽喉，不可轻易吃。

皮

【主治】止鼻出血吐血，破腹部结块，治肠风，亦白痢，白带过多，烧存性用。主治金疮疥癣，生肌止血。

【附方】治大肠下血：棕笋煮熟后切成片，晒干制成末，用蜜汤或酒服 5 ~ 10 克。

治崩不止：棕榈皮烧存性，空腹用淡酒服 15 克，另一方加煅白矾等份。

治鼻出血不止：棕榈灰随左右鼻孔吹入。

榉

【释名】乡下人采它的叶作为甜茶。叶似樗而狭长，大的高 16 ~ 30 米，有两三人合抱那么粗，果实如榆钱的形状。它多长在溪水边。

叶

【性味】味苦，性寒，无毒。

【主治】作为饮料能凉心肺。用盐捣烂后贴火丹及肿烂恶疮。

木皮

【性味】味苦，性寒，无毒。

【主治】六七月煎饮可去燥热，可治时行头痛，热结在肠胃。有安胎、止妊妇腹痛的作用。另有疗水气和断痢的功能。

【附方】治通身水肿：榉树皮煮汁，每天饮用。

柳

【释名】花蕊溶下时产生的絮如白绒，随风而飞，沾到衣物上能生虫，飞入池沼中就化为浮萍。春初生柔软，随后开黄蕊花，到春末叶长成后，花中便结细小的黑子。将杨柳纵横倒顺而插能生长。

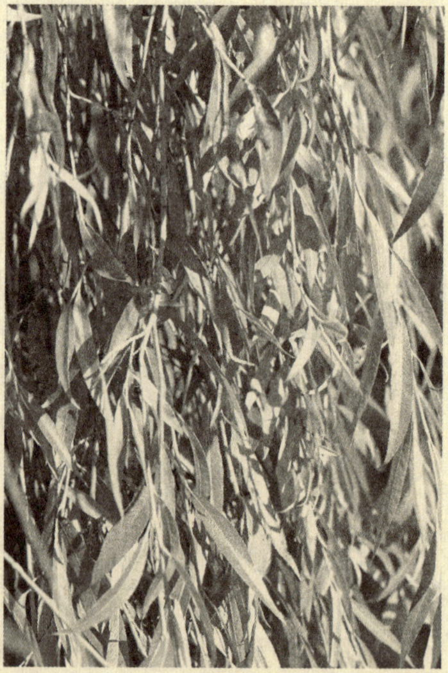

柳树

叶嫩芽

【性味】味苦，性寒，无毒。

【主治】主治天行热病，阴虚发热，下水气，解丹毒，治腹内血，止痛。煎水洗可治漆疮及恶疥疮。煎膏可续接筋骨，长肉止痛。另外，服用它能治金石发大热毒，除汤火气入腹及疔疮。

柳华

即刚长出时的黄蕊，像飞絮。

【主治】止血，治风湿性关节炎及

四肢挛急活动不利，膝关节疼痛、风水黄疸和金疮恶疮。

柳实

【主治】主治溃烂痈肿，逐脓血。

柳絮

【主治】可以擀毡，代替羊毛做茵褥，柔软性凉，适宜小儿睡卧。

枝及根白皮

【主治】治痰热淋疾，黄疸白浊。煮酒后用来漱口，可治牙齿痛，做浴汤可治风肿发痒。

【附方】治吐血咯血：柳絮焙研，米汤送服5克，有大效。

治金刃出血：柳絮封创口即止。

治口腔黏膜及牙龈溃烂：未成絮的柳花烧存性，加麝香少许吹于患处。

治脚多湿汗：用柳花垫在鞋内及袜内。

治眉毛脱落：垂柳叶阴干制成末，每天用姜汁在铁器中调匀，夜夜摩眉毛。

治乳痈初起坚硬紫色，众医不愈：柳根皮捣烂，为烘后用帛裹好熨，冷后就更换，一夜即消。

治反花恶疮，腐肉翻出如饭粒，根深脓溃：用柳枝6500克，水5升，煎汁2升，再熬成汤，每日涂3次。

芜荑

【释名】芜荑有大小两种，小的是榆荚，揉开取仁，酝酿成酱，味特别辛，但人们习惯将它同其他物质掺和，不可不择去杂物。

【性味】味辛，性平，无毒。

【主治】主治五脏中邪气，散皮肤骨节中运行的毒，化食，杀寄生虫，主积冷气，腹部结块胀痛。经常吃这种果子，治各种痔疮，杀中恶虫毒，增强抵抗力。治肠风痔瘘，恶疮疥癣，妇人子宫风虚，小孩疳泻冷痢，加诃子、豆蔻效果更好；和猪油可捣涂热疮；和蜜治湿癣；和沙牛酪或马酪，治一切疮。做成酱很香美，它的用途大大超过榆仁。因为味辛的缘故，可以少吃一点，否则会使人发热，秋季食用对人特别有益。

诃黎勒

【释名】盛产在广州。树似木患，花呈白色。果子的形状似橄榄，呈青黄色，果皮与肉连着，七八月成熟，以六棱的为好。

【加工】 用新摘的诃黎勒5枚，甘草3.3厘米，切破，与汲井水同煎，颜色像新茶。诃黎勒未成熟时随风飘落在地上的，称为随风子，晒干后收起来，以小的为好。

【性味】 味苦，性温，无毒。

【主治】 主治冷气，下食。破胸膈气滞，通利津液，化痰下气，消食开胃，调中，除烦治水。治心腹胀满、霍乱、呕吐、五膈气等病症。疗肺气不足所致的气喘，以及胎动欲生，喘闷气胀，妇女非经期阴道流血，流产。长期服用，可使头发由白变黑。对长久腹泻引起的肛门疼痛和产妇阴部疼痛，可同蜡烧烟熏，或煎汤熏洗。治痰嗽咽喉不利，含两三枚特别好。

叶

【主治】 主治气，消食化痰，止渴及泄痢，煎来饮服，功用与诃黎勒相同。

核

【主治】 磨白蜜注入目中，去风赤涩。

【附方】

刘禹锡《传信方》载：我曾因赤白下痢而苦恼，各种药吃了都没有效，反而转为白脓。后来令狐将军传此方：用诃黎勒3枚，2枚炮制，1枚生用，并取皮制成末，用滚水服下。如果只是泻水，便加甘草末5克，有积脓则加15克。

治小儿风痰咳，语音不出，气促喘闷：用诃子半生半炮制后去核，加大腹皮等份，水煎服。

治下疳：大诃子烧成灰，加麝香少许。先以淘米水洗，后搽配制的药，或加荆芥、黄檗、甘草、马鞭草、葱白煎汤洗也可。洪迈《夷坚志》载：古医士周守真医唐靖阴茎溃烂，用此法效果好。

皂荚

【释名】 树木高大，叶像槐叶，刚长出的嫩芽可以用来作为蔬菜吃，最益人。又名皂角。

叶

【性味】 味咸，性温，有小毒。

【主治】 具有通关节，利九窍，散瘀疮块，止腹痛的功能。可以治疗风痹引起的活动不便和肌肉坏死，风头泪出，不思饮食；还可化痰杀虫，堕胎。另外把它浸泡在酒中，取尽它的精华，再煎成膏涂在帛上，能敷贴一切肿痛。

在潮湿久雨时，和苍术一起烧烟，可以辟瘟疫和邪湿气。若单独烧烟，可以熏久痢脱肛。

籽

【性味】味辛，性温，无毒。

【主治】炒后，舂去赤皮，用水泡软，再把它煮熟，糖渍而吃，可疏导五脏热气瘀积。嚼食，可治痰膈吐酸，又有和血润肠的作用。

【附方】治鬼魔死：用皂荚末吹入鼻孔即活。

治自缢者昏迷：用皂荚末少许吹入鼻中，可使患者苏醒。

治溺水休克：用纸裹皂荚末放入下部，一会儿出水即活。

治急性咽喉肿痛：皂荚末少许点患处，外用醋调成膏厚敷项下，一会儿出血即愈。

治咽喉肿痛：牙皂一条，去皮，米醋浸炙 7 次，不要太焦，研成末，每次吹少许入咽喉，吐涎后即止。

治诸风五痫，取痰如神：用大皂荚 250 克，去皮和籽，以蜜 200 毫升涂在上面，文火炙透，捶碎，再以熟水浸一时，揉搓取汁，用文火熬成膏，加少许麝香，摊在夹绵纸上，晒干，剪成纸花。每次用三四片，放入一小盏淡水中洗，将淋下的汁吹入鼻内；待痰涎流尽；吃芝麻饼一个，涎尽即愈；立效。

治大小便不通：用皂荚烧研，白开水送下 15 克，有效。

治腹中肠脏生痈：用皂角刺不定量，好酒一碗煎至 2/3，温服，它的脓血便从小便中排出，效果好。不饮酒者用水煎服也可。

无食子

【释名】也叫没石子。三月开白色花，花的中心微红。子呈圆形如弹丸，生青熟黄。它的树一年长无食子，一年长拔屡子，果的大小如手指，长 10 厘米，子仁如栗子果，可以吃。

籽

【性味】味苦，性温，无毒。

【主治】能益血生精，和气安神，治肠虚冷引起的腹泻，赤白痢，肠滑，小儿疳慝，另可治阴疮阴汗。

无患子

【释名】树很高大，枝和叶都像椿，但它的叶对生。五六月开白花，结大如弹丸的果实，形状似银杏及苦子，生青熟黄，老时有皱纹，壳中有仁似榛子仁，可以炒来吃。它长在深山中，也叫菩提子和鬼见愁。

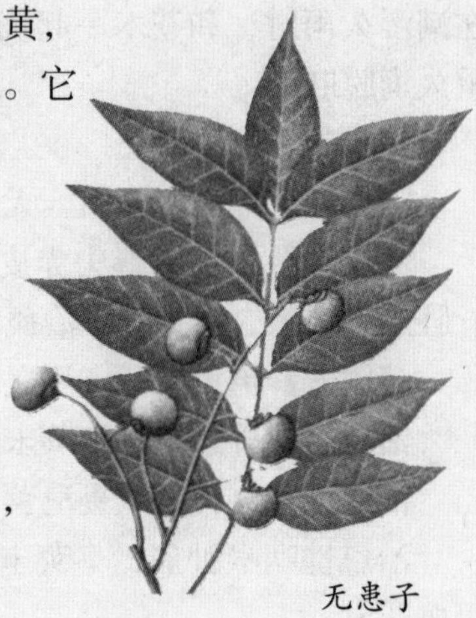
无患子

子中仁

【性味】味辛，性平，无毒。

【主治】煨来吃，辟恶气，去口臭。

子皮

【性味】味苦，性平，有小毒。

【主治】咽喉肿痹，研后纳入喉中，立开，又主涤垢，去面黑，飞尸。

三、灌木类

桑

【释名】桑若产生黄衣，称为金桑，是树木将要干枯的表现。桑的种类有好几种。白桑，叶大似掌而厚；鸡桑，叶和花均较薄；子桑，先长出葚而后生叶；山桑，叶尖而长。用种子栽种的，不如压枝条而分栽的。

桑椹

【性味】味酸、甘，性寒。

【主治】单独吃可以治愈消渴，利五脏关节，通血气。平时多采收些晒干制成末，做成蜜丸每天服，使人不感到饥饿，并可以镇魂安神，令人聪明，头发不白，延年不老。捣成汁饮，解酒毒。酿成酒服，利水气消肿。

【发明】李时珍说：桑椹有乌、白两种。杨氏《产乳》载：不能给孩子吃桑椹，可使小儿心寒。《四时月令》里说：四月适宜饮桑椹酒，能解百种风热。它的方法是：用桑椹汁 30 升，重汤煮到 15 升，放入白蜜 200 毫升，酥油 50 克，生姜 180 克适当煮后，用瓶装起来。每次服 100 毫升，和酒一起饮。也可以用桑汁熬烧酒收藏起来，经过几年后，它的味道和药力更好。

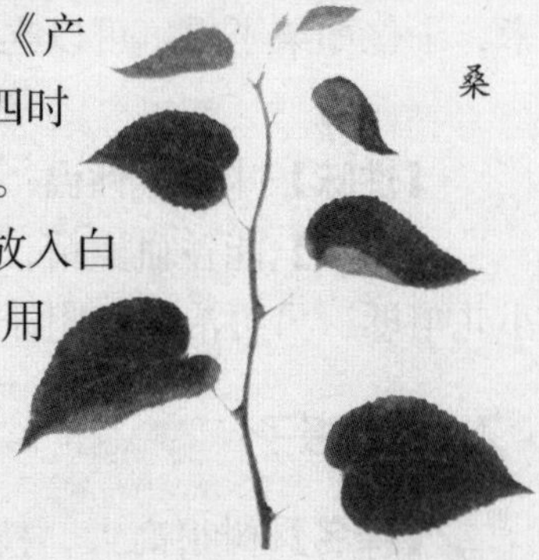
桑

桑根白皮

【性味】味甘，性寒，无毒。

【主治】主治伤中五劳六极，消瘦，脉细弱，可补虚益气，去肺中水气，唾血热渴，水肿腹满腹胀，利水道，敷金疮。治肺气喘喘，虚劳客热和头痛，内补不足。煮成汁饮，利五脏。加入散用，下一切风气水气。调中下气，化痰止渴，开胃下食，杀肠道寄生虫，止霍乱吐泻。研汁，治小儿天吊惊痫及敷鹅口疮很有效。

皮中白汁

【主治】主治小儿口疮色白，拭擦干净后涂上就好。另外涂金刃所伤燥痛，一会儿血止，用白皮裹伤口更好。涂蛇、蜈蚣、蜘蛛蜇伤有效。取树枝烧汤，可治大风疮疥，生眉发。

叶

【性味】味苦、甘，性寒，有小毒。

【主治】主治除寒热出汗。汁能解蜈蚣毒。煎浓汁服，除脚气水肿，利大小肠，止霍乱腹痛，也可以用干叶来煮。炙热后煎饮，能代替茶止渴。煎饮可以利五脏，通关节，下气。而嫩叶煎酒服，可治一切风。蒸熟捣烂风痛出汗，及扑损瘀血。揉烂可涂蛇虫咬伤。研成汁治金疮以及小儿口腔溃疡。

鸡桑叶

【主治】鸡桑叶煮汁熬成膏服，去老风及瘀血，治劳热咳嗽，耳聪目明、轻身，使人肌肤润泽，精力旺盛，不易衰老，生发。

【附方】治金刃伤疮：新鲜桑白皮烧成灰，和马粪涂疮上，有效。也可煮成汁饮服。

治破伤风、中风：桑沥、好酒各一半温服，以醉为宜。醒时服消风散。

治诸骨哽咽：红葚子细嚼先咽汁，后咽滓，新汲水送下。

治小儿重舌：桑根白皮煮汁，涂乳上喂。

治须发早白：黑桑椹500克，蝌蚪（即三月内池塘中初生蛤蟆乌）500克，瓶盛封闭，悬吊于屋东百日后，尽化为黑泥，以染白发如漆。

治脱肛：黄皮桑树叶3升，水煎过，带温纳入。

治疮口不合：经霜的黄桑叶，烧存性为末，用油调匀敷患处，三日即愈。

治手足麻木，不知痛痒：霜降后的桑叶煎汤频洗。

解中虫毒，腹内坚痛，面黄青色；大汗淋漓，病变不常：桑木心一斛，放入铁锅中，以水30升淹没，煮取20升澄清，微火煎至5升。空腹服500毫升，则吐出毒物。

枳

【释名】高有 16.5 ~ 23.1 米，树木像橘但小些。叶如橙、多刺。三四月份开白花，到八九月份长成果实。

【加工】在九十月份采摘的为枳壳。现在的人用汤泡去苦味后，蜜渍糖拌，当作果品很好。

【性味】味苦、酸，性寒，无毒。

【主治】主治风痹淋痹，通利关节，劳气引起的咳嗽、全身酸痛，散留结胸膈痰滞，逐水消胀满肠风，安胃止痛功能，可治遍身风疹，肌中生麻豆恶疮，肠风痔疾，心腹结气，两胁胀痛，关膈壅寒。健脾开胃，通调五脏，下气，止呕逆，化痰。治反胃、霍乱、泻痢、消化不良等病症。破胸中气滞引起的结症肺气，以及肺气水肿，利大小肠，除风，耳聪目明、轻身，使人肌肤润泽，精力旺盛，不易衰老。炙热熨痔肿。

【附方】治后脱肛：枳壳煎汤浸泡，稍后即可回纳。

酸枣

【释名】树高一般在几米，直径 0.8 米左右，木理极细。木质坚硬且重。它的树皮也细且硬，纹如蛇鳞。它的枣圆小且味酸，它的核微圆，色赤如丹。其枣肉酸滑好吃。

酸枣

【性味】味酸，性平，无毒。

【主治】主治心腹寒热、邪结气聚、四肢酸痛湿痹。久服安益五脏，轻身延年。可治烦心不得眠、脐上下痛、血转九泄、虚汗烦渴等症。补中益肝气，坚筋骨，助阴气，能使人肥健。治筋骨风，用炒酸枣仁研成末，汤服。

【附方】治胆虚不眠，心多惊悸：用酸枣仁 50 克，炒出香味捣为散，每服 10 克，竹叶汤调下。

治虚烦不眠：《深师方》里的酸枣仁汤，用酸枣仁 2 升，知母、干姜、茯苓、川芎各 100 克，炙甘草 50 克。以水 10 升，先煮枣仁减去 3 升，再加其他药物同煮，取 3 升分次服。

治心烦不眠：用酸枣仁 50 克，水两盏，研绞取汁，下粳米 360 克煮粥，待熟后下地黄汁100毫升，再煮匀后食。

苦楝子

【释名】就是川楝子、练实或仁枣。

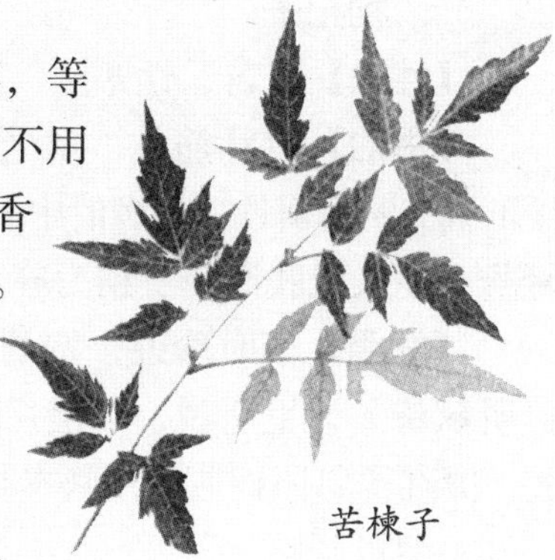

苦楝子

【加工】以四川出产的质地较好。用酒蒸，等皮软后刮去外皮，取肉去核，凡用此药用肉便不用核，用核便不用肉。如果用肉，捶碎，宜与茴香配用。花铺在席下，杀跳蚤、虱虫，药效显著。

【性味】味苦，性寒，有小毒。

【主治】能泄小肠、膀胱湿热，因而导引心包相火下行，通利小便，是治疝气的重要药物。也治伤寒热狂，热厥腹痛，治疮疥，杀三虫。药性苦、寒，只适合杀虫，脾胃虚寒的患者禁用。

枸杞子

【释名】春天生苗，如石榴叶，可以吃，茎高1.0～1.7米，丛生，六七月份开红紫花，结红色、长形小果。

【性味】味苦，性寒，无毒。

【主治】主治五脏内的邪气，热中消渴，风痹及风湿症。久服坚筋骨，轻身不老，耐寒暑。另可下胸胁气，治寒热头痛，补内伤大劳嘘吸，滋阴，利大小肠。补精气诸种不足，养颜、色，肌肤变白，聪耳明目，安神轻身，使人肌肤润泽，精力旺盛，不易衰老，安神，令人长寿。另外，将枸杞子捣细拌在面食里煮熟了吃，去肾风，益精气，疗各种慢性疾病，比如结核引起的消渴症状及风湿痹症。又坚硬筋骨，凉血。可治在表气不固定的风邪，泻肾火，降肺中伏火，去胞中火，有退热、补元气的作用。可治肺热吐血，煎汤漱口，止牙齿流血和治骨槽风。枸杞子治金疮非常灵验，可去下焦肝肾虚热。

枸杞

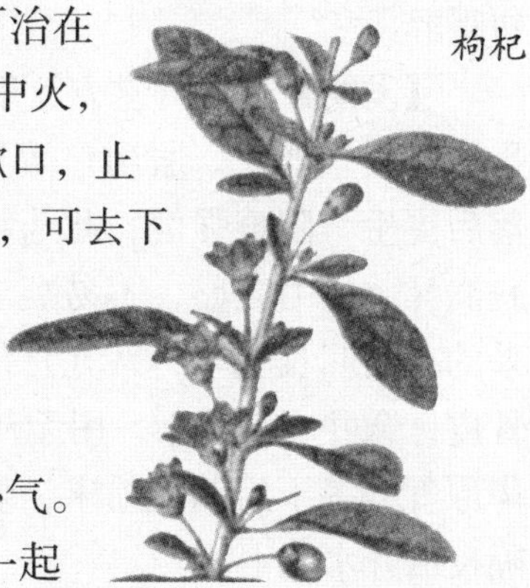

苗

【性味】味苦，性寒。

【主治】主治除烦益志，补五劳七伤，壮心气。去皮肤骨关节风，消除热毒，散疮肿。和羊肉一起做羹吃，有益身体，能除风，使人聪耳明目、轻身，肌肤润泽，精力旺盛，不易衰老。作为茶饮，止消渴热烦，壮阳解毒。但与乳酪相忌。汁注入目中，去上焦心肺客热。

枸杞子

【性味】味苦，性寒。

【主治】有壮筋骨，耐老，除风，去虚劳，补精气的作用。主治心病嗌干心痛，渴而引饮，肾病消中。又滋肾润肺。它的籽可榨油点灯，有聪耳明目、轻身，使人肌肤润泽、精力旺盛、不易衰老的作用。

【发明】李时珍说，按刘禹锡的《楚州开元寺北院枸杞临井繁茂可观，群贤赋诗》诗里所说，“僧房药树依寒井，井有香泉树有灵。翠黛叶生笼石甃，殷红子熟照铜瓶。枝繁本是仙人杖，根老新成瑞犬形。上品功能甘露味，还知一勺可延龄。”

【附方】枸杞煎：治虚劳，退虚热，轻身益气，令一切痈疽永不再发。用枸杞5000克，春夏用茎叶，秋冬则用根及果实，用100升水，煮至55升时，用渣再煮取15升，澄清去掉渣，再煎取至10升，入锅煎熬如饧，收藏起来，每天早晨用酒服100毫升。

金髓煎：逐日摘红熟了的枸杞子，不论多少，用无灰酒浸泡。蜡纸封闭牢固，勿令泄气，两个月满后，取出放入砂盆中。擂烂，滤取汁，同浸泡的酒放入银锅内。慢火煎熬，不停地用手搅动，以免受热不匀，等到成膏如饧，用干净的瓶子密封收藏。每天早晨温酒服两大匙。夜晚睡觉时再服1次，服100天后身轻气壮。

枸杞酒：有补虚去劳，益颜色，肥健人的效果，治肝虚下泪。用生枸杞子5升捣破，绢袋装好，浸泡在20升好酒中，密封勿泄气，14天后，可服用，勿喝醉。

【发明】《保寿堂方》里载有地仙丹道：以前有一奇异的赤脚人叫张传，是猗氏县一老人，服用它活到一百多岁，行走如飞，头发白后变黑，牙齿脱落后更生，阳事强健，此药物平，常服能除邪热，耳聪目明、轻身，使人肌肤润泽，精力旺盛，不易衰老。三四月份采的枸杞叶名叫天精草，六七月份采的花名叫长生草，八九月份采的子名叫枸杞子，十一二月份采的根名叫地骨皮，合并一起阴干，用无灰酒浸泡一夜，沐以露水49昼夜，汲取日精和月华原气，等干后制成粉末，炼成弹子大的蜜丸。每天早晚各细嚼1丸，再用隔夜白开水服下。

冬青

【释名】是另一种女贞子，以叶微团而且子红的为冬青，叶长而且子黑的为女贞子。

【加工】将它的嫩叶炸熟，用水浸除去苦味，掏洗后。用五味调料调和可以吃。

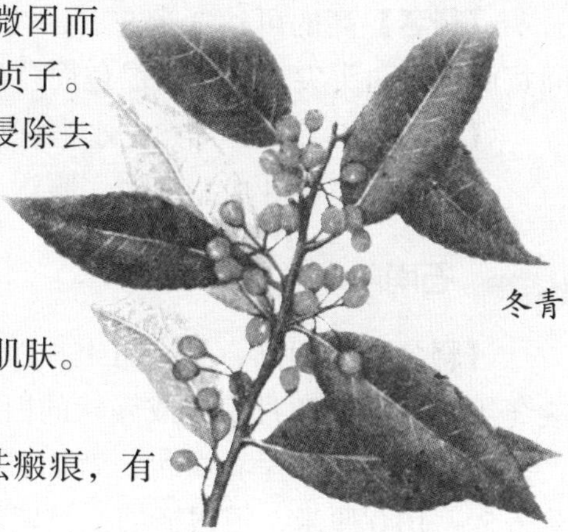

冬青

冬青子及木皮

【性味】味甘，性凉，无毒。

【主治】浸酒后吃可祛风虚，补益肌肤。

叶

【主治】烧成灰加入面膏中，可祛瘢痕，有特殊疗效。

金樱子

【释名】果实大如指头，形状如石榴但长些。它的核细碎而且有白毛，如营实的核而且味很涩。四月开白色的花，秋季结果实，也有刺，呈黄赤色，形状像小石榴。

【性味】味酸，性平、涩，无毒。

【主治】主治因脾虚导致的泄痢。小便次数多，固涩精气，久服使人耐寒轻身。

花

【主治】主治各种腹泻，驱肠虫。和铁物混合捣成粉末，有染须发的作用。

叶

【主治】可治痈肿，嫩叶研烂，加少量盐涂于患处，留出一头泄气的孔。另可以治愈金疮出血，五月五日采叶后，同桑叶、苎叶等份，阴干后研成末敷上，血止伤口愈合，即为军中一捻金。

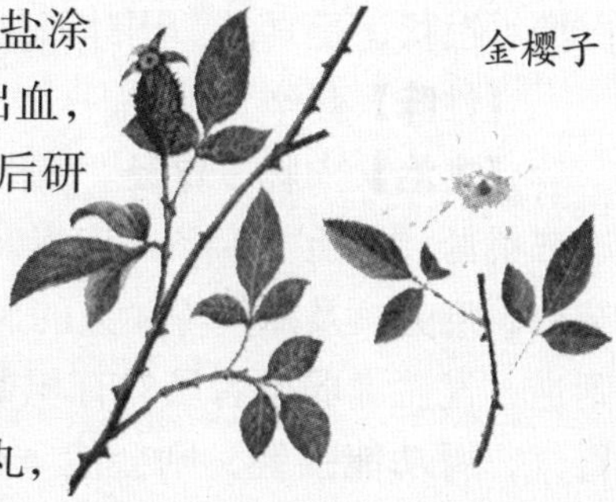

金樱子

【附方】治久痢不止，是一绝妙方，罂粟壳用醋炒后，加金樱花叶及籽等份，制成末，和蜜制成芡子大的丹丸。每次服 5 ~ 7 丸，用陈皮煎汤服下。

山茶

【释名】高的可达 3 米左右，枝干交加，叶很像茶叶而且厚硬有棱，中间宽而阔，两头尖，正面呈绿色而背面呈淡绿色，深冬时开花，红瓣黄蕊。

【加工】山茶嫩叶炸熟，水淘洗后可以吃，也可以蒸熟后晒干作为饮料。

【主治】主治吐血、衄血、腹泻、便血。

石南

【释名】树很高，长在石上。江湖地方出产的，叶如枇杷，上有小刺，凌冬不凋落，三四月份开成簇状的白花，八九月份结细红的果实。关陇间出产的，叶似莽草，呈青黄色，背面有紫色斑点，雨水多时就合并生长，可长到 6.5 ~ 10.0 厘米，根很横细，呈紫色，没有花及果实，叶很茂密。

叶

【加工】湘人四月采杨桐草，捣汁泡米，做饭吃，必定采石南芽当茶饮，去风，暑天特别适宜。

【性味】味辛、苦，性平，有毒。

【主治】主治养肾气，内伤阴衰，利筋骨和皮肤毛发。疗除热、五脏邪气。女子不可经常服，令其思念男子。又能添肾气，治四肢无力及心烦闷疼，杀虫并驱逐各种风邪。泡酒饮，治头风。

阿魏

【释名】出产于西亚，用树脂熬制而成，味极臭。

【加工】使用时，取一小点阿魏，放在铜器上一夜，次日晨见沾放处发白像水银状，是真品。用钵研细，在热酒器上加热后入药。

【性味】味辛，性平。

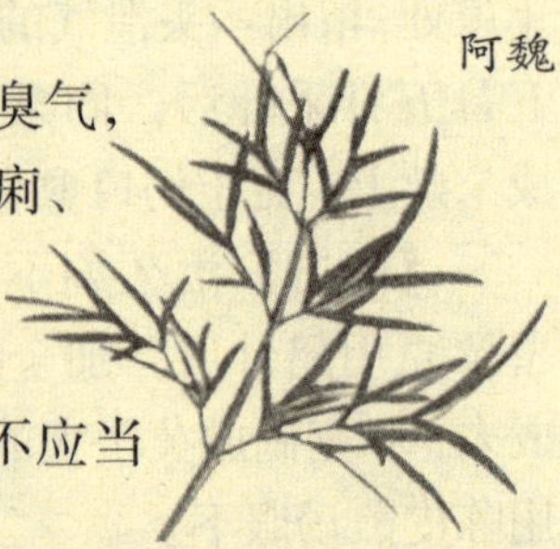
阿魏

【主治】入脾、胃经。消肉食积滞，杀细虫，去臭气，解蕈菜毒，解死亡的牛、马肉毒。治心腹冷痛、疟疾、泻痢、结核、痞劳，及瘴气等。人的血气闻香则顺，闻臭则逆，气血虚弱患者虽然有积聚肿块，但应当先养胃气，胃功能强健，则会使坚积肿块逐渐消失，故不应当用此药，因为它的臭烈更伤胃气。

黄檗

【释名】即檗木，它的根名叫檀桓。黄檗树高数米，叶似吴茱萸，也像紫椿，凌冬不凋。外皮白，里呈深黄色。它的根结块，就像松树下的茯苓。皮紧、厚6.5～10.0厘米、鲜黄色的为最好。二月、五月采皮，在太阳下晒干。

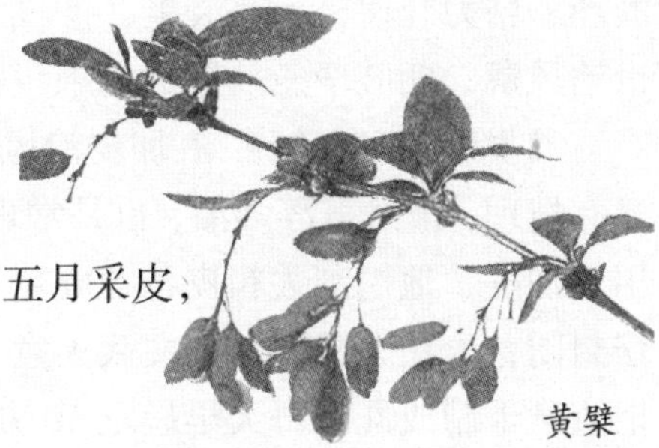

黄檗

【性味】味苦，性寒，无毒。

【主治】黄檗性寒而沉，生用则降实火，熟用则不伤胃，酒制则治上，盐制则制下，蜜制则治中。主五脏肠胃中结热，黄疸肠痔，止泄痢，女子赤白下漏，阴伤蚀疮。疗皮间的惊气、肌肤热赤起、目热赤痛、口疮等。对热疮疱起、虫疮血痢有效，可止消渴，杀蛀虫。治男子阳痿、阴茎上的疮、下血如鸡鸭肝片。可安心除劳，治骨蒸，洗肝明目，治多泪、口干心热，杀疳虫，治蛔心痛、鼻血不止、肠风下血。泻膀胱相火，补肾水不足，坚肾壮骨髓，疗下焦虚，诸痿瘫痪，利下窍，除热。泻伏火，救肾火，治冲脉气逆、不渴而小便不通，诸疮痛不可忍。加知母，滋阴降火。加苍术，除湿清热，为治痿良药。加细辛，泻膀胱火，治口舌生疮。敷小儿头疮。

五加皮

【释名】三四月份于旧枝上抽条，山人采来作为蔬菜吃，正如长在北方沙地的枸杞子一样，都是木类。

根皮

【加工】用于造酒的方法：用五加根皮洗干净，去骨，茎、叶，也可以用水煎汁，和曲酿米，酒酿成后时时饮用。也可以煮酒饮。如加远志可使它功效更好。又一方：加木瓜煮酒服。

五加皮

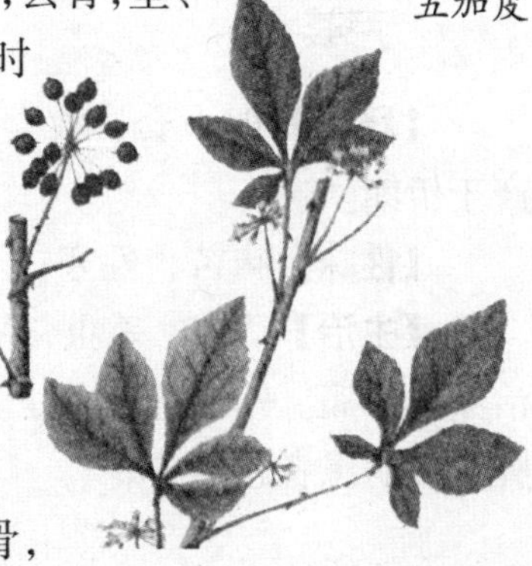

【性味】味辛，性温，无毒。

【主治】主治心腹疝气，腹痛，补中益气，可治疗行走不稳或小儿3岁还不能走路；另可治疗疽疮阴浊，男子阴部潮湿不适，小便不利，女人阴痒及腰脊疼痛及两脚疼。补中益精，壮筋骨，增强意志。久服，使人轻身耐老，驱逐体内各种恶风及恶血，四肢不遂，风邪伤人，主治多年瘀血积在皮肤，痹湿内不足，耳聪目明、轻身，使人肌肤润泽，精力旺盛，不易衰老，下气，治中风骨节挛急，补五劳七伤。酿酒饮，也治风痹，四肢挛急。制成粉末浸酒饮，治眼部疾病。

【发明】李时珍说：五加皮治风湿痿痹，壮筋肉，其功效非常深。仙人所述，显有情理，虽然言辞多溢，也是常理。谈野翁的《试验方》里说：神仙煮酒法，用五加皮、地榆刮去粗皮各500克，袋子装好，放入20升无灰好酒中，用大坛封闭，入在大锅内，用文武火煮，坛上放米180克，以熟为宜。取出火毒，把渣晒干制成丸。每天早晨吃50丸，用药酒送下，临睡时再服。能去风湿，壮筋骨，顺气化痰，填补精髓。浸酒，每天饮几次，最有益，各种浸酒的药，只有五加皮与酒相合，并且味道鲜美。

叶

【主治】当做蔬菜吃，去皮肤风湿症。

南烛

【释名】三月份开花，结的果实如朴树果子，成簇状，叶似山矾，光滑而味酸涩。生时呈青色，九月份成熟时则呈紫色，内有细籽，它的籽酸甜。

【性味】味酸、甘，性平，无毒。

【主治】有强筋骨，益气力，固精养颜的功能。

枝、叶

【性味】味苦，性平，无毒。

【主治】止泄提神，强筋益气力，久服轻身不老，令人不饥，使白发变黑，消除老态。

芦荟

【释名】即卢会、奴会或劳伟。绿色的是真品，出产于伊朗。

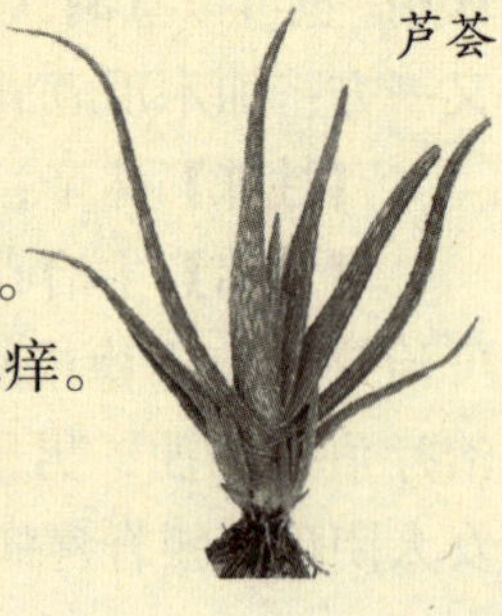

【性味】味苦，性寒。

【主治】清热，杀虫，祛肝火，明目，祛心热，除烦。治小儿惊痫。外敷慝齿患处。吹入鼻中，可治脑疳，除鼻痒。脾胃虚弱患者忌用。

巴豆

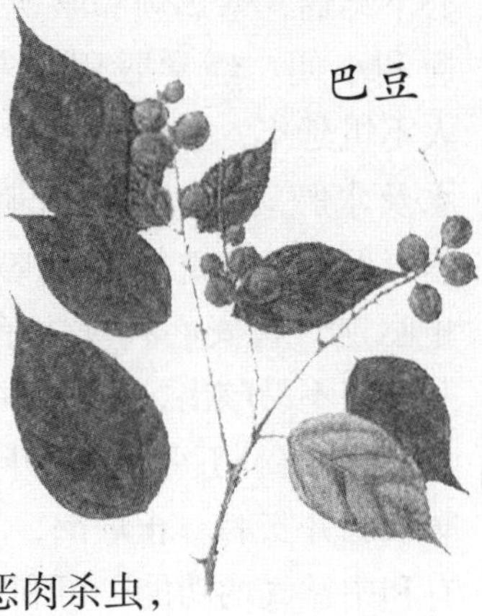

【释名】二月份渐渐复生，到四月份花发如穗，微黄色。五六月份结实作房，生的为青色，八月份成熟。树高 3 ~ 6 米，叶如樱桃却更厚大，初生为青色，后逐渐变黄变红，到十二月份叶开始凋落。

【加工】至八月份熟后则为黄色，自己渐落，这个时候才可以收捡。用时应去壳。巴豆房像大风子壳，却更脆薄，籽和仁都像海松子。巴豆最能泻人，新采的好，用时去心、皮，熬令黄黑，捣如膏服。

【性味】味辛，性温，有毒。

【主治】开通闭塞，泄壅滞，利肠道和尿道，去恶肉杀虫，通利关窍。可治伤寒温疟寒热、大腹水胀、女子月闭烂胎、金疮脓血、风歪耳聋、喉痹牙痛、水肿及痿痹。可排脓消肿，除风补劳。服用太多中巴豆毒后，可用冷水、黄连汁、大豆汁解。

没药

【释名】色赤，像琥珀颜色的，质地较好。也叫末药。

【性味】味苦，性平。

【主治】入十二经络，散积聚之气，疏通瘀滞之血，消肿止痛，活血生肌。妇女产后血气郁滞诸证，破症瘕，产后胞衣不下。各类疼痛、痈疽溃疡不是血瘀而是由血虚造成的，一并忌用。

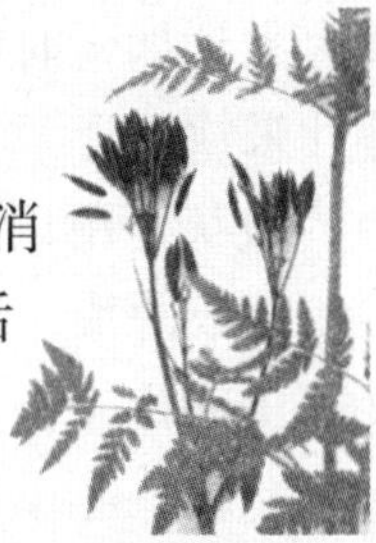
没药

四、寓木类

茯苓

【释名】树很大，皮黑且有细皱纹，肉坚且白，形状如鸟兽龟鳖的为好。内虚泛红色的不好。茯苓性防腐及虫蛀，埋地下 30 年，颜色及纹理不会改变。生长在泰山山谷及松树下，二、八月份采摘，阴干备用。

【性味】味苦，性平，无毒。

茯苓

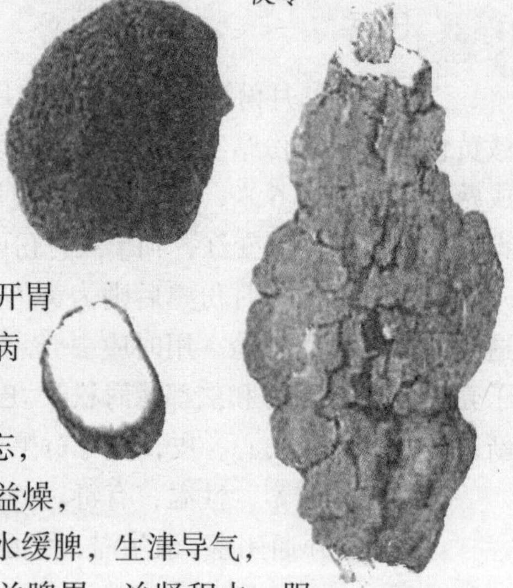

【主治】主治胸胁逆气，忧恐惊邪，心下结痛，寒热烦满咳逆，口焦舌干，通利小便。经常服用，安魂养神，使人不饥延年，止消渴嗜睡，治腹水、胸水及水肿病症，还有开胸腑、调脏气、除肾邪、长阴益气、保神气的功能。可开胃止呕逆，善安心神。主治慢性肺部疾病及痰多不易咳出，心腹胀满，小儿惊痫，女人热淋。补五劳七伤，开心益志，止健忘，暖腰膝并安胎。止烦渴，利小便，除湿益燥，有和中益气的功能，可利腰脐间血，逐水缓脾，生津导气，乎火止泄，除虚热，开腠理，泻膀胱，益脾胃。治肾积水。服用茯苓时忌米醋以及酸性食物。

【附方】服茯苓的方法：苏颂说，《集仙方》里多是单吃茯苓。其方法是取白茯苓 2500 克，去黑皮捣筛，用熟绢囊盛装，入于 20 千克米下蒸煮，米熟了即停止，晒干后又蒸。如此做三遍，再取 20 升牛乳和匀，放入铜器中微火煮到如膏时收藏。每次用竹刀割来吃，随意吃饱，即使不吃粮食，先煮葵汁来饮。

做茯苓酥的方法：白茯苓 15 千克（山南面的甜美，山北面的味道苦）去皮切成薄片，晒干后蒸。用汤淋去苦味，不停地淋，它的汁逐渐变为甜味，又晒干筛出末，用 300 升酒、3 升蜜调和，放在瓮中，搅它 100 匝，密封勿泄气贮藏，冬季贮 50 天，夏季贮 25 天。酥则自己浮出酒面，掠取。它的味非常甜美。做成手掌那么大一块，在空屋里阴干后，色红如枣。饥饿时吃一枚，用酒送下，终日就可以不吃食物，称为神仙度世法。

《经验后方》中的服法：用华山梃子茯苓，削如枣般大的方块，放在新瓮内，用好酒浸泡它。用纸密封一层，100 天后才打开。它的颜色应当如饴糖，可每天吃一块，到 100 天肌肤润泽，一年后可在夜晚看见物体，长久服用，延年耐老，面若童颜。《嵩高记》中记载：用茯苓、松脂各 1000 克，醇酒浸泡，用白蜜调和，每天服用 3 次，久了能通神灵。

还有一法：白茯苓去皮，用酒泡叶 15 天，滤出来制成散。每次服 15 克，用水调下，一天 3 次。

琥珀

【释名】因其像玉，所以俗文从“玉”。传说虎死后精魄埋入地下化为石头，此物形状像虎，所以称琥珀。

【性味】味苦，性平，无毒。

【主治】安五脏，定魂魄，除邪鬼。消散瘀血，治泌尿结石及小便不利。安心神，耳聪目明、轻身，使人肌肤润泽，精力旺盛，不易衰老去内障，止心痛颠邪，疗体内毒物，破结症。治产后血枕痛。有止血生肌，促外伤金疮愈合，清肺利小肠的作用。

【发明】陈藏器说：和大黄、鳖甲做成散，用酒送服，下恶血，治妇人腹内血尽即止。宋高祖时，宁州贡上琥珀枕，捣碎后赐给军士，涂金疮。

【附方】治鱼骨鲠咽，六七日不出：用琥珀珠一串，推入鲠咽的地方牵引它的刺则立即出来。

卷二 水部

水是万物之源，人们生活当中离不开水。水分为天水和地水，古人认为好多水都具有药的作用。

一、天水类

立春雨水

【释名】李时珍说：地气上升后成为云，天气使其下降便是雨，所以人出的汗，便以天地间的雨命名。

【性味】味咸，性平，无毒。

【主治】宜用来煎发汗和补脾益气的药。古人说，夫妻同时各饮一杯后，同房，就会有孕。这样做是为了从立春雨水中得到自然界春始生发万物之气（应取无污染的山间雨水，下同）。

潦水

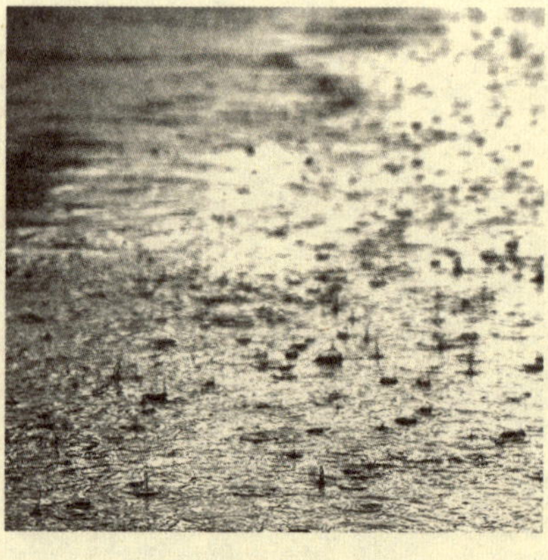

【释名】李时珍说：天上降注的雨水叫潦水。

【性味】味甘，性平，无毒。

【主治】宜用来煎补脾胃和祛湿热的药。

【发明】李时珍说，过去张仲景治疗受了风寒邪后体甲瘀血郁积日久而致的瘀热、肤色发黄，常用潦水煎煮麻黄连翘亦小豆汤，是取潦水味薄而不会助长湿气发热的特点。

露水

【释名】李时珍说：露是阴气积聚而成的水液，是润泽的夜气，在道旁万物上沾濡而成的。

【性味】味甘，性平，无毒。

【主治】秋露水禀承夜晚的肃杀之气，宜用来煎润肺的药，调和治疥、癣、虫癞的各种散剂。

各种草尖上的秋露

【主治】可以治疗各种病，止糖尿病、尿崩症等引起的消渴，饮后使人身体轻灵，不饥饿，肌肤健康有光泽。

【加工】每天早晨收取。

柏树叶上的露和菖蒲上的露

【主治】涂白癜风，可以治疗。

【附方】李时珍说：秋露造酒最香冽。凡是秋露和落在草上的春雨，平素有疮和皮肉损伤的人，接触了，疮和伤口立即就会不痒不痛。疮伤感染后，身体反张如角弓的，立即用盐豆豉和面，放在碗碟里，用火在碗底烧后，灸疮 100 次，疮出恶水数升，便开始有痛痒感而愈合。

繁露水

此水是秋露浓而多时的水。

【加工】用盘子收取。

【主治】煎至浓稠后，吃了使人延年不饥。用来酿酒，叫“秋露白”，这种酒的味道最香冽。

甘露

【释名】它白如雪，甜如糖，所以叫甘露。

【性味】味甘，性寒，无毒。

【主治】主治胸膈的各种热毒，能聪耳明目、轻身，使人肌肤润泽，粗力旺盛，不易衰老，止渴。

【发明】传说它出产在川西人烟罕至的地方，就像糖稀，不易获得。

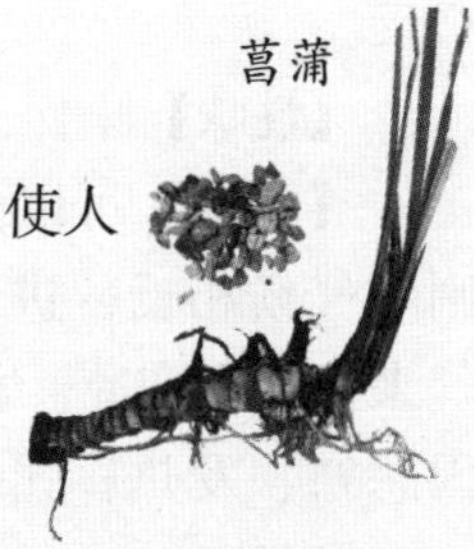
菖蒲

明水

【释名】明水就是大蚌中清明干净的水。

【加工】用掌摩擦使大蚌热，对着月亮取水。能得到 200 ~ 300 毫升，也如朝露。

【性味】味甘，性寒，无毒。

【主治】主治耳聪目明、轻身，使人肌肤润泽，精力旺盛，不易衰老，祛小儿心烦闷热，平小儿惊厥、抽搐。用来调护惊药极好。

半天河

【释名】半天河就是上池水，就是从天上降下的雨水，积在竹篱头和树穴中的水。又说，因为这种水降自银河，所以叫做天河水。

【性味】味甘，性寒，无毒。

【主治】可治疗心病、癫狂、外邪、剧毒和不适应气候、环境所致的病。槐树间的积水，可以治疗各种风毒、毒疮、风瘙、疥痒等症。饥荒时，饮天河水可以预防发生流行性疾病。患白癜风，皮肤出现乳白色斑块，取树孔中的水洗患部，再将肉桂捣细为末，用唾液调和后敷涂，第二天再敷一次，就会愈。

雹

【释名】雹是天地阴阳之气相搏而形成的，是不平和的气汇聚的结果，就是从天空飞坠的冰块，小的如弹丸，大的像斗升。

【性味】味咸，性冷，有毒。

夏冰

【释名】冰是太阴之精。水性很像土，能变柔为刚，这就是所说的物极必反。

【性味】味甘，性寒，无毒。

【主治】可以消除心烦闷热，还可用来熨贴人乳时发热肿。暑天吃，则与气候相反，进入胃肠后，会使冷热相激，是不适的。只可以取它的冷气来使饮食变凉。如果纵情地吃夏冰，暂时会得到爽快，久了却会使人生病。因恶寒、发热昏迷的人，用一块冰，放在膻中穴，就会醒来，用这种方法也可以醒酒。

【发明】李时珍说：宋徽宗吃冰太多，伤了脾胃，御医治疗没有效果，便召杨介去诊治，杨介用大理中丸。徽宗知道后表示服了多次了。杨介说：皇上的病，因吃冰太多而得，臣因此用冰来煎此药，是为治致病的原因。徽宗服后，果然痊愈。

冬霜

【释名】气温下降形成露，寒冷的清风细细地吹拂后就会变成霜。露能滋养植物，霜能损杀万物。

【加工】凡是收取霜，都用鸡翅或尾上的长羽毛扫进瓶中，密封后放在阴凉处，很久也不会坏。

【性味】味甘，性寒，无毒。

【主治】解酒热、解风寒感冒引起的鼻塞和酒后脸红。

【附方】与蚌粉混合后敷暑天的痱子疮与腋下红肿，立愈。取秋后的霜7.5克，用热酒服食，治寒热疟疾。

冬冰水

【释名】十一二月份的天气因严寒，使水结成冰。

【性味】味甘，性寒。

【主治】用来煎治肠风赤带和清热消烦的药。

腊雪

【释名】凡是腊雪都是五瓣，雪花却是六瓣，腊前的雪，很宜于菜麦生长，又可以冻死蝗虫卵。

【加工】瓶装密封后放在阴凉处，数十年也不会坏。

【主治】用腊雪水浸过的五谷和种子，则耐旱而不生虫；洒在桌几和床席上，则苍蝇蚊子自己就飞走了；浸泡过的各种果实，不虫蛀，也能用它除蝗虫。

腊雪水

【性味】味甘，性冷，无毒。

【主治】能解各种毒。

【发明】主治因气候而起的各种瘟疫及小儿热痫狂啼，大人丹石发动，酒后湿热内生所致的黄疸，都可以温热后服。洗服，可以去目红。煎茶或煮粥，都可以解热止渴。宜用来煎治伤寒、中暑的药，用来抹痱子效果也良好。

【附方】小儿牙根溃烂，满口发白如粉，就是“雪口”：用腊雪水搽抹，每日三四次，立愈。

液雨水

【释名】李时珍说：立冬后十日叫入液，到小雪时叫出液，这之间所下的雨叫液雨，也叫药雨。

【主治】主杀各种昆虫，可用来煎杀虫药和消除胸腹胀闷。

梅雨水

【释名】芒种以后逢壬叫入梅，夏至后逢庚叫出梅。又说三月迎接梅雨，五月送别梅雨，这之间下的雨都叫做梅雨水。梅雨一般都很长，可连下几天。

【性味】味甘，性平，无毒。

【主治】洗癣和疥疮后，可以使它愈后没有瘢痕；加到酱中会使其容易熟。确与其他月份的雨水不同。这都是湿热气被薰蒸后酿成的霏雨或大雨。梅雨水一般都时作时止，天空也阴晴不定。这雨气侵入体内就会生病，浸到谷物等就会生霉。所以梅雨季的雨水不能用来酿造酒和醋，但用它来煎药，服食后可以涤清肠胃的积垢，使人饮食有滋味，精神也爽朗。

屋漏水

【释名】下雨后从屋顶上流下的水，也就是屋檐水。

【性味】味甘，性温，有毒。

【主治】被犬咬伤后，可将屋漏水洗伤口；再用水浇到屋檐上，用滴水浸泡过的泥土敷伤口，不过二三次，即愈。还可用来涂搽疣，敷丹毒。

二、地水类

流水

【释名】与湖泽池塘死水不同。它是流动的水，俗称活水。

千里水

千里水就是从远地流来的水。

【性味】味甘，性平，无毒。

【主治】主治病后虚弱和荡涤肠胃的污秽物。

东流水

从西流来的叫东流水。

【性味】与千里水大致相同。

【主治】性顺而下流疾速，可用于制泻下的药，饮了，能荡涤胃肠的邪秽。

顺流水

顺流水性而能向下流。

【主治】通利大小便的药和治风痹（肢体酸痛、痛处游走不定）的药都用它煎制。

逆流水

波澜中向上的水，它是逆性上流的。

【主治】使人发吐和治痰饮的药可以用它煎制。

倒流水

洄水，回旋流止，上而不下之性。

甘烂水

【释名】用木盆盛长川水，用勺子从水中扬过无数次，水面生出数千颗水珠子，就是甘烂水。

【性味】味甘，性平，无毒。

【主治】主治上吐下泻和膀胱奔豚气；阳盛阴虚，目不能瞑，用甘烂水有特效。这是甘烂水不逆气而能益养脾胃的特征。确实与各种水不同。

池沼水

【释名】种植花果树木的园子中的水塘，叫池沼。

【性味】味甘，性平，无毒。

【主治】静止而不流利，可用来煎治泄泻的药。止的含意是塞，所以用与泄泻相反的池沼水可治。

井泉水

【释名】因井字像“#”形，泉字像水充到穴中的样子，所以叫井泉水。

不管何时只要初汲的叫“新汲”；每天早晨第一次汲的水叫“井华”；反酌而倾倒的叫“倒流”；打水的吊桶滴下的水叫“没有根”。

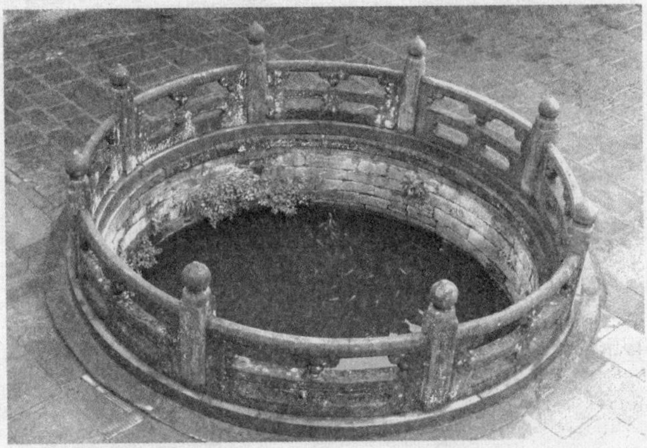

【加工】凡是井水，从地底的泉脉来的最好，从江河中浸渗来的次之。另外，城市里人口稠密，沟渠的污水杂入井中会使井水变性，所以必须烧开，停顿一些时候，待杂质下沉后取上面的清水来用，否则气味不好，尤其是不能用来煎菜、酿酒和做豆腐等。再者，雨后井水浑浊，须将核桃仁和杏仁连同捣出的汁水一起投入井水中，搅匀后不久，浑浊物就会附沉井底。带泥的井水不能吃，要谨慎。如果井水中生虫，可用 200 ~ 250 克甘草，切成片后投到井中，既可杀虫又能使水味道甘美。

【性味】味甘，性平，无毒。

【主治】主治酒后热邪迫于大肠而引起的泄泻，治眼球上的白膜。受到大惊而九窍出血，可用井泉水喷脸。

【附方】用井泉水调朱砂服后：使人面容颜色健康光润，心神镇静安祥。治口臭：可在早晨太阳刚出时含井华水在口中，然后吐到厕所下面，数次即愈。可以炼各种药石：倒少量到酒、醋中，可以让酒、醋不败味。用来煎制补阴、去痰火和补血气的药，功效可提高许多倍。

没有根水

【主治】调制解痈肿毒的敷药，治疗效果非常好。

新汲水

【主治】主治糖尿病、尿崩症等引起的消渴、反胃、热邪迫于大肠而引起的泄泻、尿道疼痛、下腹胀痛、小便赤涩，祛邪调中，下热气，都宜饮它。洗涤痱子疮。治坠损肠出，用冷水喷面，则肠会自己收入。又可解椒毒所致的口不能开，鱼骨鲠喉和马刀毒。还可解砒石、乌喙、烧酒、煤炭毒。治闷热错乱和烦渴。

【附方】鼻出血不止：用新汲水，左鼻出血则洗右脚，右鼻出血洗左脚，或同时洗左右脚，即止。或者用冷水喷脸，或者用冷水浸过的纸贴在囟门上，用熨斗熨，立即就会止血。

犬咬出血：以水洗，至血止，缠裹即愈。

心闷汗出，不能识人：新汲水和蜜饮，很有效。

婴儿初生不啼：取冷水灌之，外用葱白茎轻轻地鞭打，啼。

醴泉

【释名】醴就是薄酒。泉水的味道像薄酒的，叫醴泉水，又名甘泉。

【性味】味甘，性平，无毒。

【主治】主治心腹痛和不能适应邪恶的气候和环境而得的各种病，都适宜在泉边饮水。又可以治愈消渴和反胃吐泻。

山岩泉水

【释名】山岩土石中所流出的泉水，流出溪涧的就是山岩泉水。

【性味】味甘，性平，无毒。

【主治】主治霍乱烦闷呕吐，腹空抽筋，宜多饮服，不要让腹空，空了则再饮服。

玉井水

【释名】出产玉石的山谷中的水泉都叫玉井水。

【性味】味甘，性平，无毒。

【主治】使人体皮肤润泽，毛发不白。

【发明】传说玉是贵重的宝物，水又是有生机而长流的，所以能延年。现在的人，住在靠近山的地方的，大多能长寿。

盐胆水

【释名】就是卤水。即是盐初熟时，盐槽中流下的黑汁。盐槽中的沥水，味很苦，很难吃，现在的人用它点豆腐。

【性味】味咸、苦，有大毒。

【主治】可治疗蚀、疥癣、瘘疾、虫咬（也可治马牛被虫叮咬），以及毒虫在肉中生子。人与六畜饮了盐胆水即死。凡是疮有血的，不可涂搽。痰阻不醒，灌盐胆水使其吐，效果好。

卤水

就是盐卤水。

【性味】味苦、无毒。

【主治】主治大热，治糖尿病和尿崩症引起的消渴，狂烦；可除恶邪和阴虫，还可使肌肤柔韧，祛湿热，消痰，祛积块，可用来洗涤积垢和油腻。吃得太多会损人。

热汤

【释名】必须是完全煮沸的才好。如果是半沸的，吃了反而会伤六气，损脾胃。

【性味】味甘，性平，无毒。

【主治】助长阳气，运行经络，可热敷因上吐下泻、失水过多所致的小腿腓肠肌痉挛转入腹部，用热汤漱口，损害牙齿。眼睛有病不要用热汤洗浴；手脚冻僵的人不要用热汤洗手脚，不然会使指甲脱落。用铜罐烧的开水，饮后易损人的嗓子。患风冷气痹、肢体酸痛的人，用热汤淋脚到膝部，再盖厚被使周身发热。虽不是药，亦可以加强血液循环使阳气行走。四时的急性泄痢，四肢冷，脐腹痛，可坐在热开水中，使水浸泡到腹部以上，并不断揉摩腹部。生阳的各种药的疗效，没有比这样更迅速的。虚寒（它的症状为：形寒肢冷、口淡不渴、面色苍白、气短乏力、大便稀溏、小便清长、舌淡苔白、脉沉微或迟而没有力）的人一坐入热开水中，必定会全身发颤，需要有人在左右侍守。凡是伤了风寒，或伤于酒食，初起时未及时用药，便饮一碗太和汤，或者酸粉汤也可以，同时用手揉肚腹，有恍惚的感觉，便再饮再揉，直至腹内汤水已满，没有地方容纳了，就试着让自己吐出，出汗后病就会消失。

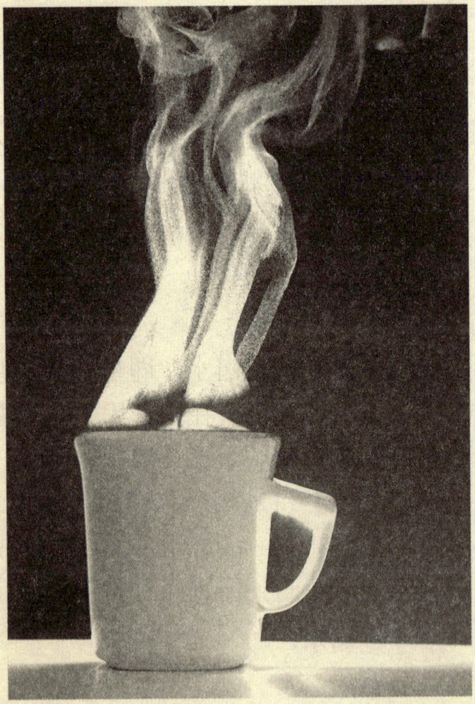

【发明】孙真人（孙思邈）治疗一个患风疾数年的人，挖坑叫他坐在坑内，解了衣服，用热汤淋，过些时候，再用竹席把他盖起来，出汗即愈。这就是使经络通行的方法。

【附方】治中暑、昏迷欲死：用

热开水徐徐灌食，适当抬高他的头，让汤进入腹内即苏醒。

初感风寒，头痛畏寒：用水七碗，把锅烧红后将水倒入，取起再烧再投，如此7次后，趁热饮1碗，用衣被蒙取汗，神效。

生熟汤

【释名】用新汲水、开水合为一盏，和匀，叫生熟激发。现在的人把它叫做阴阳水。

【性味】味甘、咸，无毒。

【主治】可调中消食。凡是因痰疟和毒邪、食用害人的食物，陈列在腹中使人吐泻的，即取盐投入生熟汤中，喝一两升，使其吐尽痰和积食，便愈。凡是霍乱和呕吐不能进药，病情危急的，先饮数口即使人安定。

温汤水

【释名】水中含硫黄，即使水很热时，仍然有些硫黄气味。

【主治】硫黄主治各种疮，所以含硫黄的温泉水对疮有治疗作用。沉猪肉、羊肉在温度高的矿泉水中可使之半熟，也可以煮熟鸡蛋。

温汤

【性味】味辛，性热，微毒。

【主治】主治筋挛缩、肌皮麻痹、手足不遂、没有眉毛头发、皮肤骨节的疥癣等疾病，须在水中洗浴。浴完后会感到身体疲惫，可根据病的不同与用药的差异，用饮食加以补养。不是有病的人，不宜随便入浴。

【发明】庐山下有温泉池，往来的方士叫患疥癞、杨梅疮的人，饱食后下池久浴，出汗后便停止。10日后，各种疮都痊愈了。

节气水

【释名】节气水一年有二十四个节气，一个节气的时间为半月。水的气味随节气的不同而发生变化，是不受地域限制的。

立春、清明二节气的水

【主治】宜于浸泡和制造治诸风、脾胃虚损的各种丹丸散药和药酒，长久保留也不会败味。它也叫神水。

清明水和谷雨水

【性味】味甘。

【主治】宜用于浸泡制造滋补五脏、治痰火积聚和解毒的各种丹丸，用来煎酿药酒，与雪水的功效相同。

立秋日五更的井华水

传说老少人众各饮一杯，能去疟痢百病。

重午日午时水

【主治】宜制造治疟痢、痈痛、疔疮、疖肿、金疮和解百虫毒、蛊毒的各种丹丸。

小满、芒种、白露三节内的水

【性味】都有毒。

碧海水

【释名】它的味道是咸的，它的颜色是深蓝色的。

【性味】味咸，性温，有小毒。

【主治】煮开后先后洗浴，可去风瘙疥癣。饮180毫升，吐后可治积食引起的腹胀。

寒泉水

【释名】就是高山顶上的泉水。水十分清澈。

【性味】味甘，性平，无毒。

【主治】主治糖尿病和尿崩症引起的消渴反胃，去热淋和暑热伤于肠胃所致的痢疾。

【附方】用来洗漆痱子疮和痈肿：可散去。下热气，通利小便。又能解使口闭不能开的花椒毒。去鱼骨鲠喉，只用一杯水对着嘴巴，朝水张口吸取水气，鲠刺自然就下去了。

乳穴水

【释名】是岩洞中涓涓流出的水，比其他水重。烧开后，水面浮有细盐粒的是乳穴水。

【性味】味甘，性温，无毒。

【主治】吃了使人肥健，身体润泽而不显得衰老，与钟乳的功效相同。取来做饭和酿酒，对身体十分有益。用来煎流注漏疮的药，很有功效。

卷三　草部

李时珍说：天造地化而生草木，刚与柔相交而成根蔓，柔刚相交而成材枝干。草是我们最常见的植物，种类繁多，是中药主要的配制原料，可以加工成成品，也可以直接煎熬，用起来方便。

一、山草类

甘草

【释名】 甘草又名生炙甘草、甘草梢、粉甘草，是豆科的草本植物。

【加工】 春秋二季采挖。

【性味】 味甘，性平，无毒。

【主治】 补脾益气，治脾胃气虚症、心虚动悸、脉结代症、脏躁症；润肺止咳嗽气喘症；缓急止痛脘腹或四肢挛急作痛；清热解毒痈疽疮毒，咽喉肿痛，食物、药物及农药中毒；缓和药性，调和百药。

【附方】 四君子汤。常与人参、茯苓、白术同用，称为四君子汤。本品益气养心，治气虚血亏之心悸、脉结代等症。

润肺益气兼祛痰：用治咳喘有止咳平喘作用。所以无论寒热虚实，有痰无痰皆宜。治风寒犯肺之喘咳，甘草与麻黄、杏仁合用，如三拗汤；治风热犯肺之喘咳，甘草与桑叶、菊花、桔梗、杏仁等合用，如桑菊饮；治肺有郁热之咳喘，甘草与麻黄、生石膏、杏仁等同用，如麻杏石甘汤；治外感风寒、内有停饮之咳喘，常与麻黄、细辛、干姜、五味子等合用，如小青龙汤。甘草与芍药合用，即芍药甘草汤，可治营血受伤，四肢挛急作痛、屈伸不利；若与芍药、桂枝、饴糖、生姜等同用，即小建中汤，可治中焦虚寒、脘腹挛急作痛。

甘草

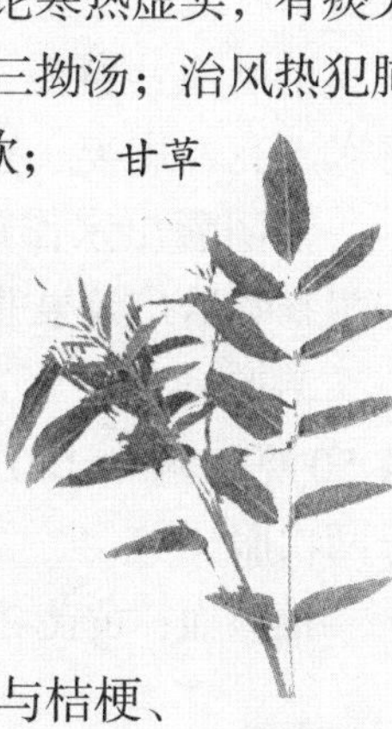

甘草与银花、蒲公英、野菊花等同用，治痈肿疮毒；与桔梗、

牛蒡子、胖大海等同用，治咽喉肿痛，如桔梗汤等。用治食物、药物或农药中毒，可单用本品煎汤服，或与绿豆同用，以增强药力。

黄芪

【释名】秦蜀州多有生长，独茎或丛生长，枝木距地面 6.7 ~ 10.0 厘米。黄芪叶似槐叶但稍微要尖小些，又似蒺藜叶但略微要宽大些，为青白色。开黄紫色的花，大小如槐花。结小尖角，长约 3.3 厘米。根长 0.7 ~ 10.0 米，嫩苗也可以食用。

根

【性味】味甘，性温，无毒。

【主治】主治痈疽、烂疮，排脓止痛，麻风病，内外及混合痔、瘘管，补虚，小儿百病。治妇人子宫邪气，逐五脏间恶血，补男人虚损，五劳瘦弱，止渴，腹痛泄痢，益气，利阴气。治虚喘、肾衰耳聋，疗寒热，治发背。助气，壮筋骨，长肉补血，破腹内积块、淋巴结核、大脖子，治非行经期间阴道内大量出血、湿热痢，产前产后一切病，月经不调、痰咳、头痛、热毒赤目，治虚劳白汗，补肺气，泻肺火心火，益胃气，去肌热及诸经痛。黄芪的茎、叶，主治口渴及筋脉痉挛，痈肿疽疮。

【附方】治小便不通：绵黄芪 10 克，水二盏，煎至一盏，温服，小儿减半。

治饮酒过多面色发黄，上腹痛，足胫胀，小便黄，或发赤黑黄斑，因大醉吹风淋雨所致：黄芪 100 克，木兰 50 克制成末，用酒送服，每日 3 次。

治白浊因气虚而致：黄芪盐炒 25 克，茯苓 50 克制成末，每次 5 克。

治小便尿血，痛不可忍：黄芪、人参等份制成末，用大萝卜 3 个，切如指厚，蜂蜜 100 毫升拌炙令干，勿使焦糊，蘸末吃，再用盐水送下。

治吐血：黄芪 12.5 克，紫背浮萍 25 克制成末，每次 5 克，用姜、蜜水送下。

治阴囊出水作痒：绵黄芪酒炒为末，以熟猪心蘸来吃治疗效果非常好。

治胎动不安下黄水，腹中作痛：黄芪、川芎各 50 克，糯米 180 克，水 1 升，煎至 500 毫升，分两次服。

治咳血：黄芪 200 克，甘草 50 克制成末，服 10 克。

黄芪

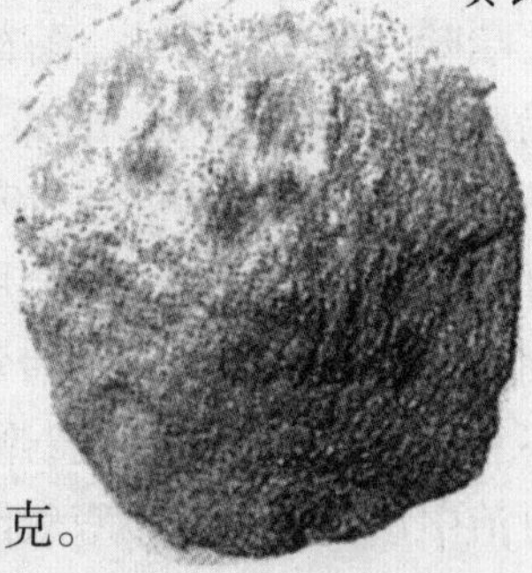

人参

【释名】生长在山谷和辽东等地。误用它，不但无益，反而导致乖戾，不可不察。又名神草、地精。

【加工】在二月、四月、八月上旬挖采它的根，用竹刀刮去泥土，然后晒干，不能见风。传说根像人形的有神性。

根

【性味】味甘，性寒，无毒。

【主治】主补五脏，安精神，定魂魄，止惊悸，除邪气，耳聪目明、轻身，使人肌肤润泽，精力旺盛，不易衰老，开心益智。久服可轻身延年。又治五劳七伤、虚损痰弱，保中守神，消痰，治慢性肺病、体虚、梦多而杂乱、肺脾元气不足、短气少气等症。止渴，生津液。治土火旺的病，就适宜用有凉薄之气的生人参，来泻火补土，这是纯用它的气。脾虚肺怯的病，则适宜用有甘温之味的熟参，以补土生金，这是纯用它的味。

【附方】 治闻雷即昏：1个7岁小孩，闻雷即昏倒不知人事，这是气怯造成的。服人参、当归、麦冬各100克，五味子25克为膏，服完500克，自此以后听到雷声神态自若。

治离魂异疾：一人睡觉，自觉身外有身，与自身一样没有别，但不说话，其属怪诞。人睡觉时魂归于肝，这是由于肝虚邪气侵入，造成魂不归舍，所以病名叫离魂。用人参、龙齿各5克，赤茯苓4克，水一盏，煎至半盏水时，撒上朱砂末5克，每晚睡时服。10服后，真身气爽，假身即去。

治上吐下泻：用人参、黄连各5克，水煎，细细呷服。

治口干、饮水多、小便多：将人参制成末，用鸡蛋清调服5克，每日服3次，有效。

治产后血运：人参50克，紫苏25克，以童尿酒水300毫升煎服。

治产后喘急：乃血入肺窍，危症。苏木煎汤，调人参末15克，服用有奇效。

人参膏：用人参500克细切，以活水20盏浸透，装入银石器内，桑柴火缓缓煎取10盏，滤汁后放在一边。在渣滓里再加水10盏，煎取5盏，合煎成膏，用瓶子收藏，随病做汤使用。

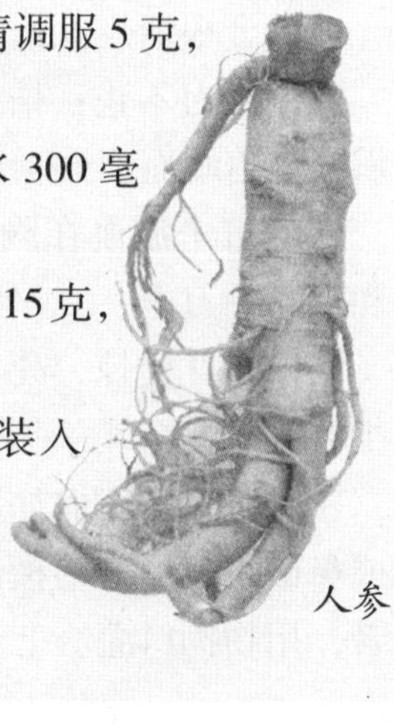

人参

桔梗

【释名】根如小指大，黄白色。三四月份长苗茎，高30多厘米；叶似杏叶但稍长些，四叶相对而生，嫩时可煮食。六七月份开小花，紫绿色，颇似牵牛花。秋后结籽。根细如小指，黄白色的。

【加工】八月份采根，它的根有心。若没有心的便是荠尼。现在的人先将它的根泡去苦味，然后拌上糖蜜浸成果脯。

根

【性味】味辛，性温，有小毒。

【主治】主治胸胁如刀刺般疼痛，腹满肠鸣，惊恐悸气。利五脏肠胃，补血气，除寒热风痹，温中消谷，疗咽喉痛，下蛊毒，治下痢，祛瘀积气，消聚痰涎，祛肺热气，促嗽逆，除腹中冷痛，治小儿真气衰弱及惊风，下一切气，止霍乱抽筋、胸腹胀痛。补五劳，养气，能除邪气，辟瘟，破腹内积块和肺脓疡，养血排脓，补内漏及喉痹，利窍，除肺部风热，清咽嗌、胸膈滞气及痛。除鼻塞，治塞呕、口舌生疮、赤目肿痛。

芦头

【主治】吐上膈风热痰实，取芦头生研成末，白开水调服5～10克，探吐。

【附方】

治肺脓疡咳嗽，胸满振寒，脉象滑数咽干不渴，时出浊唾腥臭，久久吐脓服用粳米粥：用桔梗50克，甘草100克，水3升，煮成1升，分服。

治喉痹：桔梗100克，甘草100克，水3升，煮成1升，分服；亦治口舌生疮。

治牙根溃烂：桔梗、茄香等份，烧研敷上。

治衄血不止：桔梗制成末，用水送服，一日4次。或加犀角屑，更治吐血下血。

治打击瘀血在胸腹中，久不消，时发痛：桔梗为末，和饭吃一刀圭。

治小儿受惊，死不能言：桔梗烧研15克，米汤送服，再吞麝香少许。

治中蛊毒下血如鸡鸭肝片，昼夜出血无度，四脏皆损，唯心未毁，或鼻破将死：苦桔梗制成末，以酒送服，每日服3次。不能下药的患者，用物拗口灌。七日内，适当吃些猪肝、猪肺来补养。

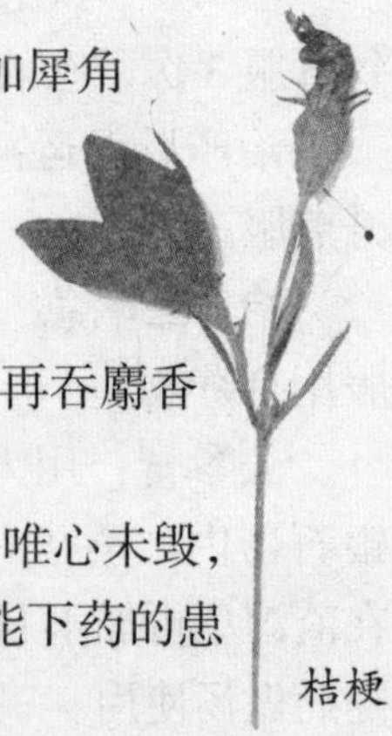

桔梗

黄精

【释名】服食的良药，因汲取了土地的精粹，所以叫它黄精。又名黄芝、鹿竹、野生姜。

【加工】三月份挖采根，先蒸，晒干后才能使用。现在到了八月份便去采摘，当地人蒸九次晒九次，然后当成果实卖，为黄黑色且味道很甘美。

黄精的根、叶、花、实都可以食用，但是以对生的是正精，不对生的叫偏精。

根

【性味】味甘，性平，无毒。

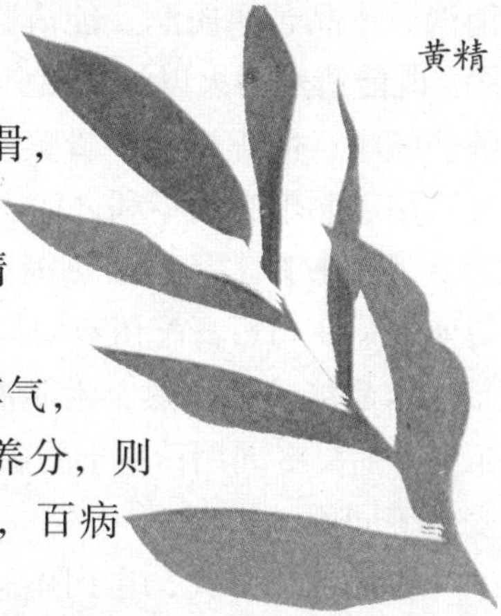

黄精

【主治】主治补中益气，除风湿，安五脏。久服轻身延年，不感到饥饿。补五劳七伤，助筋骨，耐寒暑，益脾胃，润心肺。单单只吃九蒸九晒的黄精，便可驻颜。补各种气虚，止寒热，填精髓，打下三种尸虫。

【发明】李时珍说：黄精汲取了戊己的淳气，是补黄宫的上品。土是万物之母，母得它的养分，则水火既济，木金交合，使各种邪气自然消失，百病不生。

【附方】补益精气：黄精、枸杞子等份，捣末做饼，晒干为末，再炼成梧桐子大小的蜜丸，每次用汤服50丸。

葳蕤

【释名】又叫玉竹、地节。它的根横生，似黄精但稍微小些，黄白色，性柔多须。它的叶像竹叶，两两相对。可以采根来种植，很容易繁殖。嫩叶和根都可煮淘食用。它生长在山谷，又名玉竹、地竹。

根

【性味】味甘，性平，无毒。

【主治】主治中风急性热病，身体不能动弹，跌筋结肉，久服可消除黄褐斑，容光焕发，面色润泽，使身体年轻、不易衰老。疗胸腹结气，虚热湿毒腰痛，阴茎受寒，及眼痛眦烂流泪。时疾寒热，内补不足，祛虚劳客热。头痛不安，加量用，很有效。补中益气，除烦闷，止消渴，润心肺，补五劳七伤虚损、腰热疼痛、天行热狂。服食不用忌讳。服诸食人有不适反应的，可煮葳蕤水喝。

知母

【释名】为百合科多年生草本植物知母的根茎。又名肥知母和盐知母。

【加工】春秋季均可采收，除去地上部分和须根，洗净晒干。去皮切片，生用或盐炒用。

【性味】味苦，性寒，无毒。

【主治】清热泻火，气分实热，肺热咳嗽。滋阴润燥，阴虚咳嗽，阴虚火旺、消渴。本品苦寒质润，能清肺热、泻火，下润肾躁而滋阴，中泻胃火而除烦渴。既能清热泻火以治实热，又能滋阴润燥以治虚热。所以可用于热病烦渴、肺热咳嗽、阴虚燥咳、骨蒸潮热及消渴等症。可用它滋阴降火，润燥滑肠，又可用于阴虚二便不利之症。

【附方】本品可清热泻火除烦，用于外感热病壮热、烦渴、脉洪大之肺胃实热症，与石膏配伍有协同之效，如白虎汤。

本品能清泻肺热，滋阴润肺，用于肺热咳嗽，痰黄黏稠者，多与黄芩、瓜蒌、浙贝等同用；用于阴虚燥咳，常配以川贝母，如二母丸，亦可配沙参、麦冬等同用。

本品滋阴降火，用于阴虚火旺，肺肾阴亏所致骨蒸潮热、盗汗、心烦等症，常与黄柏配用，配入养阴药中，如知柏地黄丸。

本品有滋阴润燥、生津止渴功效，用于阴虚消渴，口渴、饮多、尿多者，可配伍天花粉、五味子等，如玉液汤。

此外，本品有润燥滑肠作用，与何首乌、火麻仁同用，可用于阴虚肠躁便秘。本品还可用于阴虚之小便不利。

肉苁蓉

【释名】形扁柔润，多花且味道甘美；是北方生长的，形短而少花；多马的地方生长繁茂，据说是马的精液落地而生。很像肉。

【性味】味甘，性温，无毒。

【主治】主治五劳七伤，补中，除阴茎寒热痛，养五脏，强阴益精气，增强生育力，除妇女腹内积块。久服则轻身益髓，容颜光彩，益寿延年。大补壮阳，日御过倍。治女人非经期阴内大量出血、男子脱阳不举、女子脱阴不孕，润五脏，长肌肉，暖腰膝，治男人泄精带血、女子带下阴痛。

天麻

【释名】生长在郓州、利州、太山、崂山等地方。叶如芍药但小些，当中长出一茎，直上如箭干。茎端结果实，形状像续随子。等到叶子枯萎时，它就发黄成熟了。它的根连12枚，犹如天冬之类的块状茎，形状像黄瓜，也像芦菔，大小不定。生熟吃均可。

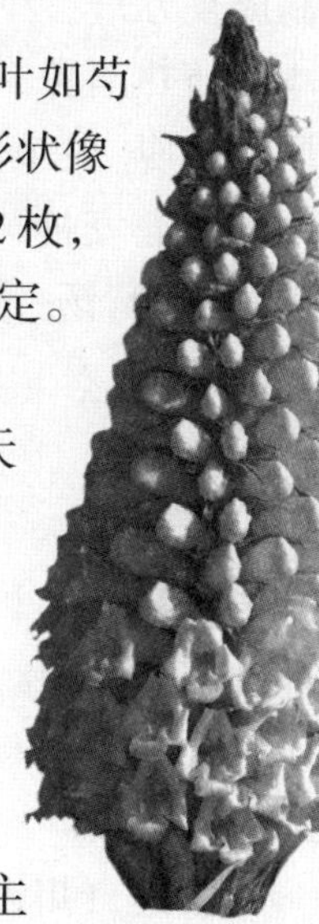

肉苁蓉

【加工】在二月、三月、五月、八月里采。刚采的天麻乘着鲜润刮去它的皮，用开水煮过以后，晒干收藏，嵩山、衡山人有的将生天麻蜜煎后当做水果吃，认为非常珍贵。

【性味】味辛，性温，无毒。

【主治】主治杀鬼精物，蛊毒恶气。久服益气力，滋阴壮阳，轻身增年，消痈肿、下肢肿胀、寒疝下血。主治各种风湿麻痹、四肢拘挛、小儿风痫惊气，利腰膝，强筋力。久服益气轻身。治寒痹、瘫痪不遂、语多恍惚、善惊失志。助阳气，补阴气，补五劳七伤，治环境不适引起的病症，通血脉，开窍，服食无忌。治风虚眩晕头痛。

丹参

【释名】为唇形科多年生草本植物。又称紫丹参。

【加工】秋季采挖，整修洗净，润透后切片，晒干。生用或酒炒用。

【性味】味苦，性寒，无毒。

【主治】活血祛瘀、凉血止痛血热瘀滞，月经不调，经闭症瘕，产后瘀阻，风湿热痹；清心安神热病伤营，心烦失眠；清热消肿疮疡肿毒。

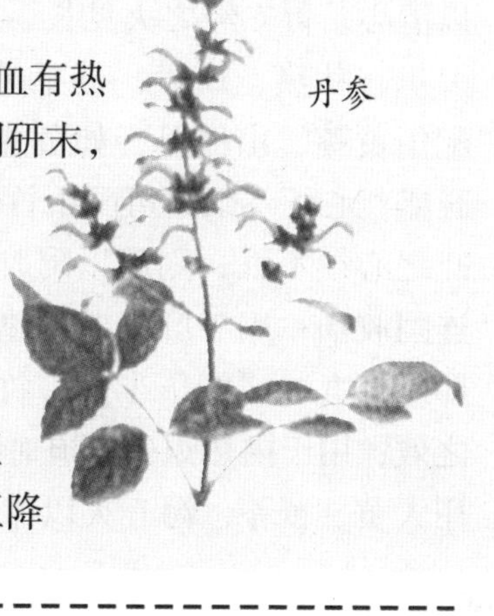

丹参

【附方】本品活血祛瘀、凉血止痛，用于瘀血有热的月经不调、经闭、痛经、产后恶露不尽，可单用研末，黄酒送服，即丹参散；也可配当归、桃仁、益母草等活血调经药同用。对于血瘀肝郁或肝脾肿大，与柴胡、丹皮、桃仁、红花、鳖甲、三棱等同用。治血瘀气滞胸腹刺痛，可与檀香、砂仁同用，如丹参饮；治瘀血阻滞之心绞痛，可配伍赤芍、红花、川芎等同用，如冠心Ⅱ号，或配伍降香等制成复方丹参注射液。

本品清热消肿，用于热毒疮疡，常与金银花、蒲公英等清热解毒之品配用。用于风湿热痹、关节肌肉红肿热痛，常与苍术、黄柏、牛膝、丹皮、金银藤同用。

本品清心安神，用于热病伤营，心烦失眠，与生地黄、玄参、竹叶卷心等同用，如清营汤；若见心血不足，心悸怔忡、失眠多梦，可与柏子仁、酸枣仁、夜交藤配伍。

黄连

【释名】为多年生草本植物，有黄连、三角叶黄连、峨眉野连、云南黄连。根须及叶都可入药。

【加工】秋季采挖5～7年的植株，除去茎叶、须根，晒干或燥干。切片，生用或清炒、姜炒、酒炒、吴茱萸水炒用。

黄连（川连、雅连、云连）

【性味】味苦，性寒，无毒。

【主治】清热燥湿，中焦湿热，湿热泻痢，湿热黄疸；泻火解毒热病烦躁，心火亢盛，胃热呕吐，血热妄行，痈肿疮毒。

【附方】用于湿温病之中焦湿热，脘闷呕吐、舌苔黄腻者，配以厚朴、半夏、石菖蒲等，如连饮；用于大肠湿热之泄泻、痢疾，疗效为佳，如《千金方》《肘后方》治泻痢，均单用本品。若病情较重或兼他症者，则多配入复方中。如用于腹泻而发热者，常配以黄芩、葛根以增强它的止泻退热之功，如葛根芩连汤；用于痢疾，可配伍木香以调气行滞，使后重自除，如香连丸。

本品为泻火解毒之要药，清泻力强而以清心、胃二经之火见长，用于热病，热盛火炽，壮热、烦躁，甚至神昏谵语等症，常配伍黄芩、山栀等，如黄连解毒汤；用于心火旺盛，心烦不眠，可配伍竹叶、山栀等；阴虚火旺之心烦不眠，则配以阿胶、白芍、黄芩，如黄连阿胶汤；用于肝火或胃热呕吐，与吴茱萸同用，即左金丸，或配伍半夏、竹茹等，均可奏清热降逆止呕之效；用于内热炽盛，迫血妄行而见吐血、衄血者，可配用大黄、黄芩，泻心火以凉血止血，如泻心汤用于痈

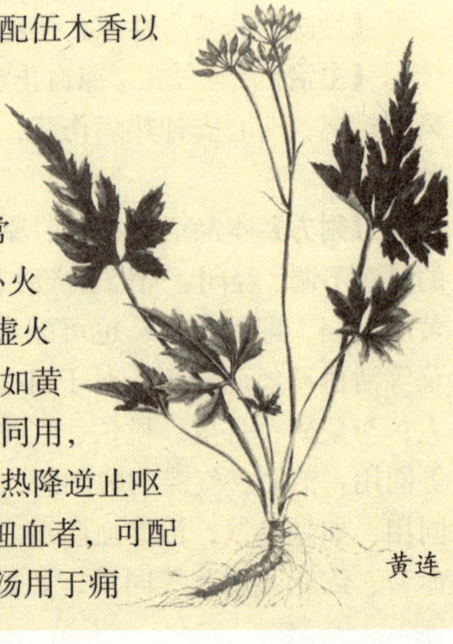
黄连

肿疮毒、疔毒内攻、耳目肿痛诸症，内服、外用均有良效，如与黄芩、山栀、连翘等同用；又如黄连煎汁滴眼，可治目赤肿痛，配枯矾外用，可治耳内疖肿疔毒。

治胃火炽盛，消谷善饥、烦渴多饮之中消症，但需配伍天花粉、生地黄、知母等清热生津之品。

黄芩

【释名】为唇形科多年生草本植物。其类别有黄芩、子芩、条芩、枯芩、酒黄芩、黄芩炭。

【加工】蒸透或开水润透切片。生用，酒炒或炒炭用。

【性味】味苦，性寒，无毒。

【主治】清热燥湿——湿温症，湿热，中阻，湿热黄疸，湿热泻痢，热淋；泻火解毒气，少阳症，肺热咳嗽，痈肿疮毒；止血，血热妄行；安胎，胎热妄行。本品味苦性寒，若以燥湿，寒以清热，能清肺、大肠、胃、胆诸经之湿热，尤长于清上焦之火而泄肺热，且有泻火解毒之效。常用于湿热所致多种病症，如湿温、湿热中阻、黄疸、泻痢、热淋等；也常用治热病烦热不退、肺热咳嗽、痈肿疮毒等。还能止血、安胎，治疗血热妄行之吐衄下血，怀胎蕴热之胎动不安。

【附方】本品清热燥湿力强，用于湿温病发热、胸闷、恶心、苔腻之症，可配以滑石、通草、白蔻仁等渗利化湿药，如黄芩滑石汤；用于湿热中阻，痞满呕吐，常与黄连、半夏、干姜等同用，如半夏泻心汤；用于湿热黄疸，可辅佐茵陈、栀子、大黄，以增强清利肝胆功效；用于湿热泄泻及痢疾，常配黄连、芍药、木香等，如芍药汤；用于下焦湿热、小便涩痛，可配伍生地黄、木通。

本品泻火解毒而长于清肺热，用于肺热咳嗽，可单用，即黄芩散，也可配伍桑白皮、知母等，如清肺汤；用于热病发热烦渴，常与石膏、山栀、黄连配伍；用于少阳症寒热往来，与柴胡配伍，如小柴胡汤；用于痈肿疮毒，可与黄连、黄柏、山栀配伍，如黄连解毒汤，或配以天花粉、白芷、连翘之类。

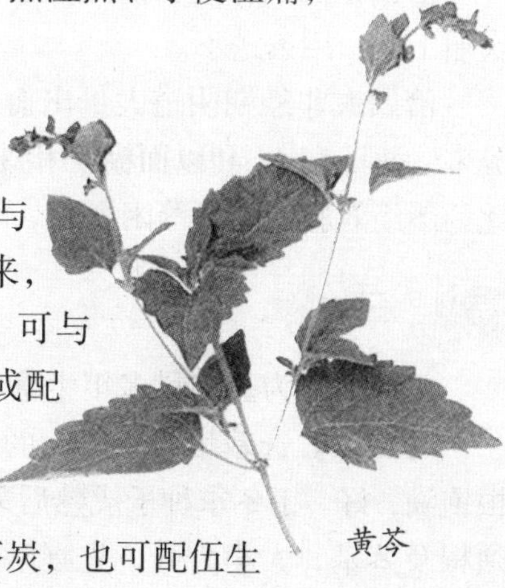
黄芩

本品清热泻火而能止血，用于吐血、衄血、咬血、便血、崩漏等症，可单用黄芩炭，也可配伍生地黄、白茅根、三七等药，或配以大黄、黄连，如泻心汤。

本品有清热安胎功效，用于胎热不安，常与当归、白芍、白术同用，如当归散。

防风

【释名】茎叶都是青绿色，茎色深而叶色淡，似青蒿但短小些。春时为嫩紫红色。生长在山石之间，二月份采嫩苗当菜吃，味道辛甘芳香，叫做珊瑚菜。

【加工】二月份和十月份采根晒干，入药。

【性味】味甘，性温，无毒。

【主治】主治风症眩痛，能除恶风风邪，治目盲不能看物、风行周身、骨节疼痛，久服可使身体轻盈。治烦满胁风、偏头风、四肢挛急、虚风内动。治 36 种风症、男子一切劳伤，补中益神，风赤眼，因冷引起的流泪不止及瘫痪，通利五脏关脉，治五劳七伤、羸损盗汗、心烦体重；能安神定志，匀气脉。治上焦风邪，泻肺火，散头目中滞气、经络中留湿。

叶

【主治】主治中风出热汗。

花

【主治】主治四肢拘急，不能走路，经脉虚羸，骨节间痛，胸腹痛。

防风籽

【主治】主治风更优，调食之。

【附方】治自汗津津，流汗不止：把防风碾成末，用浮麦汤送下，每次服 10 克。

治偏正头风作痛：防风、白芷等份制成末，炼成弹子般大小的蜜丸，每次嚼 1 丸，用茶送下。

治妇人非经期阴道大量出血：用独圣散，即用防风去掉芦头，烤红后碾成末，每服 5 克，和以面糊，用酒调服，或者是把末放入面糊、酒中一同服下。此药屡经效验，不可等闲视之。

三七

【释名】为五加科多年生草本植物。又名参三七、四七、三七粉。

【加工】选栽培三年以上的植株，于秋季结籽前采挖的为“春三七”，根饱满，好。于冬季种子成熟后采挖的为“冬三七”。洗净泥土，剪下支根、须根及茎基，大小分开，先曝晒至半干，边晒边搓，使它的表面光滑。体形圆整坚实，晒干生用。切片或研末入药。

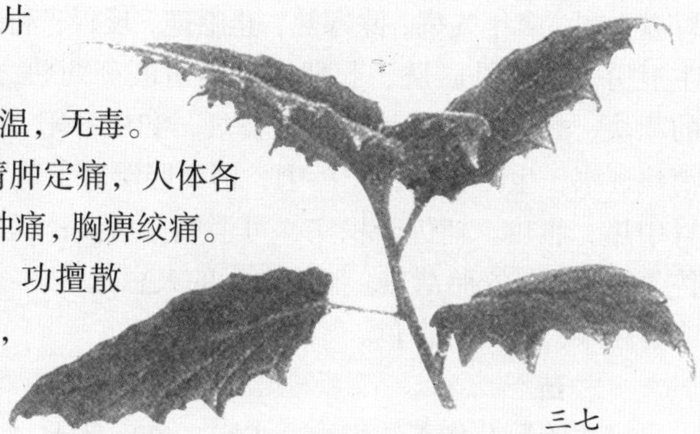

三七

【性味】味甘、苦，性温，无毒。

【主治】化瘀止血、清肿定痛，人体各种出血症，跌打损伤，瘀血肿痛，胸痹绞痛。本品甘缓温通，苦降下泄。功擅散瘀和血，瘀散则血自归经，血和则肿消痛止，所以有散瘀止血、消肿定痛之效。用治吐血、衄血、便血、血痢、血崩等一切血症，功效甚捷。外用止金疮出血，且止血而无留瘀之弊，所以为止血要药。也可用治跌打损伤、瘀痛肿痛、血滞诸痛，又为疗伤止痛之佳品。

【附方】本品为散瘀止血良药。用于吐血、衄血、血痢、血崩及产后出血过多，古今临床常单用本品粉剂，用治多种出血症。也可配伍其他止血药，如配花蕊石、血余炭，即化血丹，治吐血、衄血、二便下血，均有疗效；若见血热吐血，本品可配生地黄、丹参、丹皮、栀子等清热凉血止血药同用；治劳嗽咯血，可配生地黄、阿胶、白及等同用。近年用本品配白茅根、生地黄、藕节等同用，治疗血小板减少性紫癜有效。

本品散瘀消肿止痛，为治跌打损伤，瘀血肿痛的良药，单用即可，也可配地鳖虫、血竭、乳香、没药等，内服外敷均可；疗伤止血的“云南白药”，即以本品为它的主要成分，为伤科常用药物。近年来单用本品，或与人参、琥珀同用等份为散服，用治冠心病心绞痛有效。

白术

【释名】它的根可以吃，嫩苗也可以吃。苗高 67 ~ 100 厘米，它的叶环抱着茎梗生长在枝梢间，叶似棠梨叶，离地面近的叶，有三五个叉，都有锯齿状的小刺。根的形状像老姜，苍黑色，肉白有油膏。

【性味】味甘，性温，无毒。

【主治】主治风寒湿痹，颈强直，背反张，止汗除热消食。做成煎饼久服，可使身体年轻，延年益寿，不感到饥饿。主治血虚阴亏、气血逆乱引起的眩晕头痛、流眼泪，消痰水，逐皮间水肿性结肿，除腹胀满。治霍乱呕吐腹泻不止，利腰脐间的血，益津液，暖胃助消化嗜食。治腹部胀满、腹中冷痛、胃虚下利、多年气痢，除寒热，止呕逆、反胃，利小便。主五劳七伤，补腰膝，长肌肉。治潜匿于两胁之间的积块、妇人腹内积块，除湿益气，和中补阳，消痰逐水，生津止渴，止泻痢，消足胫湿肿，除胃中热、肌热。辅佐于枳实，可消气分痞满；辅佐于黄芩，可安胎清热。服用白术的人忌吃桃、李、菘菜，雀肉、青鱼。

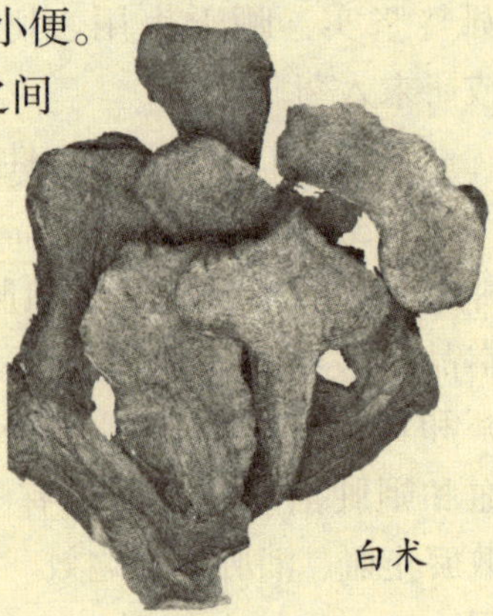

白术

苗

【主治】 苗作茶饮很香，去水，也止自汗。

沙参

【释名】 三四月生长苗茎，类似于人参但稍微要小些；根似桔梗，但空心。又名杏叶沙参、白面根。

【加工】 二月、八月挖根晒干。

【性味】 味甘，性寒，无毒。

【主治】 可解百药的毒性，杀蛊毒。治毒蛇咬，毒箭伤。利肺气，和中，耳聪目明、轻身，使人肌肤润泽，精力旺盛，不易衰老，止痛。蒸后切碎煮成羹粥吃，或者做成酸菜吃，还能压丹石发动。治咳嗽渴饮多尿，疮毒疔肿，避沙虱短狐毒。

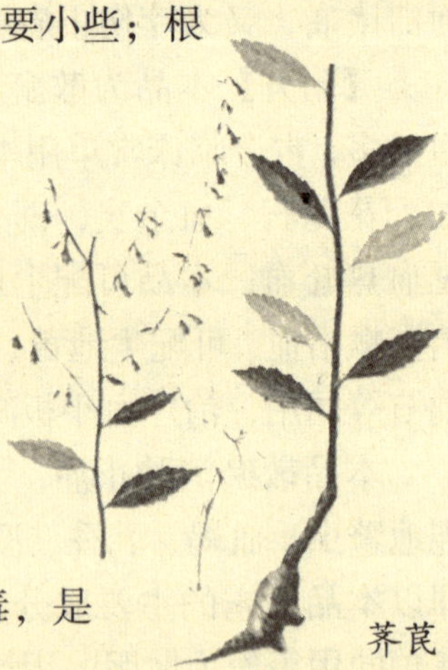

荠苨

【发明】 李时珍说：荠尼寒而利肺，甘而解毒，是药中良品，而世人却不知道使用。

秦艽

【释名】 为龙胆科多年生草本植物。其类别有秦艽、麻花秦艽、粗茎秦艽或小秦艽的根。前三种按性状不同分别习称“秦艽”和“麻花艽”，后一种习称“小秦艽”。

【加工】 春秋二季采挖，除去泥沙；秦艽及麻花艽，集积成堆，使它发热出汗，至表面呈红黄色或灰黄色时，摊开晒干，或不经“发汗”直接晒干；小秦艽趁鲜时搓去黑皮，晒干。切片生用。

秦艽（西秦艽、左秦艽）

【性味】 味苦、辛，性寒，无毒。

【主治】祛风湿、舒筋络风湿痹痛，筋脉拘挛；清虚热骨蒸潮热、小儿疳热；利湿退黄湿热黄疸。

【附方】本品祛风湿、舒筋络，对于风湿痹痛不问久新，或偏寒偏热，均可配伍应用。本品性寒，所以对湿热痹症发热、关节红肿等热象者尤为适宜，常配伍防己、丹皮、忍冬藤等；风寒湿痹，常配羌活、独活、桂枝、附子等。本品能通络舒筋，所以又适用于中风手足不遂或拘挛等。

本品善清虚热，常配伍鳖甲、青蒿、地骨皮、柴胡、知母等治疗骨蒸劳热，如秦艽鳖甲汤；配伍胡黄连，使君子、槟榔、鸡内金等治小儿疳积发热。

本品兼能利湿退黄，配伍茵陈、栀子、金钱草等治湿热黄疸。

柴胡

【释名】李时珍说：银州柴胡长一尺多，微微发白且柔软，入药非常好。就是芸蒿、山菜，辛香可食。其中似邪蒿的柴胡可以食用。

根

【性味】味苦，性平，无毒。

【主治】主治腹部胃肠结气，饮食积聚，寒热邪气，推陈致新。久服可以轻身、聪耳明目，使人肌肤润泽，精力旺盛，不易衰老，益精，除伤寒胃中烦热，各种痰热结实、胸中邪气、五脏间游气、大肠停积水胀及湿痹的拘挛。治虚劳发热、骨节烦疼热气、肩背疼痛、劳之羸瘦、下气消食，以及宣畅气血。补五劳七伤，除烦止惊益气力，消痰止嗽，润心肺，添精髓，治健忘。除虚劳，散肌热，祛早晚潮热、寒热往来、胆热。治妇人胎前产后各种热、腹部包块、胸胁痛。治阳气下陷，平肝胆热气，及头痛眩晕、目昏赤痛障翳、耳鸣耳聋、各种疟疾及痞块寒热。治妇人热入血室、月经不调、小儿痘疹余热、面黄肌瘦，以及腹部膨大。

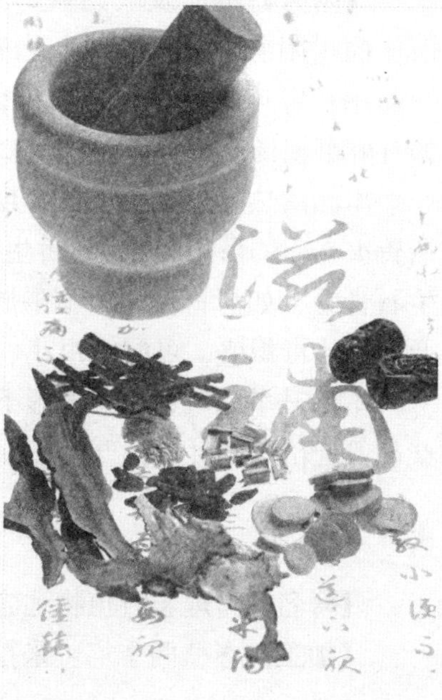

苗

【主治】突然耳聋，取苗捣汁频滴。

【附方】治伤寒余热，伤寒之后，邪入经络所致：柴胡12.5克，甘草5克，水一盏，煎服。

治小儿阴虚内热，15 岁以下，遍身如火，日渐黄瘦，盗汗咳嗽烦渴：柴胡 200 克，朱砂 150 克碾成末，雄猪胆汁拌和，饭上蒸熟，制成绿豆大的丸。每次服 1 丸，用桃仁乌梅汤送下，每日 3 次。

治虚劳发热：柴胡、人参各等份，每次服 15 克，用姜、枣水煎服。

治湿热黄疸：柴胡 50 克，甘草 12.5 克，白茅根一把，水 1 碗，煎至 2/3，随时可以服用。

治因热入肠腑引起的痢疾：柴胡、黄芩各等份，酒水各半升煎至 700 毫升。浸冷后服用。

升麻

【释名】为毛茛科植物大三叶升麻、兴安升麻或升麻的干燥根茎。又名绿升麻，炙升麻。

【加工】秋季采挖，晒干，除去须根，润透切片。生用或炙用。

【性味】味辛、甘，性寒，无毒。

【主治】发表透，疹风热头痛，麻疹透发不畅；清热解毒疮疡肿毒等多种热毒症；升举阳气脱肛、子宫下垂。

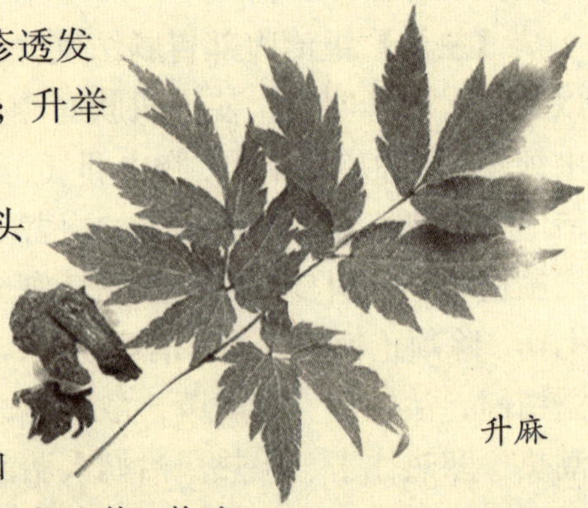
升麻

【附方】本品发表透疹，用于风热头面作痛（阳明头痛），可与白芷生石膏等同用；麻疹透发不畅，常配伍葛根，如升麻葛根汤。

本品清热解毒，用于多种热毒症，如治胃火亢盛的齿龈肿烂、口舌生疮，常配伍生地黄、黄连、生石膏等，如清胃散；治咽喉肿痛，可与玄参、桔梗等配伍；用治痈肿疮毒及斑疹热毒炽盛，可配伍银花、连翘、大青叶、赤芍等。

本品升举阳气，用于气虚下陷，脱肛、子宫下垂等症，常与党参、黄芪、柴胡等配伍，如补中益气汤。

远志

【释名】为远志科植物远志或卵叶远志的干燥根。又名远志肉和炙远志。

【加工】春秋两季均可采挖。修整后洗净晒干。生用或炙用。

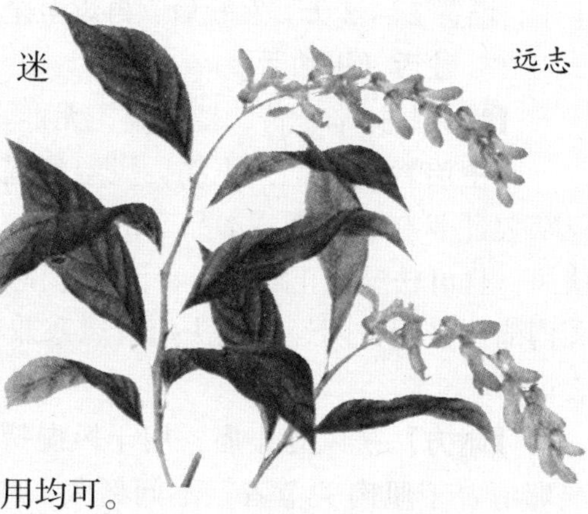

【性味】味辛，性温，无毒。

【主治】安神益智，惊悸失眠，迷惑善忘；散郁祛痰，寒痰咳嗽；消散痈肿、痈疽、肿痛。本品辛散、苦泄、温通。既能助心阳，益心气，使肾气上交于心，交心肾而安神益智，惊悸失眠、迷惑善忘，又能散郁祛痰，治寒痰阻肺的咳嗽。此外，又能消散痈肿而止痛，治痈疽肿毒，证属寒凝气滞、痰湿入络者。内服外用均可。

【附方】本品既安神益智，又祛痰开窍，治惊悸失眠，常配朱砂、龙齿、茯神、菖蒲等同用，如安神定志丸；治迷惑善忘，常配伍人参、菖蒲、茯神等同用，如不忘散。

本品散郁祛痰，治寒痰咳嗽，每与杏仁、桔梗、甘草等同用。

本品消散痈肿，用治痈疽肿毒或乳房肿痛，单用为末酒送服或外用调敷，也可以本品为末浸酒，取汁内服，取渣外敷患处。

前胡

【释名】它三四月份长苗，为青白色似邪蒿。初生时的芽是白色的，长10 ~ 13厘米，味道非常香美。又像芸蒿，七月里开白花，与葱花相似，八月份结果实。根是青紫色的，叶像野菊但细瘦些，嫩时可以食用。

【加工】二月份和八月份采根晒干，入药。

根

【性味】味苦，性寒，无毒。

【主治】主治痰满、胸胁包块，胸腹结气，头痛，祛痰下气。治伤寒热，推陈致新，耳聪目明、轻身，使人肌肤润泽，精力旺盛，不易衰老，益精。能祛实热，治一切邪 气，破腹内结块，开胃下食，通五脏。主治霍乱转筋、胸间烦闷、反胃呕逆、气喘咳嗽，安胎。治小儿疳疾、清肺热，化痰热，散风邪。

独活

【释名】独活为伞形科，是多年生草本植物重齿毛当归的根。

【加工】春初苗刚发芽或秋末茎叶枯萎时采挖，除去须根及泥沙，烘至半干，堆置2～3天。发软后，再烘至全干。切片生用。

独活（川独活）

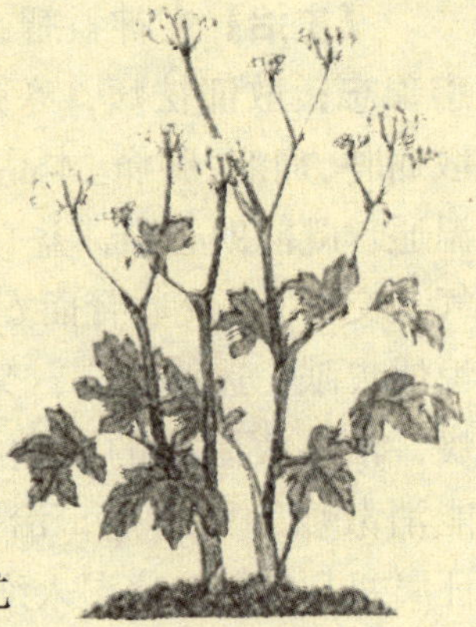

独活

【性味】味辛、苦，性微温，无毒。

【主治】祛风湿，止痛，风湿痹痛；解表，风寒表证兼有湿邪者。本品辛散苦躁，主散在里之伏风，且可祛湿而止疼痛。善治风寒湿痹，尤宜腰膝痹痛。又治少阴经伏风头痛及风寒兼有湿邪的表证。

【附方】祛风湿止痛，用于风湿痹痛，凡风寒湿邪痹着于肌肉关节者，不问新久，均可应用。尤以下部之痹证为适宜。如用于风寒湿痹膝较重者，常与桑寄生、防风、杜仲、牛膝等药同用，如独活寄生汤。

解表，用于外感风寒湿邪，恶寒发热、没有汗、头身疼痛较重者，可与荆芥、防风、羌活、川芎等药配伍同用，如荆防败毒散。

此外，本品可治少阴头痛，常与细辛、川芎同用。

胡黄连

【释名】胡黄连为多年生草本植物胡黄连的根茎。

【加工】秋季采挖，除去泥土，晒干，切片。生用。

【性味】味苦，性寒，无毒。

【主治】退虚热，退阴虚发热；除虚热，除小儿疳热；清湿热泻痢，痔疮肿痛。本品苦寒沉降，偏于走下，功能退热除蒸消疳，清热解毒，治阴虚骨蒸发热，小儿疳积发热，以及湿热火毒诸证，尤其善治中下二焦湿热之泻痢、痔疮肿痛。

【附方】本品善清虚热，用于阴虚骨蒸，潮热自汗之症，常与银柴胡、地骨皮、知母等配伍，如清骨散。

本品能清热消疳，用于小儿疳积，消化不良，腹胀体瘦、下痢、发热等症，常与党参、白术、使君子、山楂等同用，如肥儿丸。

本品有类似黄连的除湿热、解毒功效，用于湿热泻痢，可单用，亦可配伍黄芩、黄柏、赤芍等；用于痔疮肿痛，内服外用均可，如《张氏医通》以之同刺猬皮、麝香为丸内服，《孙氏集效方》以之同鹅胆汁调涂。

长松

【释名】人们多以长松、甘草、山药混合煎汤，疗效甚佳。类似人参，生长在古松下，根的颜色如荠尼，长 10 ~ 16.5 厘米。

根

【性味】味甘，性温，无毒。

【主治】主要治疗风血冷气宿疾，温中去风。

【附方】主治麻风恶疾，眉发脱落，百骸腐溃：每次用 50 克，加入甘草少许用水煎服，十日即愈，又解诸虫毒，补益长寿。

长松酒：治一切风病，这是庐山休子所传的。长松 75 克，熟地黄 40 克，生地黄、黄芪蜜药煨、人参、枳壳各 20 克，苍术用淘米水浸泡 10 克，木香、川椒、胡桃肉各 10 克，小红枣肉 8 个，老陈米一撮，120 根 16.5 厘米长的灯芯。一料分成 10 剂，用绢袋装好，泡酒 5 千克饮用。

地榆

【释名】平原到处都有生长。老根在三月里长苗，独茎直上，高 1.0 ~ 1.3 米。三月叶子对分长出，似榆叶但稍狭窄、细长一些，像锯齿状，颜色为青色。七月开花，紫黑色。根外黑里红，可用来酿酒。它的叶可以泡茶，味很美。

根

【性味】味苦，性寒，无毒。

【主治】主治妇人乳产，带下五漏；止痛，止汗，除恶肉，疗金疮，止脓血；治诸瘘恶疮热疮，补绝伤，产后内塞，可做金疮膏；消酒，除渴；使人耳聪目明、轻身，使人肌肤润泽，精力旺盛，不易衰老；对止冷热痢、疳积有良效。可止吐血、鼻出血；治肠风、月经不止、非经期阴内大量出血，以及产前后各种血疾水泻。治胆虚气怯。地榆汁酿的酒，可治风痹，补脑。地榆捣成汁，可涂虎犬蛇虫咬伤。

【附方】治男女吐血及妇人非经期阴内出血：用地榆 150 克，米醋 1 升，煮开十余次，去滓，饭前服 100 毫升。

治血痢不止：地榆晒干研细，每次 10 克，掺在羊血上炙熟吃，以捻头煎汤送下。

治毒蛇伤人：新鲜地榆根捣汁饮，兼泡患处。

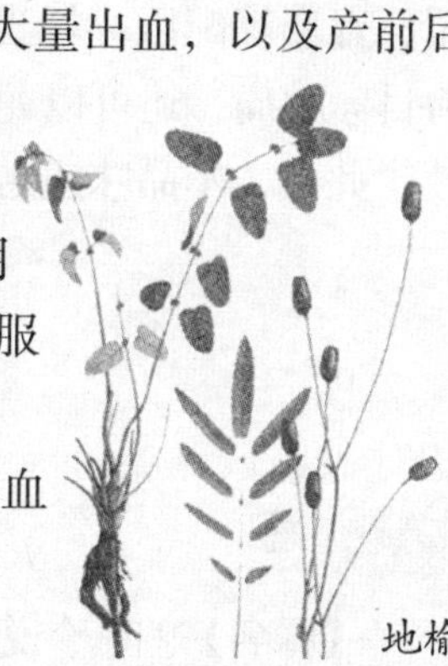

地榆

治胃肠风热：地榆 15 克，苍术等份，用水煎服。

治下痢赤白相兼骨瘦如柴：地榆 500 克，水 3 升，煮至 1500 毫升，去滓，再煎直至如稠汤，每日服 300 毫升。

龙胆

【释名】龙胆为龙胆科多年生草本植物龙胆和三花龙胆或东北龙胆的根。我国南北各地均有分布，以东北各省产量大，质量佳，习称“关龙胆”。

【加工】秋季采挖。晒干，切段。生用。

龙胆草

【性味】味苦，性寒，无毒。

【主治】清热燥湿，湿热黄疸，白带淋浊，阴肿阴痒，湿疹；泻肝火热盛生风，肝热胁痛；肝火上炎。本品苦寒沉降，清热燥湿而以清肝胆及下焦湿热见长，又以清泻肝经实火为显著。可用治湿热黄疸、湿疹疮毒，以及淋浊白带、阴肿阴痒之下焦湿热症；又用治目赤头晕、耳聋耳肿、胁痛口苦等肝火上炎症；以及惊痫抽搐之热盛引动肝风症。

【附方】本品清热燥湿，用于肝经湿热之黄疸，常配以茵陈、山栀；用于湿热下注所致白带黄稠、小便淋浊、阴肿阴痒、湿疹疮毒等症，多与苦参、黄柏、车前子等配伍，也可配以山栀、木通、车前子、黄芩等，如龙胆泻肝汤。

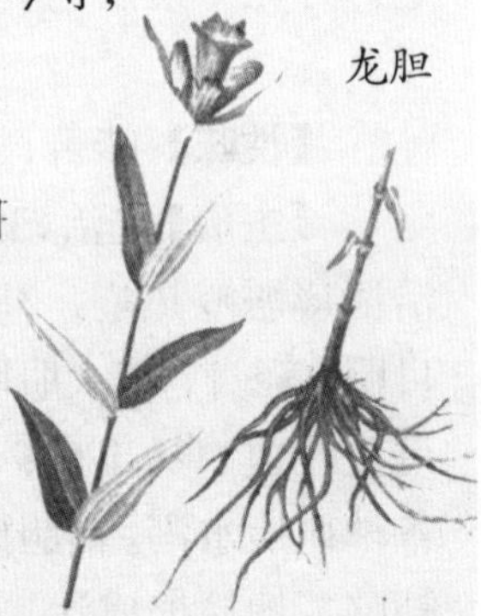
龙胆

本品泻肝火疗效颇著，用于肝热盛生风、高热不退、厥抽搐，可与钩藤、黄连、牛黄、青黛等配伍，共奏清风之效，如凉惊丸；用于肝热盛之胁痛口苦，或肝火上炎所致头痛目赤、耳聋耳肿等症，多与芦荟、大黄、山栀、青黛等配伍，如当归龙荟丸，也可用龙胆泻肝汤。治目赤肿痛，还可以龙胆汁合黄连浸汁滴眼。

此外，本品味道苦，少量服用尚有健胃作用。

二、隰草类

菊

【释名】李时珍说：菊的种类，共有 100 多种，宿根自己生长，茎、叶、花、色各不相同。它的茎有株蔓、紫赤、青绿之殊；叶有大小、厚薄、尖秃之异，花有千叶单叶、有蕊无蕊、有籽无籽、黄白红紫、杂色深浅、大小之别；味有甘、苦、辛之辨。还有夏菊、秋菊、冬菊之分。

花、叶、根、茎、实

【性味】味甘，性平，无毒。

【主治】主治各种风症及头眩肿痛，流泪，死肌，恶风及风湿性关节炎。长期服用利血气，轻身、延年益寿。治腰痛，除胸中烦热，安肠胃，利五脉，调四肢。还可治头目风热、晕眩倒地、脑颅疼痛、全身水肿，用菊作枕头可耳聪目明、轻身，使人肌肤润泽，精力旺盛，不易衰老。生熟都可食。能养目血去翳膜，主要用于肝气不足。

白菊

【性味】味苦、辛，性平，无毒。

【主治】主治风眩，能使头发不白。可用来染胡须和头发。同巨胜、茯苓制成蜜丸服用，可去风眩，延年，益面色。

【发明】范致能在《谱序》中称只有甘菊可食用，也可入药。其余黄菊白菊都味道苦，虽不能吃，却可做药用。治头痛，白菊尤其好。

【附方】服食菊花：《玉函方》载王子乔养颜延寿方：用甘菊，在三月的前5天采它的苗，叫玉英；六月的前5天采它的叶，叫容成；九月的前5天采它的花，叫金精；十二月的前5天采它的根茎，叫长生。将上述四物一起阴干100天后，各取等份，捣杵千次后成末，每次用酒送服5克。或者将末炼熟后做成梧桐子大的蜜丸，用酒送服7丸，每日3次。服百日后会身轻而润，服1年，白发变黑。服2年，齿落更生。服5年，80岁的可返老还童。

服食白菊：《太清灵宝方》引，九月九日采菊花1000克，茯苓500克，一同捣碎后筛出末。每次服10克，温酒调下，一日3次；或者用炼过的松脂，和末做成鸡蛋大的丸，每次服1丸。久服令人延年益寿。

菊

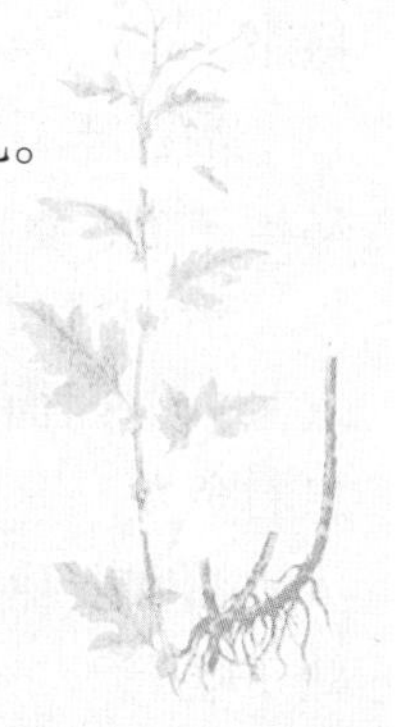

治痘疮入目生翳：用白菊花、谷精草、绿豆皮各等份捣成末，每次取5克，用干柿饼1个，淘粟米水一盏一起煮，待水煮干时吃柿饼，每日3个。少则五七日，多则半个月见效。

治饮酒过量，大醉不醒：将九月九日采的真菊研末，饮服。

治妇女阴肿：用甘菊苗捣烂熬汤，先熏后洗。

治疗肿恶疮垂死之症：用菊花一把，捣汁1升，入口中即活。这是神验方。冬月采根用。

治膝关节肿大疼痛：用菊花、陈艾做护膝，长期使用则自愈。

治风热头痛：用菊花、石膏、川芎各15克为末，每次服7.5克，用茶调下。

艾

【释名】李月池说：产于山阴，采以端午。治疗久病，功非小补。艾生长在田野间，到处都有，但以覆盖在道上及向阳的为最好。初春遍地生苗，茎似蒿，叶背呈白色，以苗短的为良。

叶

【性味】味苦，性浊，无毒。

【主治】主要用于灸百病。也可煎服。主吐血腹泻，阴部生疮，妇女阴道出血，利阴气，生肌肉，辟风寒，使人有生育能力。煎时不要见风。

【发明】孟诜说，春季采嫩艾做菜食，或者和面粉做成弹子大小的馄饨，每次吞三五枚，然后再吃饭，治一切恶气。长期服用可以治愈寒痢。又可将嫩艾做成干饼，用生姜煎服，止泻痢及产后泻血，非常有效。

实

【性味】味苦、辛，性暖，无毒。

【主治】可使人耳聪目明、轻身，肌肤润泽，精力旺盛，不易衰老；疗一切鬼气，助肾强腰膝，暖子宫。

【附方】治风虫牙痛：化蜡少许，摊在纸上，铺开艾叶，用筷子将艾叶卷成筒，烧烟，左右熏鼻吸烟满口，哈气，可消肿。

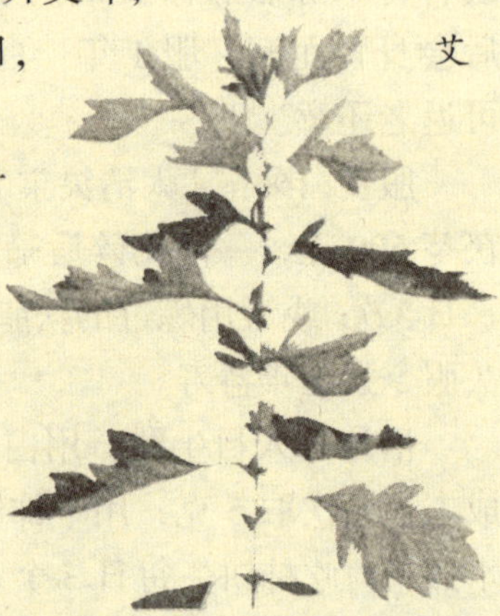

艾

治鼻血不止：用艾灰吹入鼻中，也可将艾叶煎服。

治盗汗不止：用熟艾10克，白茯神15克，乌梅3个，水1盅，煎八分，临睡前温服。

治中风口：用16.7厘米长的苇筒，一头放入耳内，四面密封，外用艾灸。患左灸右，患右灸左。

治咽喉肿瘤：用青艾和茎叶一小把，用醋捣烂，敷于喉上。

白蒿

【释名】苏颂说：古人常把白蒿做成酸菜来吃。就是蘩，即白蒿，到处都有。叶颇像细艾，上面错落生长有白毛，比青蒿粗。从初生到八九月份，都比其他蒿要白。

苗 根

【主治】味甘，性平，无毒。

【性味】主治五脏邪气、风寒湿痹，补中益气，生发乌发，疗心虚。少食常饥，久服轻身，令人耳聪目明，不衰老。

【附方】将生白蒿用醋揉搓淹浸做成酸菜吃，很益人。捣汁服，可以消除黄疸和胸痛。晒干后碾成末，空腹用米汤送服一匙，治六七月份的突发性水痢。烧成灰淋汁煎，治淋沥病，利膈开胃，解河豚鱼的毒性。又治遍体恶疮癞疾，将十束白蒿煮取汁，加以米曲和米，像酿酒的方法，等到熟了以后便可服用。

籽

【主治】主治鬼气，捣为末，用酒服。

甘蕉

【释名】苏颂说：百闽广的最为甘美可口。又名芭蕉。芭蕉，是草类。每株有一围多大。叶宽有60多厘米。它的茎部虚软如芋，它的根像芋头，青色，果子各有一个花房，果实随着花生长，每朵花都各自完整地闭合着，花中有六个果子，先后有序，但果子并非都能成熟，花自然也不是全都凋落。

【性味】味甘，性寒，无毒。

【主治】生吃止咳润肺，止金疮溃烂流脓，有解酒精中毒的作用。晒干的甘蕉，可解热闷口渴，治小孩咳嗽、发热、舌红、便秘等症，压丹石毒。蒸熟晒裂，舂出果仁吃，可通血脉，长骨髓。甘蕉性

芭蕉叶

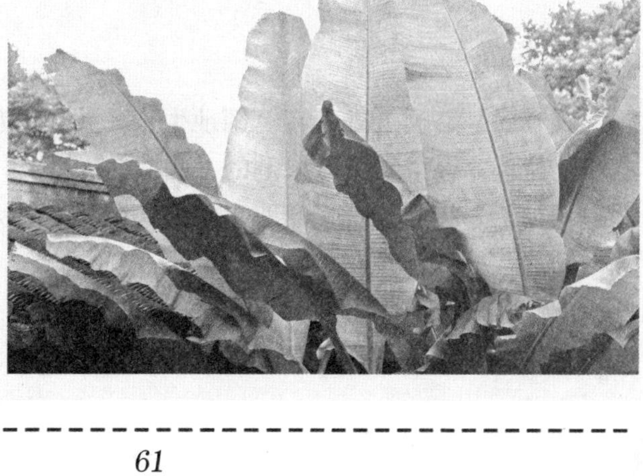

冷不利人，常吃会动冷气。

根

【性味】味甘，性寒，无毒。

【主治】主治痈肿结热。捣烂后敷在溃烂处，可清热解毒。把根捣烂后服汁，主治产后出血、下腹胀闷。另外，治黄疸以及天行热狂，消渴烦闷，患痈疽热毒并金石发动，燥热口干，都把根绞烂服汁。又治游风头痛。

蕉油

【加工】蕉油用竹筒插入芭蕉皮中，取出，用瓶子盛装。

【性味】味甘，性冷，无毒。

【主治】主治头中风热，解烦渴，以及烧伤。

【附方】用蕉油梳头，使女人头发不落，又长又黑。癫痫病发作时，流口涎，眩晕心闷要昏倒的，饮蕉油后可止吐，效果非常好。

叶

【主治】主治疮肿热毒初发，研成粉末和生姜汁涂在疮肿处。

花

【主治】主治胸闷心痛，则烧存性研成末，用盐汤小口服10克。

【附方】治脊背毒疮：芭蕉根捣烂涂在患处，能愈合疮口。

治小儿惊风：用芭蕉汁、薄荷汁煎熬混匀，涂在头顶，但要留囟门不涂；涂在四肢，但须留手心足心不涂。十分有效。

治消渴饮水：用芭蕉根捣成汁，时常饮100～200毫升。

治伤寒发狂：用芭蕉根捣成汁饮服。

治小便血淋涩痛：芭蕉根、墨旱莲根各等份，加水煎熬，口服，每天2次。

治产后宫内血胀：捣烂芭蕉根，绞汁，温服200～300毫升。

治疮口不合：用芭蕉根取汁，抹在患处。

紫菀

【释名】路边处处都有。铺地生长，花呈紫色，根有白毛。又名夜牵牛，也叫返魂草。根很柔细有白毛的，叫白菀。

【加工】将它连根带叶取来浸泡在醋里，加入少许盐收藏做菜，味辛香，号称仙菜。盐不宜多，否则会腐烂。

根

【性味】味苦，性温，无毒。

【主治】主治咳嗽气喘，胸中寒热结气。能祛腹内寄生虫及双足萎弱无力，安五脏。疗咳嗽吐脓血，止哮喘、心悸、五劳体虚，补中气不足、小儿惊痫。还可治高热休克，补虚顺气，劳气虚热，各种邪恶怪气。能调中消痰止渴，润肌肤，填骨髓，益肺气，主治右胁下包块。

迎春花

【释名】正月初开小花，形状像瑞香花，黄色，不结果实，叶子可食用。丛生，高的可长到 67 ~ 100 厘米，茎呈方形，叶厚。叶像初生的小椒叶但没有齿，叶色面青背淡。节节生小枝，每枝长三片叶。

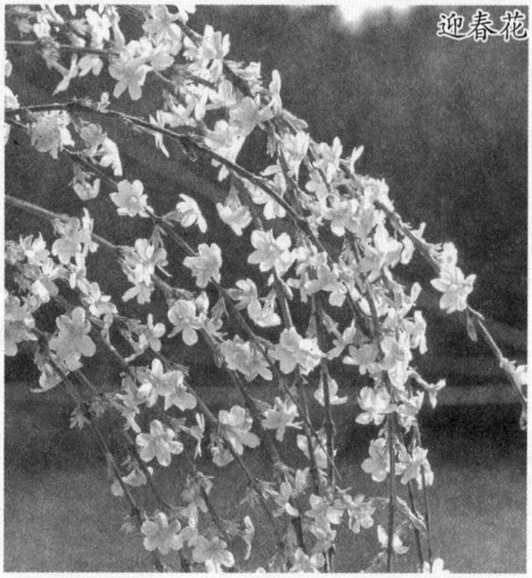
迎春花

叶

【性味】味苦，性平，无毒。

【附方】

如患有肿毒恶疮，取它的叶阴干，研末，酒服 10 ~ 15 克，服后出汗即愈。

海根

【释名】茎呈赤色，叶像马蓼，根像菝葜，略小些。海根生长在会稽的海畔、山谷。

根

【性味】味苦，性温，无毒。

【主治】主治霍乱中恶心腹痛，水肿及咽喉肿痛，蛊毒痈疽恶肿，赤白游疹。蛇咬及狂犬毒，用酒和水磨海根服，并涂抹患处。

木贼

【释名】为木贼科多年生常绿草本隐花植物木贼的全草。又名木贼草。

【加工】夏季采收。除去须根，晒干或阴干，切段用。

【性味】味甘、苦，性平。

【主治】疏散风热，可使人耳聪目明、轻身、人肌肤润泽、精力旺盛、不易衰老，退翳风热目赤、翳障，止血便血、痔疮出血。

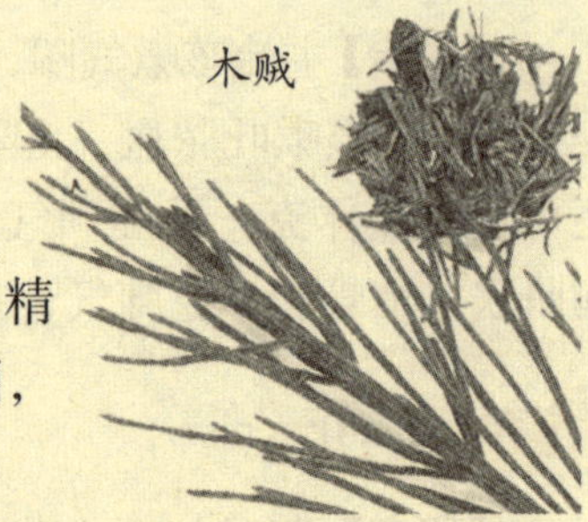

【附方】每次取30克，煮水，代茶饮。本品善疏散肺与肝胆经之风热。但较少用于一般风热表证，主要用于肝胆风热引起的目赤多泪，翳膜遮睛，有耳聪目明、轻身，使人肌肤润泽，精力旺盛，不易衰老，退翳的功效。兼有止血作用，可治便血、痔疮出血等。

苍耳

【释名】叶子青白色像胡荽，茎枝柔软蔓延生长，可煮来吃，滑溜味淡。在四月中旬长籽，形状像妇人戴的耳环。在八九月份结果实，比桑椹短小且多刺。苍耳现在到处都有。

【加工】嫩苗可以炊熟食用，用水浸淘拌来吃，可以充饥。它的籽炒去皮，研成面，可做成饼吃，也可熬油点灯。

茎叶

【性味】味苦、辛，性寒，有小毒。

【主治】主治中风伤寒头痛，麻风癫痫，头痛湿痹，毒在骨髓，腰膝风毒。六七月份采来晒干研末，用水送服一二勺，十一二月用酒送服。或者做成丸子，每次服二三十丸，每日服3次。服满100天，症状如疥疮，先发痒，流脓汁，有的皮肤会斑驳错起，死皮脱完后则肌如凝脂。使人减少睡意，除各种毒螫，杀寄生虫毒。久服可耳聪目明，轻身强志。把叶子揉搓后放在舌下，可出涎、去目黄、促进睡眠。烧灰，和腊月猪脂敷贴在疔肿处，可出脓头。煮酒服用，主治狂犬咬毒。

实

【性味】味甘，性温，有小毒。

【主治】主治风寒头痛，风湿麻痹，四肢拘挛痛，恶肉死肌疼痛。久服益气。治肝热，可使人耳聪目明、轻身、肌肤润泽、精力旺盛、不易衰老，治一切风气，填髓，暖脚，治瘰疬疥疮。炒香浸酒服。去风补益。

【附方】治毒蛇、沙虱、射工等所伤，口不能言，眼发黑，手足强直，毒攻人腹内，片刻即死：用苍耳嫩苗一把，取汁和酒温灌入，并将滓厚厚地敷贴在伤处。

治水肿小便不利：苍耳籽灰、葶苈末各等份，每日用水服10克。

治脑漏，流出臭涕，名叫鼻渊：苍耳籽炒研为末，每日用开水送服10克。

万应膏：治一切背上毒疮，无名恶疔，臁疮杖疮，牙疼喉痹。在五月五日采苍耳根、叶数担，洗净晒干，细切，用五口大锅，加水煮烂，用筛滤去滓，用丝布再滤1次。然后倒入干净锅里，用武火煎滚，文火熬稠搅成膏，用新罐贮封，常常敷贴即愈。牙疼敷牙上，喉痹敷在舌上或噙化，二三次即有效。每日用酒服一匙，非常有效。

治麻风疠疾：用嫩苍耳、荷叶等份，研成末，每次服10克，温酒送下。又方：将苍耳叶研为末，用大枫子油和成梧桐子大的丸，每次服三四十丸，以茶水下，每日服两次。又方：五月五日，或六月六日，在五更带露时采苍耳草，捣取汁，熬作锭子。取鳢鱼一尾（即黑鱼），须250克重者，剖开不去肠，入药一锭，用线缝好，以酒两碗，慢火煮熟后吃，不过三五条鱼就痊愈了。忌盐、酱100天。

治一切麻风风毒，杀三虫：五月五日午时，割取附着地面的苍耳叶，洗净晒干后捣烂筛滤，顿服，用酒下，白天两次晚上服3次（若恶心，制成梧桐子大的蜜丸，服50丸），病轻的人每日服两次。若机体颤栗，或出麻豆，这是风毒被挤出来的缘故，可用针刺破，除去黄汁便好。七夕重九的时候，都可采用。

治一切风症：苍耳嫩叶100千克，切碎，和麦蘖5000克作块，在蒿艾中放20天成曲。取米10千克，煮做饭，加入3升曲酿酒。封14天，成熟，每次空腹暖服，疗效非常好。封此酒，可用两层布，勿太严密，太严密就会溢出来，忌食猪肉。

治女人血虚，风邪攻脑，头旋闷绝，忽然倒地，不省人事：用苍耳草的嫩心，阴干研为末，以酒送服5克，它的功效迅速。也治男子各种眩晕。

治一切严重疔疮恶疮：用苍耳草根、叶，捣烂和小儿尿绞汁，冷服1升，每日服3次，除疮根非常灵验。又方，用苍耳根、苗烧灰，和醋淀涂搽，干后再涂，不超出10次，即拔出疮根。又方，用苍耳根150克，乌梅肉5个，连须葱三根，酒二盅，煎至一盅，热服取汗。

治花蜘蛛咬人，与毒蛇无异：用苍耳草捣汁一盏服下，并用滓敷咬伤处。

治鼻出血：苍耳茎叫捣汁一小盏服。

治误吞铜钱：苍耳头一把，水1升，浸入水中十余次，饮水即愈。

治痔疾下血：五月五日采苍耳的茎和叶制成末，水送服，很有效。瘟疫盛行时，全家都用冷水

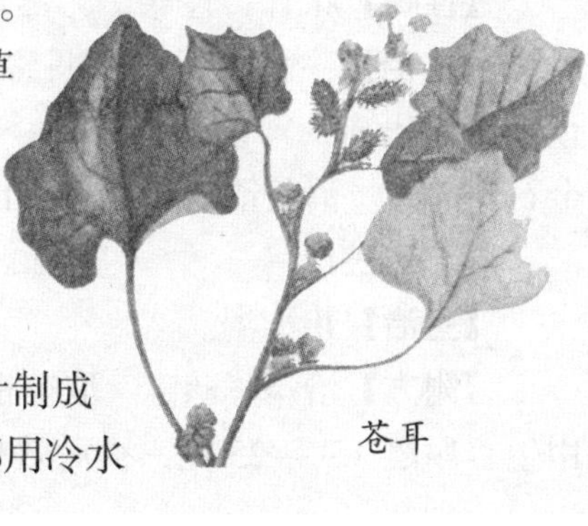

苍耳

送服10克，能辟邪恶，不沾染病。

治翻花恶疮，有肉如饭粒，破后出血，随生反出：用苍耳叶捣汁服300毫升，并涂患处，每日两次以上。

治下痢脓血：苍耳草不拘多少，洗净，用水煮烂，去渣加入蜂蜜，用武火熬成膏，每次服一二匙。白开水送服。

治产后痢疾：苍耳叶捣烂绞汁，温服半盏，每日服三四次，效果甚佳。

治突然中水毒，初觉头目痛，恶寒骨节强急，白天症状轻晚上加剧，手足逆冷，三日则虫蚀下部，六七日脓溃，蚀至五脏，就会致命：捣苍耳草根叶，绞汁，服一二升，并用绵浸上苍耳汁涂搽下部。

治牙齿痛肿：苍耳籽5000克，水10升，煮取5升，趁热含在嘴里，冷后便吐出，吐后又含，不过一剂即愈。茎叶也可。或者加少许盐。

金盏草

【释名】 苏颂说：金盏草，生长在常州。又名长春花。金盏草夏季结果实在萼内，宛如虫多枚盘屈着的形状，因此苏颂说它化成虫，但并不是真正的虫。

【性味】 味酸，性寒，无毒。

【主治】 主治肠痔下血久不止。

苎麻

【释名】 李时珍说："苎麻可与米饭做糕饼食，味道非常甘美。"苗高2.3 ~ 2.6米，叶如楮叶但没有分叉，叶面青背白，有短毛。

【加工】 都可用来刮洗后煮食救荒，或和米粉做糕饼食，味道非常甘美。

根

【性味】 味甘，性寒，无毒。

【主治】 主治安胎、敷丹毒热。治胸膈发热，胎漏止产后大出血，产前产后心烦，邪热，大渴，大狂，服金石药的人。治暗箭毒、蛇虫咬伤。

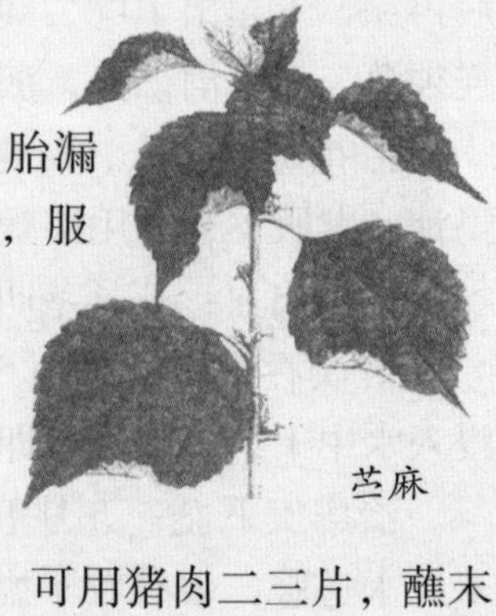
苎麻

沤苎汁

【主治】 止消渴。

【附方】 治痰哮咳嗽：取苎根煅烧存性研为末，用生豆腐蘸15 ~ 25克，食后效果甚佳。如未痊愈，可用猪肉二三片，蘸末后食用，效果更好。

治小便不通：用麻根、蛤粉25克为末，每次服10克，空腹用新鲜水送下。

治脱肛不收：苎根捣烂煎汤，倒入盆中坐浴，效果良好。

治产后腹痛：将苎麻放在腹上，即止。

牛膝

【释名】秋季收种子，到三四月份便种植，嫩苗可做蔬菜。又名山苋菜，也叫以节菜。

茎、叶

【性味】味苦、酸，性平，无毒。

【主治】主治由寒湿引起的四肢无力、麻木，老年人阵发性寒战、高热、小便涩痛及各种疮、四肢痉挛、膝痛不能屈伸。可逐血气，疗伤热火烂，堕胎。长期服用轻身耐老。疗伤中气虚、男子阳痿早泄、老年人小便失禁。能补中气不足，益精而利阴气，实骨髓，止头发变白，除头痛和腰脊痛，妇女月经不调。可补肾，助十二经脉，逐恶血；治腰膝无力，破腹部结块，排脓止痛。产后心腹痛及流血不止，落死胎。还可强筋，补肝脏气血不足。将牛膝的茎、叶同茯蓉泡酒服，益肾。治久疟、恶寒发热、五淋、尿血、阴茎痛，腹泻，咽喉肿痛及舌生疮、牙齿肿痛，恶疮折伤。非常虚弱的患者，加量使用。

【附方】治胞衣不出：用牛膝400克，葵子180克，水9升，煎至3升，分3次服用。

治消渴不止，下元虚损：牛膝250克研为末，用生地黄汁5升浸泡，日晒夜浸，以汁干为度，制成梧桐子大的蜜丸，每次空腹温酒送下30丸。

治女人阴部肿痛：牛膝250克，酒3升，煮取1.5升，去掉滓后分3次服。

堕胎：用牛膝1把捣碎，以无灰酒一盏煎至七分，空腹服。然后将独根土牛膝涂麝香，插入玉户。

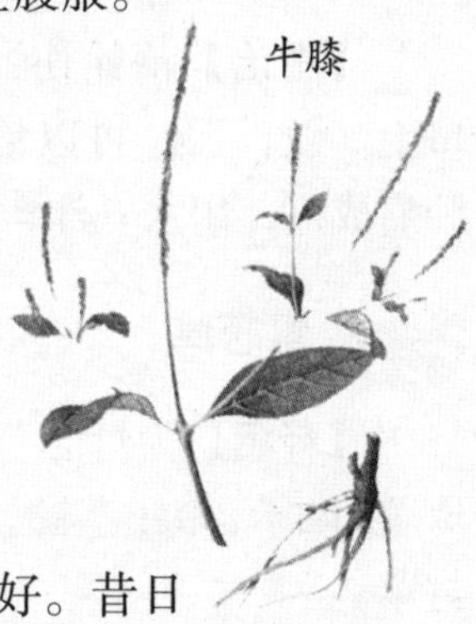

牛膝

治扁桃体炎：新鲜牛膝根1把，艾叶7片，和人乳一起捣后取汁，灌入鼻内，一会儿痰涎从口鼻中流出，病即愈。没有艾叶也可以。另一方法是将牛膝捣汁，和陈醋灌入喉内。

治折伤及闪挫伤：将牛膝捣碎，敷盖在患处。也可治无名恶疮。

治小便带血：用牛膝根煎浓汁，每天饮5次就能好。昔日叶朝议的亲人患了此症，流小便在盆内，竟凝结如冻胶，有的变成老鼠形状，只是无足而已，医了很久不见效果。一个乡村医生告诉了这个药方，服了虽然没有马上就好，但小便中的血色已渐渐变淡，过了很久就痊愈了。10 年之后，病又发作，仍按此方服下，又痊愈了。

治妇人腹中血块作疼：牛膝焙后捣成末，用酒煎后温服，效果极好。福州人治此病只用此方。

菟葵

【释名】 苗如石龙芮，叶有光泽，花呈白色而像梅花，它的茎为紫黑色，煮来吃很爽口。生长在低凹的沼泽和田间。又名天葵。

苗

【性味】 味甘，性寒，无毒。

【主治】 主治尿中带石的各种淋症，止虎蛇毒。患各种疮，可捣汁饮用。涂在疮上，能解毒止痛。

【发明】 李时珍说：据郑樵《通志》载，菟葵，就是天葵，生长在崖石之间，凡炼凡石的人，得到它后才能使丹石发挥出神效。

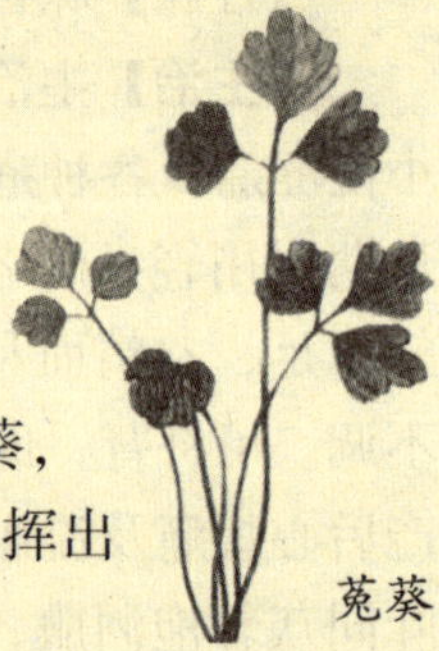

菟葵

水蓼

【释名】 生长在低凹潮湿处和水边，叶子像马蓼，比家种的蓼大，茎呈赤色，用水洗净就可食，味道比蓼子好。

【加工】 如今取它的叶来酿酒，用水浸汁，和入面做酒曲，也就是取它的辛味。

茎、叶

【主治】 治蛇伤，把水蓼的茎、叶捣后敷在伤口上。绞汁服，可以治愈蛇毒入腹引起胸闷。治脚气肿痛成疮，用水煮汁，捋患处，效果非常好。

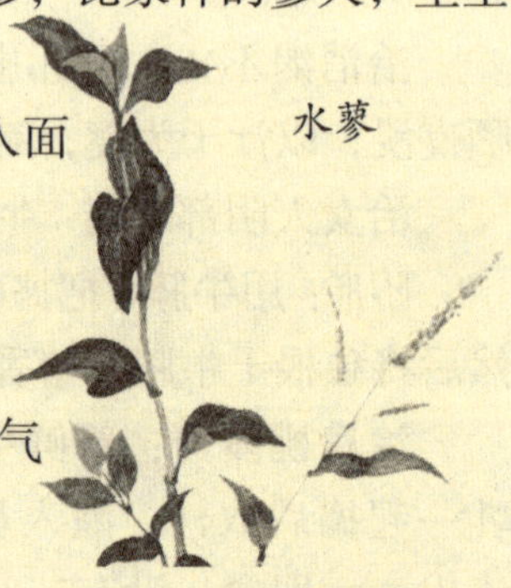

水蓼

灯芯草

【释名】 为灯芯草科多年生草本植物灯芯草的干燥茎髓。夏末至秋季割取茎，晒干，取出茎髓，理直，扎成小把。生用，朱砂拌用或煅炭用。又名灯芯、灯草。

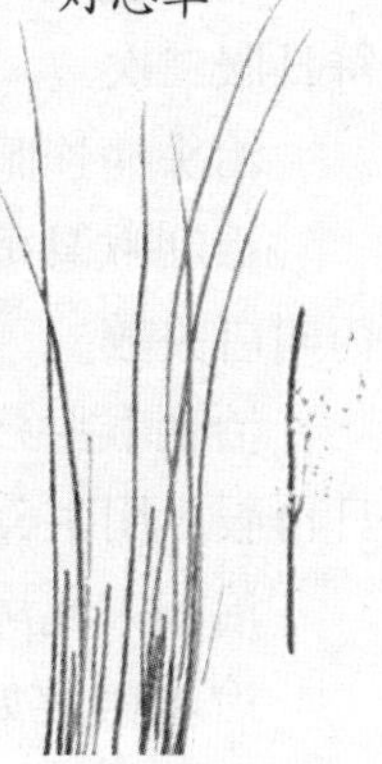
灯芯草

【性味】味甘、淡，性寒。归心、肺、小肠经。

【主治】利水通淋——小便淋沥涩痛；清心除烦，心热烦躁、小儿夜啼。本品淡可渗利，寒以清热，所以有清热利水通淋、清心除烦的功能。适用于热症之小便淋沥涩痛、心热烦躁及小儿夜啼等症。

【附方】本品利水通淋，药力单薄，用于热症小便不利、淋漓涩痛，常配伍栀子、滑石、甘草梢等同用。

本品清心除烦，用于心经有热的烦躁、小儿心热夜啼等症，可与淡竹叶配伍，开水泡代茶喝，也可配伍车前草煎汤服。

恶实

【释名】三月长苗，长出来的茎高的有 100 ~ 130 厘米。四月成丛状开花，淡紫色，结的果实像枫球但要小些，花萼上的细刺百十根攒聚在一起，一个有几十颗籽。它的根，粗的有手臂大，长的近 33 厘米，为浅青灰色。在七月采籽，十月采根。现在很少有人食用。也叫大力子。

根、茎

【性味】味苦，性寒，无毒。

【主治】主治伤寒热出汗，中风面肿，口渴，尿多。久服会轻身耐老。治齿痛劳疟，各种风症引起的双脚无力，慢性湿疹，咳嗽伤肺，肺脓疡和腹内积块，冷气积血。浸酒后服用可以去风和恶疮。和着叶子捣碎，敷贴在杖疮、金疮上，永不畏风。又治面目烦闷，四肢不健；通十二经脉，洗五脏恶气，可常做菜吃，令人身体轻灵。把根切细，拌上豆、面粉煮饭吃，可消胀壅。把茎叶煮汤，洗浴身体，可消除皮肤瘙痒。还可加入盐花生捣烂，消除一切肿毒。把根做成果脯食用效果非常好。茎叶适宜煮汁酿酒服。

籽

【主治】耳聪目明、轻身，使人肌肤润泽，精力旺盛，不易衰老，补中，除风伤、风毒肿、各种瘘管。研末浸酒服，每日服二三盏，除各种风症，去丹石毒，利腰部。在吃饭前揉捏 3 枚恶实籽吞服，可散各种结节筋骨烦热毒。吞 1 枚，出痈疽根。炒研煎饮，通利小便，润肺散气，利咽膈，去皮肤过敏，通十二经，消斑疹毒。

【附方】治风邪侵袭引起的全身水肿皮肤欲裂：鼠粘子 100 克，炒研为末，每次温水送服 10 克，每日 3 次。

治痰盛气闭头痛欲裂：牛蒡子炒后和等份的旋覆花研为末，茶清下5克，每日服二次。

治头痛连睛：鼠粘子、石膏等份研末，清茶调下。

治咽喉悬痈症：鼠粘子炒过，甘草生用，二味药等份，水煎含咽，这种药叫启关散。

治咽喉肿痛：牛蒡子4克，马蔺子3克制成末，每次空腹用温水服，隔日再服。用牛蒡子150克，盐100克，研匀炒热，频繁包熨咽喉部。

治妇人乳房硬块：鼠粘子10克，麝香少许，温酒慢慢吞下。

治水蛊腹如瓮大：鼠粘子50克，微妙研末制成梧桐子大的面糊丸，每次用米汤送下10丸。

治积年恶疮，反花疮，肛漏不逾：牛蒡根捣烂，和腊月猪油，每日封患处。

治月经不通，胀痛欲死：牛蒡根蒸3遍，浸酒饮服。

木莲

【释名】叶片厚实坚硬，不开花就结果。果实如杯子般大，形状有一点像莲蓬但稍长些，正如没有花果的果实。六七月份果实里空而红。八月后里面就结满了细小的籽，大如稗子，每一颗籽都有一根须。

木莲

【性味】味甘，性平，无毒。

【主治】主治壮阳，固精消肿，散毒排脓，催乳。治久痢，肠痔，心痛，治背上恶疮，把干叶研末服用，下利即愈。另外，还主风血，暖腰脚。

【附方】主治血淋痛涩，可用藤叶一把，炙甘草500毫克，每天煎服。

汁

【主治】主治风疡疥癣，用汁涂患处。

【附方】治疝如斗：木馒头烧研为末，用酒送服10克。

治脱肛：木馒头连皮、籽切炒，茯苓、猪苓各等份研末，每次10克，用米汤送下。也治梦中遗精，名锁阳丹。

治乳汁不通：木馒头2个，猪前蹄1个，煮烂食用，并将汤喝完，一日即通。没有生子的妇人吃了，也会有乳汁。

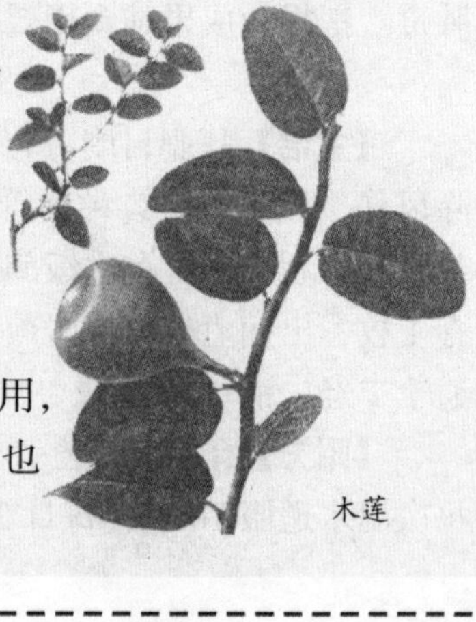
木莲

益母草

【释名】 茎呈方形如黄麻茎，它的叶如艾叶但背面是青色的。一梗有三叶，叶有尖细的分叉。一节长3.3厘米左右，节节生穗，丛簇抱茎。四五月间穗内开小花，红紫色，也有淡白色的。每片萼内有细籽4粒，粒的大小如茼蒿籽，有3个棱，褐色。

茎叶

【性味】 味苦、甘，性寒，无毒。

【主治】 主治荨麻疹，可做汤洗浴。捣汁服用，主治水肿下水。消恶毒疔肿、乳痈及丹毒等，都可用益母草茎叶涂拭。另外，服汁可下死胎，治产后血胀闷。将汁滴入耳内，主治耳聋。捣碎可敷蛇虫毒。用来作驻颜的药，可令人容颜光泽，除粉刺。活血破血，调经解毒。治流产及难产，胎盘不下，产后大出血、血分湿热、复感风邪，血痛，非经期大出血或出血不断，尿血、泄血，泻血痢疾痔疮，跌打后内伤及瘀血，大小便不通。

籽

【性味】 味甘，性温，无毒。

【主治】 可使人聪耳明目、轻身，肌肤润泽，精力旺盛，不易衰老，益精，除水肿。治血逆高热、头痛心烦，产后血胀。舂内仁生食，补中益气，通血脉，增精髓，止渴润肺。治风解热，顺气活血，养肝益心，安魂定魄，调妇女经脉，治非经期大出血或出血不断、产后胎前各种病。长期服用令妇女有孕。

【附方】 治粉刺黑斑《闺阁事宜》载：五月五日收带根的花野天麻（野天麻就是益母草），晒干烧灰，用商陆根捣汁后加醋，和入搜集来的灰做成饼，在炭火上烤。贮藏半年后才使用，可作养颜的药，极能润滑肌肤。

济阴返魂丹：治妇女孕前产后诸多疾病，及一切疑难病症。在端午节采开紫花的益母草，连根茎花籽阴干；或用新鲜的，煎成膏，根据病症的差异，用汤调下：如前脐腹痛，用米汤送下。胎动不安，或流血不止，用当归汤送下。产后，用童便调下二三服，能安魂定魄，调顺血气，百病不生。如死胎及胎盘不出，或横生难产，都可用炒盐汤送下。产后大出血，

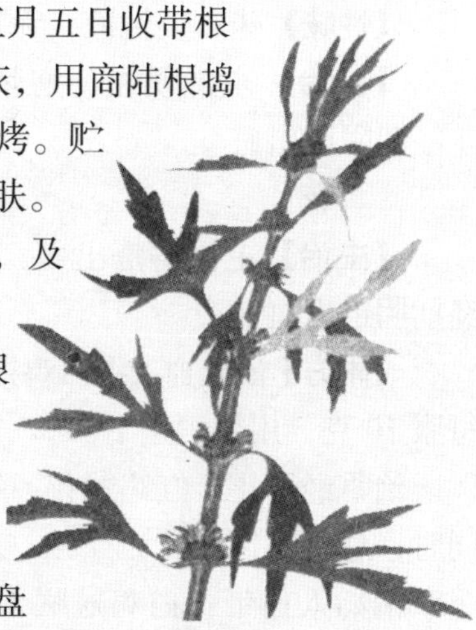

益母草

眼发黑，血热口渴，烦闷如见了鬼神，狂叫不省人事，用童便和酒化下。其中产后流血不止，积血成块刺疼，上冲心胸的，也用此法。产后大出血，用糯米汤送下。产后红白带多，煎阿胶艾草汤送下。产后大便频繁，用枣汤下。产后痢疾，用米汤下。产后中风，牙关紧闭，半身不遂，失音不能说话，用童便调酒下。

唐武则天炼益母草法：五月五日采根苗完整的益母草，不要粘土，晒干。再做一炉子，四面开口，上下置火。将益母草捣细，取面和水成团，如鸡蛋大，放在炉火中央。用大火烧一顿饭的工夫，便熄灭大火，用小火文烧，但不要让火熄灭，经过一个伏时后取出，在杵缸中研磨，细筛后再研，三日后收藏待用，像洗头那样洗面。

鸡冠

【释名】叶青而柔，颇似白苋菜。可用油盐炒食，很爽口。六七月茎梢间开花，有红、白、黄三色。它的穗圆长，花朵宛如鸡冠，有的围长达33 ~ 66厘米，层层卷出甚是可爱。穗中有籽，黑细光滑，与白苋籽一样。它的穗如秫麦的形状，花期最长久，霜降后才开始凋谢。

苗叶

【性味】味甘，性凉，无毒。

【主治】主治疮痔及血病。

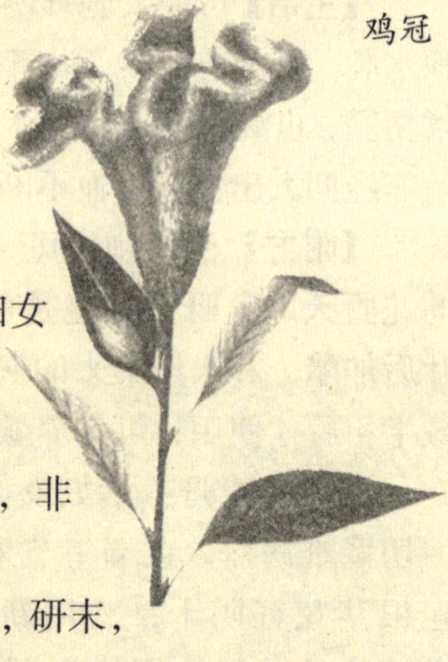

籽

【性味】味甘，性凉，无毒。

【主治】主治便血，痢脓血、赤白相杂，妇女非经期阴道出血。

花

【主治】主治痔疮出血，痢脓血、赤白相杂，非经期阴道出血。

【附方】治吐血：将白鸡冠花用醋泡后煮7次，研末，每服10克，用热酒送下。

治月经不止：红鸡冠花一味，晒干为末，每次服10克，空腹用酒服下。同时，忌鱼腥猪肉。

治妇人白带：白鸡冠晒干为末，每天早晨空腹酒服10克。治赤带则用红鸡冠花。

天名精

【释名】嫩苗呈绿色，类似皱叶菘荠，微有狐臭，淘洗浸泡焙熟后也可食用。一生长便抽茎，开小黄花，像野菊花。结的果实如茼蒿子，最粘人的衣服。狐臭很重，炒熟后却很香。

叶、根

【性味】味甘，性寒，无毒。

【主治】主治瘀血及经期腹胀腰痛欲死，下血，止血痢，利小便，除小便，祛麻木，除胸中积热，止烦渴，消水肿。生肌血，止鼻出血，杀寄生虫，除各种毒肿、疔疮、瘘痔，刀枪内伤。身体瘙痒不止的人，用天名精叶和根擦拭，立即止痒。

【发明】按《异苑》载：宋元嘉年间青州人刘幡射中一只獐子，将它的五脏剖开后，用此草塞住，獐子竟后腿一蹬站了起来。刘幡感到奇怪，便将草拔出，獐子立即倒下，如此三次。刘幡因此而寻觅此草带回种植，治愈了许多被刀枪所伤的人。

实

【性味】味苦，性辛，有小毒。

【主治】研为末，用肥肉汁调服，杀蛔虫、哓虫。

【附方】治男女吐血不止：用天名精，又名皱面草，也叫地菘，晒干为末，每次服 5 ~ 10 克，用茅花泡汤调下，一日两次。

治咽喉堵塞，痰涎壅滞，饮水困难：用鹤虱草，即天名精，连同叶捣汰，用鹅毛扫入咽喉，祛痰即愈。另一方法，用杜牛膝（杜牛膝就是天名精），春夏用茎，秋冬用根一把，与青矾 25 克一同研，点患处，令吐脓血痰沫即愈。

治急性咽喉炎：用皱面草，研细后，再用生蜜和成弹子大的丸，每次含化一二丸，即愈。

治骨鲠：用天名精、马鞭草各 1 把去根，同白梅（就是用盐腌成的白霜梅）肉 1 个，白矾 5 克，捣碎做成弹子大的丸，用棉布包裹后在嘴里咽汁，骨刺便自软而脱下。

治疔疮：用天名精叶、浮在表面的酒糟一同捣烂后敷患处，立刻见效。

治脊背痈疽：用天名精捣汁 1 升，每日服两次，即愈。

治毒蛇咬伤：用天名精捣烂敷在患处。

治大肠生虫不断，坐卧不安：用水调鹤虱末加 25 克服用，自愈。

淡竹叶

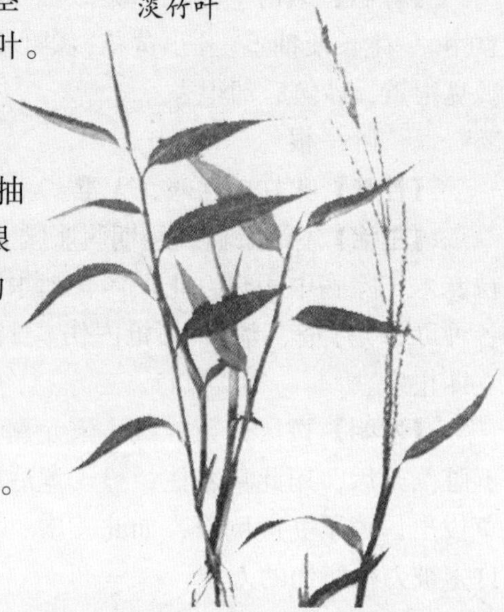
淡竹叶

【释名】三四月生苗，高数寸，茎细叶绿，很像竹米落地所生的细竹的茎叶。它的根一棵有几十条须，须上结有子，与麦冬一样，只是更坚硬而已。

【加工】随时都可采集，八九月抽茎，结细小而长的穗。民间把它的根苗采来捣汁，和米做酒曲，有浓烈的芳香。

叶

【性味】味甘，性寒，无毒。

【主治】主治烦热，利小便，清心。

根

【主治】能堕胎催生。

款冬花

【释名】叶像葵而大，根呈紫色。在十二月开黄花，有青紫色的花萼，离地 3 ~ 6 厘米，初出时像菊花的萼，通直而肥实，不结种子。各种草木中只有它不畏冰寒，三四月就率先长出。虽被冰雪覆盖，也照样能发芽生长。

【加工】三四月人们采集它来代替蔬菜，味道香美，很可口。

【性味】味辛，性温，无毒。

【主治】主治咳嗽气喘、哮喘及咽喉肿痛，各种惊痫寒热邪气、消渴、呼吸急促。又治肺气及心跳急促、热痨咳、咳声不断、涕唾稠黏，肺部疼痛、吐脓血。能润心肺，益五脏，除烦消痰，清肝，可使人耳聪目明、轻身，肌肤润泽、精力旺盛，不易衰老，治中风等疾病。

【附方】治久咳不愈，崔知悌熏法：每日清晨取款冬花 50 克，以少许蜜搅拌湿润，放入

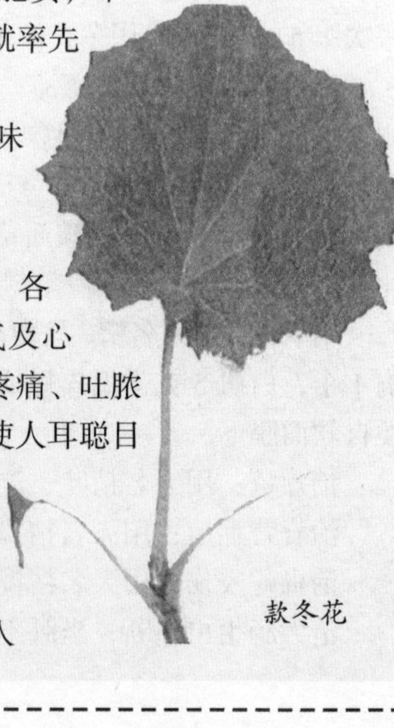
款冬花

小锅中，用碗盖在上面，将碗底钻一个小孔，孔内安插一根小笔管，然后用湿泥封住孔边的缝隙，不要让它漏气。接着用炭火烧锅，一会儿烟从笔管中出来，就用口含住并将烟咽下。如果感到胸中有点闷，就抬起头来，同时用指头按住筒口，不要让烟泄漏。如此反复，直到烟尽为止。坚持做 5 天，到第六天，饱餐一顿羊肉汤面，就痊愈且永不复发。一人病咳了许多天，有人教他烧款冬花 150 克，到没有风的地方用笔管吸烟，吸满一口就吞咽下去，几天后，果然有效。

治咳嗽痰中带血：将款冬花、百合蒸后焙干，各取等份为末，用蜜制成龙眼大的丸，每天睡觉时嚼 1 丸，姜汤送下。

荭草

【释名】它的茎粗如拇指，有毛。生长在水边，像马蓼但略大些，现多长在低洼处。叶大如商陆叶。花色浅红，成穗。深秋子成熟，形状扁如酸枣仁但稍微小些，颜色赤黑而子仁白，微有辛味。熟后可食。

实

【性味】味咸，性寒，无毒。

【主治】主治消渴，去热，耳聪目明、轻身，使人肌肤润泽，精力旺盛，不易衰老，益气。

花

【主治】散血，消积，止痛。

【附方】治慢性淋巴结炎：用水荭花子，不论多少，一半微炒，一半生用，一同研末，饭后用好酒调服 10 克，一日 3 次。不管是否溃烂，坚持服，自然会见效。

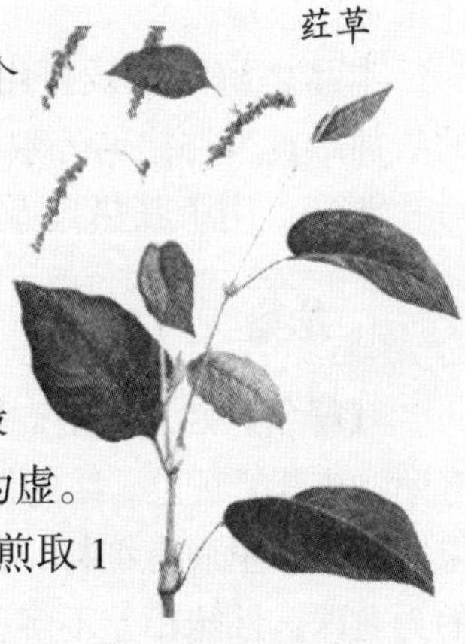
荭草

治癖块坚硬如石：用水荭花子 1 升，再研 30 个去皮的独颗蒜，刚取的狗脑 1 个，皮硝 200 克，人在石臼内捣烂，摊在患处，盖上一层油纸，再用线捆好。在酉时贴上，次日辰时取。若不见效，再贴两三次。如果化脓溃疡，不要见怪，再看虚实，每天兼服消积类的药，双管齐下。服至半个月，最多一个月，没有不愈的。有喘满不止的为实，不喘的为虚。

治疗胃脘血气作痛：水荭花一大撮，水两盅，煎取 1 盅服。

甘藤

【释名】生长在江南的山谷中。又名甜藤。藤粗如鸡蛋，形状像木防己。将藤砍断吹气，气从另一头出来，汁甘美如蜜。

汁

【性味】味甘，性平，无毒。

【主治】主治调中益气，通血气，解各种热，止渴，除烦闷，利五脏。

叶

【主治】研末敷蛇虫咬，解热痢及膝关节肿痛。

紫花地丁

【释名】为堇菜科多年生草本植物紫花地丁的带根全草。又名地丁苹、地丁。

【加工】夏季果实成熟时采收，洗净晒干，切段，生用。鲜用随时可采。

【性味】味苦、辛，性寒，无毒。

【主治】清热解毒疮疡疔毒，毒蛇咬伤。

【附方】本品苦泄辛散，寒以清热，清热解毒、消痈散结作用与蒲公英相似，为治疗痈肿疔毒通用药，而对疔肿疗效尤良，内服外敷均宜。还可用治毒蛇咬伤。

本品能清热解毒，消散痈肿，用于疔疮、乳痈、肠痈、丹毒等热毒疮疡症，可用鲜品捣汁服，并以它的渣敷患处，或配伍银花、蒲公英、野菊花等煎服，如五味消毒饮。

本品之解毒功效可用于毒蛇咬伤，以鲜品捣汁内服，它的渣加雄黄少许捣匀外敷。

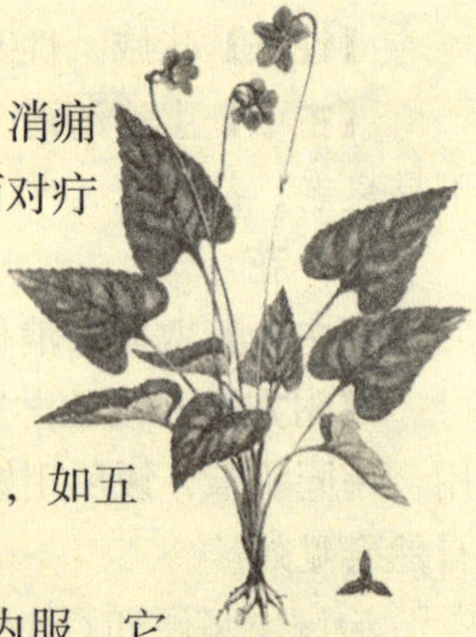

紫花地丁

此外，用于肝热目赤肿痛之症，亦可用菊花、蝉蜕等配伍应用。

龙葵

【释名】四月生苗，嫩时可食，柔软而润滑。五月份以后开小白花，五开五谢，花蕊呈黄色。结的果实浑圆形，大如五味子，果上长有小蒂，数颗同缀。果实味酸，里面有细籽，也像茄子的籽。但果实生青熟黑的是龙葵，生青熟赤的为龙珠，性味相差不多。

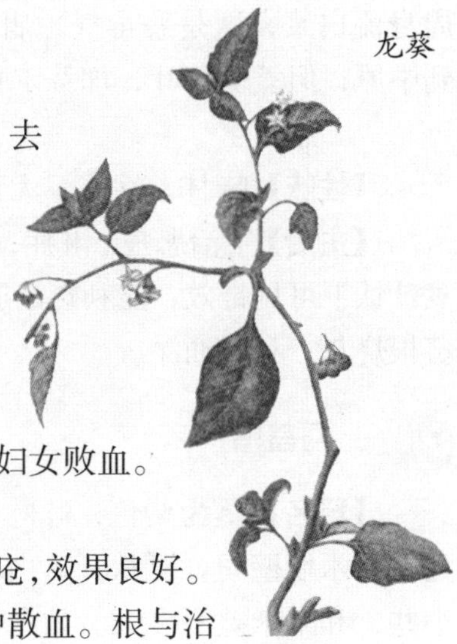
龙葵

苗

【性味】味苦、甘，性寒、滑，无毒。

【主治】食用后能解除疲劳，减少睡眠，去虚热水肿，治风症，补益男子元气虚竭，女人败血。能消热散血，压丹石毒。

籽

【主治】主治疔肿。用来耳聪目明、轻身，使人肌肤润泽，精力旺盛，不易衰老，轻身，治疗效果非常好。还能治风疾，益男子元气，妇女败血。

茎、叶、根

【主治】茎、叶、根捣烂，和土敷疗疮、火丹疮，效果良好。

【附方】治痈疽肿毒、跌打损伤，能清肿散血。根与治肠痈有脓：用米仁50克，败酱草25克，附子10克，捣为末，顿服，水2升，煎取1升，立即服下，脓当从小便很快尿出，即愈。

治产后子宫余血不止：败酱草、当归各3克，续断、芍药各4克，川芎、竹茹各2克，生地黄炒6克，水2升，煎取800毫升，空腹服用。

治产后腰痛，即血气流入腰腿，疼痛不能转动：败酱草、当归各4克，川芎、芍药、桂心各3克，水2升，煎取800毫升，分两次服完，忌葱。

治产后腹痛如锥刺的：败酱草250克，水4升，煎取200毫升，每服3次，效果良好。

葵

【释名】叶大而花小，花为紫黄色，其中花最小的叫鸭脚葵。它的果实大如指尖，皮薄而扁，果仁轻虚如检荚仁。葵有紫茎和白茎两种，以白茎为佳。正月复种的叫春葵，而宿根到三四月也可再生。

【性味】味苦，性寒、滑，无毒。

【主治】能利胃气，滑大肠，疏通积滞。妊妇食它，使竺滑而容易生产。煮汁服，利小肠，治流行黄疸。除客热，治恶疮，散脓血。妇女白带过多，小儿热毒下痢、丹毒，都宜食用它。服丹石的人也宜食它。润燥利窍，功效与子相同。将它的干叶为末或烧灰服用，可治金疮出血。

【发明】李时珍说：凡被狂犬咬伤的人，永远不能吃葵，一吃即病发。食葵一定要用蒜，没有蒜就不要吃。按《外台秘要》载：发天花时，片刻间周身流白浆，这是恶毒气。唐高宗永徽四年（654年），这种疮自西域流行到中原，但煮葵菜叶，加蒜末食用就止住了。

根

【性味】味甘，性寒，无毒。

【主治】主治恶疮、淋症，利小便，解蜀椒毒。如小儿误吞铜钱没法取出，煮汁饮下可见奇效，能利窍滑胎，止消渴，散恶毒气。治身面长疳疮出黄水：葵根烧灰，和猪油涂。

何首乌

【释名】茎为紫色，叶叶相对，像薯蓣但无光泽。三四月生苗，然后蔓延在竹木墙壁间。夏秋开黄白花，如葛勒花。结的籽有棱角，似荞麦但要细小些，和粟米差不多大。秋冬采根，大的有拳头般大，各有五个棱，瓣似小甜瓜，有赤色和白色两种，赤色的是雄的，白色的为雌的。

【加工】三四月份采根，八九月份采花，九蒸九晒，可以当粮食。

茎、叶

【性味】味甘，性温，无毒。

【主治】主治各种内外痔、腰膝之病，寒气胸痛，积年劳瘦，胁痛。长筋力，益精髓，壮气，驻颜，黑发延年。治妇人恶血痿黄，产后各种疾病，白带带血，毒气入腹，久痢不止。

【发明】李时珍说："凡是各名山深山出产的，都又大又好。"它的制作之法是，用何首乌赤、白各500克，竹刀刮去粗皮，用淘米水浸一夜，切片，用黑豆54千克，分10份，每次用1份，以水泡过，在砂锅内铺一层豆，一层首乌，层层铺尽，然后蒸。豆子熟后将它取出来，将何首乌晒干，再用豆如前面的方法蒸，九蒸九晒，使用才佳。

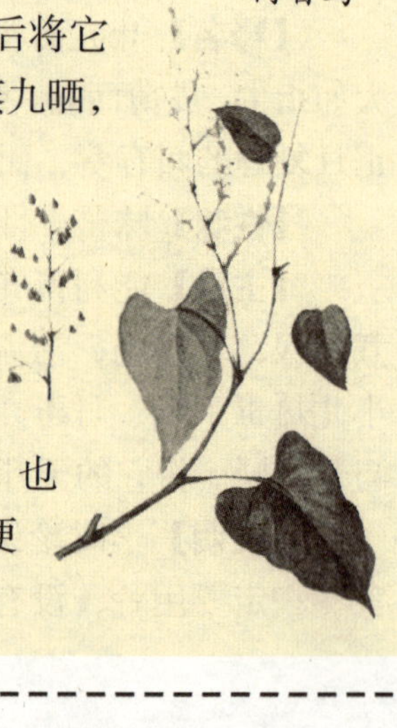

何首乌

根

【性味】味苦，性温、涩，无毒。

【主治】主治颈部淋巴结结核，消肿块，治疗头面风疮，治各种内外痔，止心痛，益血气，黑髭发，悦颜色。久服长筋骨，益精髓，延年不老，令人有子。也治妇人产后及带下各种疾病，治腹脏一切顽疾寒气、便血，消肝火。

【附方】七宝美髯丹：此方是用何首乌赤、白各500克，同前面的制作方法一样九蒸九晒后研为末。赤、白茯苓各500克，去皮研末，以水淘去筋膜及悬浮物，取沉淀的捻成块，以人乳10碗，浸匀晒干研末；牛膝400克，酒浸一日，同蒸了7次的何首乌蒸到第九次时止，然后晒干；当归400克，酒浸一日后晒干。枸杞子400克，酒浸后晒干；菟丝子400克，酒浸生芽，研烂晒干；补骨脂200克，同黑芝麻一起炒香。忌用铁器，用石臼杵成末，炼蜜和成弹子大的丸，共150个。每日服3丸，清晨温酒送下，午时姜汤送下，卧时盐水送下。其余的和成梧桐子大的丸，每日空腹用酒送服100丸。服1剂后，乌须发，壮筋骨，固精气，续嗣延年，妙处难以尽述。

【附方】治结核，破或不破，下至胸前：用何首乌洗净，每日生嚼，并取叶捣烂涂，疗效非常好。

土茯苓

【释名】它的叶不对生，形状颇似大竹叶但厚滑些，如瑞香叶但要长17～20厘米。它的根圆大像鸡鸭蛋，连缀而生。相距远的有30厘米左右，相距近的只有几厘米。它的肉柔软，可以生吃。有赤、白两种，以白的为佳。它也叫冷饭团。

根

【性味】味甘、淡，性平，无毒。

【主治】调中止泄，健行不睡。健脾胃，强筋骨，去风湿，利关节，治拘挛骨痛，恶疮肿块，解汞粉、银朱毒。

【附方】治杨梅疮：用冷饭团200克，皂角子7个，水煎代茶饮，一月见效。

治小儿杨梅疮，起于口内，主全身：将土茯苓末用乳汁调服，月余自愈。

治腽肉抽搐跳动及结毒，因服轻粉，致伤筋骨疼痛，或溃烂恶臭，终身成病：用土茯苓50克，有热，加芩、连；气虚，加人参、白术、甘草、白茯苓；血少，加当归、生地黄、白芍药、川芎。水煎代茶，月余即愈。又方，用冷饭团200克，加四物汤50克，皂角子7个，川椒49枚，灯芯草7根，煎水每日饮。

治颈部淋巴结结核溃烂：冷饭团切片，水煎服，或放入粥内食用，须多食为妙。江西出产的白色的较好。忌铁器及发物。

土茯苓

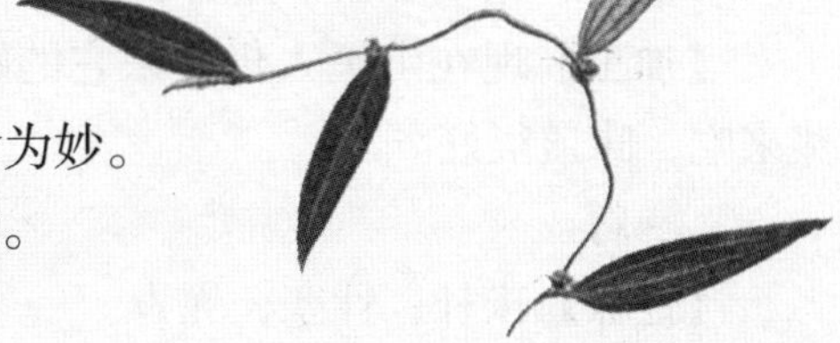

豨莶草

【释名】三四月长苗叶，似芥菜但细长些，纹理较粗。茎高 60 ~ 100 厘米（二三尺）。初秋开花像菊花，结的果实颇似鹤虱。

【性味】味苦，性寒，有小毒。

【主治】主治热邪犯胃不能食，取生的捣汁服三合，过多会令人呕吐。又治金疮，止痛，断血生肉，除各种恶疮，消水肿，捣烂敷贴患处，或用水泡散敷疗效都很好。治疟疾兼郁痰，捣汁服用让人呕吐。将它捣烂敷虎伤、狗咬、蜘蛛咬、蚕咬、蠼螋尿疮。治肝肾阴虚，四肢麻痹，骨痛膝弱，风湿诸症。

【加工】应当在五月以后采集它，且在距离地面 17 厘米处剪割，用温水洗去泥土，摘下叶子和枝头，九蒸九晒，不必太干燥，水分适量就可以了，然后熬捣研末，炼成桐梧桐子大的蜜丸，空腹用温酒或米汤送服二三十丸。

【发明】主治肝肾阴虚，四肢麻痹，骨间冷，腰膝没有力。陵府节度使成讷在“进莶丸方表”中说：我有个弟弟名䜣，21 岁，中风后卧床五年，百医不愈。有个道人叫钟铭，看了我弟弟的病后，说：食莶丸必会痊愈。这种草多生长在肥沃的土壤里，高 1 米左右，节叶相对生。

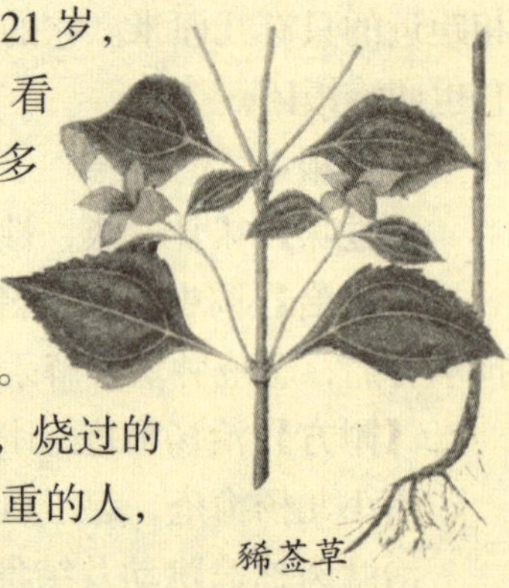

豨莶草

【附方】治疗疮肿毒：在端午节采豨莶草晒干研末，每次服用 25 克，热酒调下，出汗后即愈。又方：用 50 克端午节时采的豨莶草，乳香 50 克，烧过的白矾 25 克一同研末，每次服 10 克，热酒调下。毒重的人，连服 3 次，出汗即愈。

治膈气：豨莶草焙干研末，和成桐子大的蜜丸，每次服用 50 丸。

车前草

【释名】此草多长在路旁，所以有两种名称，又名当道草。

【加工】现在山里人仍然采它的嫩叶，同水煮熟晒干后，用盐、油拌匀蒸来吃，味道很好。

籽

【性味】味甘，性寒，无毒。

【主治】主治下腹至阴囊胀痛、小便不畅或尿后疼痛，利尿，除湿痹。长期服用轻身耐老。治男子伤中，女子尿急、尿频、尿痛不思饮食，养肺强阴益精，使人有子；可使人耳聪目明、轻身，肌肤润泽，精力旺盛，不易衰老，疗目赤肿痛。祛风毒，肝中风热，毒风钻眼，赤痛眼浊，头痛，流泪。压丹石毒，除心胸烦热。治妇人难产，养肝，清小肠热，止夏季因湿气伤脾引起的痢疾。陶弘景说：车前子，性冷利，神仙也食车前草饼，说能令人身轻，可跳越岸谷，长生不老。

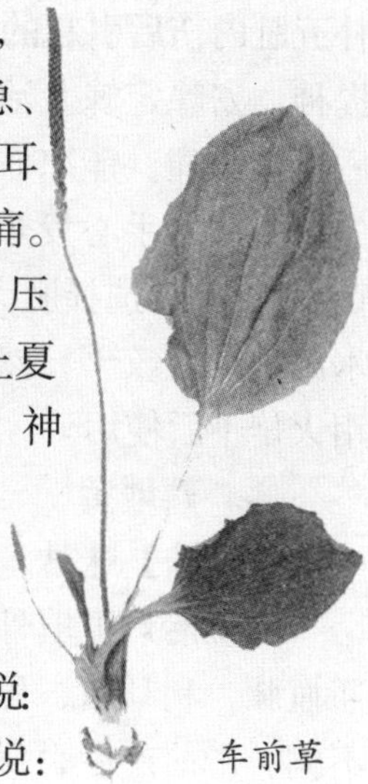
车前草

【附方】治小便血淋疼痛：车前子晒干研成末，每次服用 10 克，用车前子叶煎汤冲服。

治难产胎儿不出：车前子研成末，酒送服用。《诗》中说："采芣苢"（苢就是车前子），能令妇人顺产。陆玑注释说：这就是用车前子治妇人难产的缘由。

火炭益母草

【释名】叶端尖细，接近梗的地方成方形。茎红且柔软，像细蓼。夏季开白花，秋季结果实如椒，青黑色，味甜可食。

【性味】味酸，性平，有毒。

【主治】祛皮肤风热，流注骨节，痈肿疼痛。捣烂用盐酒炒后敷肿痛处，每天更换。

地黄

【释名】苗初生时贴地，叶如山白菜而有毛，没有光泽，叶面为深青色。又似小芥叶却要厚实些，不分丫叉。叶中擢茎，茎上有细毛，茎梢开小筒子花，红黄色。结的果实如小麦粒。根长 13 ~ 16 厘米，细如手指，皮呈赤黄色，晒干后成黑色。生食有土气味，俗称它的苗为婆婆奶。原产在咸阳的山川及沼泽地带，以长在黄土地上的为佳。

生地黄

【性味】味苦，性寒，无毒。

【主治】治元气受伤，气血虚弱，闭阻不通；可填骨髓，长肌肉，除寒热积聚及风湿麻木。治跌打损伤。长期服用可轻身不老，服用生地黄疗效更好。还治男子五劳七伤，妇女中气不足、子宫大出血，破恶血溺血，利大小肠，补五脏内伤后引起的虚弱，通血脉，益气力，利耳目。助心胆气，强筋壮骨，提神，安魂定魄。治惊悸劳伤、心肺损、吐血、鼻出血、妇女阴道出血、产后血虚腹痛。能凉血生血，润肤，除皮肤疾病，祛除各种湿热。主心脏功能失调引起的手心发热疼痛，脾虚而卧床不起，足下发热疼痛。制法：用生地黄 50 千克，选择肥大的 30000 克，洗净后晒至微皱。将挑剩的地黄洗净，在木臼中捣烂绞干，然后加酒再捣。取捣出的汁拌前面选出的地黄，晒干，或用火焙干后使用。

熟地黄

【性味】味甘，性温，无毒。

【主治】可填骨髓，长肌肉，生精补血，滋补五脏。治内伤引起的虚弱，通血脉，利耳目，黑发须，治男子五劳七伤，女子伤中气、子宫出血、月经不调、产前产后百病。滋肾水，补阴，去脐腹急痛。病后胫股酸痛，不能久坐，双眼模糊。凡服地黄，应忌葱蒜、萝卜、各种血，否则，使人荣卫枯涩，须发变白。又忌铜铁器，否则损肾。

叶

【主治】治像癞的恶疮，患此病十年的人，先用盐水清洗，然后将地黄捣烂，每天涂抹患处。

实

【加工】四月份采集，阴干，捣成末，用水送服，每日 3 次，功效与地黄相当。

花

研末食用，功同地黄，如肾虚脊疼痛，将它研为末，用酒送服，每日 3 次。

【附方】服食地黄法：将地黄根洗净，捣绞出汁，煎稠，然后加入白蜜再煎，直到可做成丸即可。丸如梧桐子大，每天早晨取 30 丸，温酒送下，服百日，则面色红润，有如桃花，身轻延年。《抱朴子》载：楚文子服地黄八年，夜间能看到东西。

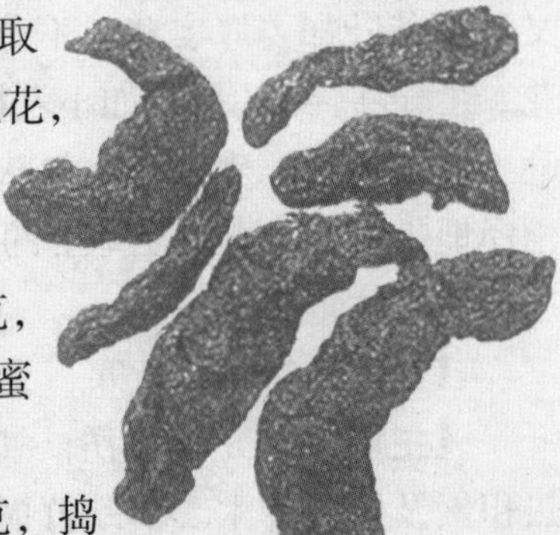

地黄

地黄粥：非常能益血生精。将地黄切 360 克，与米一同放入罐中煮，待熟后用酥 360 克，蜜 180 毫升炒香，然后放入罐中再煮熟食用。

治阴虚内热及虚劳发热：用生地黄 500 克，捣 3 次，然后将汁绞尽，每日服 1 盏。

治咳嗽吐血，肺病消瘦，早晚寒热：用生地黄捣汁，煮白粥快熟时，加汁搅匀，空腹食用。

治鼻腔出血不止：用生地黄、龙脑、薄荷晒干，各取等份为末，用冷水调下。

治便血：酒浸生熟地黄，加入五味子等份，捣烂做成梧桐子大的蜜丸，每次用酒送服70丸。

治小儿初生七八日，因热传心肺引起的大小便出血：只用生地黄汁35匙，酒蜜各半匙，调匀服下。

治尿血、吐血、鼻出血：用生地黄汁500毫升，生姜汁50毫升，蜜100毫升，调匀服下。

治月经不止：用生地黄汁、没有灰酒各1盏，煎后服用，每日两次。

治产后百病用地黄酒：将地黄汁浸曲2升，糯米18000克，让它像平常酿酒一样发酵。待酿熟后密封7天，取清亮的时间服用，连续不断，一日后见效。

三、芳草类

当归

【释名】当归原本不属芹类，但因它的花、叶像芹，才得芹名。长在四川、陕西等地，以四川出产的当归最佳。三四月份生苗，绿叶有三瓣。七八月份开花，花似莳萝，浅紫色。根呈黑黄色。当归又名乾归。

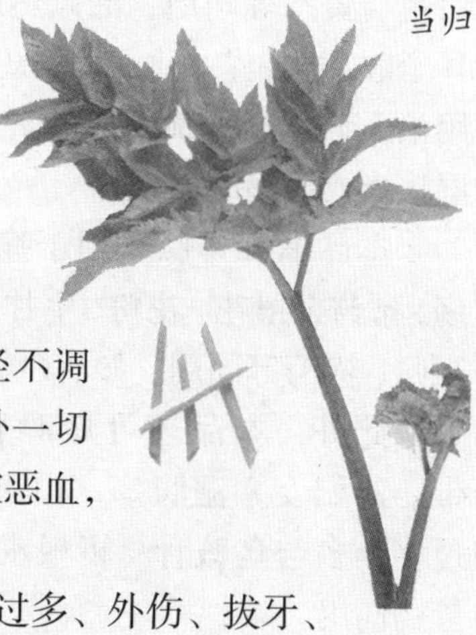
当归

【加工】宜在二月、八月采后阴干。肉厚而不干枯的当归为最好。

根

【性味】味甘，性温，无毒。

【主治】主治咳逆上气、温疟，及女人月经不调导致的不育。另有祛一切风寒，补一切血虚，补一切劳损的功能。可治诸多疮疡、痈疽，排脓止痛。能破恶血，滋生新血。女性身体诸多不适均可使用当归。

【附方】治产后流血过多眩晕、不产、经血过多、外伤、拔牙、跌伤等一切失血症导致的心烦眩晕，不省人事：当归 100 克，川芎 50 克，每次用 25 克，水 700 毫升，酒 300 毫升，煎到 700 毫升时，热服，每天 1 次。

治鼻中流血不止：当归用微火烘干研碎成末，每次服 5 克，米汤调后服下。

治小便出血：当归 200 克捣碎，酒 3 升，煮至 1 升时服下。

治胎儿死于腹中不出：当归末用酒服 10 克。

治胎位不正：用当归 150 克，川芎 50 克研成末，先用黑豆炒焦，同流水、童尿各 1 盏，煎至 1 盏时服下（咨询医生后服用）。

白芷

【释名】为伞形科植物白芷的干燥根。又名香白芷、川白芷。

【加工】夏秋间叶黄时采挖，除泥土须根、晒干。润透，切片。

【性味】味辛，性温，无毒。

【主治】散风除湿通窍止痛，治风邪头痛、眉棱骨痛、牙痛，鼻渊、鼻塞，皮肤风湿瘙痒或风湿痹痛；消肿排脓，治妇女寒湿腹痛、白带过多。本品可散风，温燥除湿，芳香上达，所以可通窍，能散胃、大肠、肺三经之邪，而以胃经为主。胃经之脉，上行头面，所以善治外感风邪，头目昏痛、鼻塞流涕等症。因能散风湿，又治风湿瘙痒及风湿痹痛，且能活血消肿排脓，可治痈疽疮疡等外症。

【附方】本品散风除湿，通窍止痛，用于风邪头痛、眉棱骨痛、牙痛、鼻渊等症。如都梁丸，即单用本品研末蜜丸，如弹子大，每服 1 丸，荆芥汤下，治风邪头痛；以白芷与防风等份研末蜜丸，每服 3 克，治偏正头痛；以白芷与黄芩等同用，治风热眉棱骨痛。以本品配伍石膏，可治胃火牙痛。苍耳子散，即白芷、薄荷、辛夷、苍耳子四药组成，用治鼻渊、鼻塞流涕不止。用于皮肤风湿瘙痒或风湿痹痛。

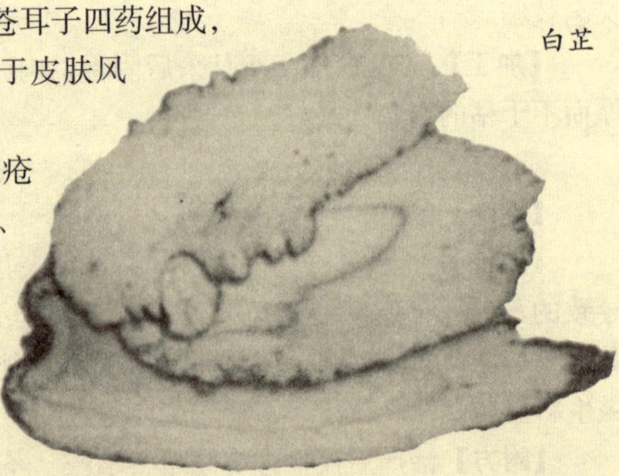

白芷

本品消肿排脓，用于痈疽疮疡，常与金银花、花粉、生甘草、当归、赤芍等同用，如活命饮。

此外，本品还可燥湿止带，治妇女寒湿腹痛，白带过多，多与乌贼骨、椿根皮等药同用。

川芎

【释名】清明后，上年的根重新发苗，将枝分出后横埋入土，再节节生根。到了八月份，川芎便可以挖掘出来，高温蒸后就可以当成药物卖了。种植栽苗，到了深秋茎叶也不枯萎。

苗、叶

【性味】味辛，性温，无毒。

【主治】有定惊气，辟邪恶的功能。主治咳嗽，肠寄生虫病，久服能安神。主中风风眩。作饮料喝，可治腹泻。作茶饮，能清醒头脑。

花

【主治】有养颜功能。

根

【性味】味辛，性温，无毒。

【主治】治中风后头痛，寒痹痉挛缓急，金属外伤及妇女月经不调导致的不孕。另可除体内寒气，主温中补劳、壮筋骨，通调血脉。治受寒后面部冷、流泪流涕、胸胁腹胀痛、半身不遂等病症。由于有散瘀血和破痈疗瘀毒积聚体内的作用，可治吐血、鼻血、便血等血症及体表痈痔疮结等病症，促进新生肉芽组织生长。止腹泻，补肝血，宽胸开郁。与蜜做成丸服，治风邪产生的痰症有特效。治牙根出血，含入口中即愈。

【附方】治妇人气厥头痛及产后头痛：川芎、乌药等份，制成粉末，每次服10克，用葱茶调匀服下。

治气虚头痛：川芎研成粉末，用腊茶调匀后服10克，很快见效。曾经有位妇女产后头痛，一服即愈。

治偏头风，即半边头痛：将川芎磨细泡酒，每天饮服。

治一切胃痛：大川芎一个制成粉末，用白酒服下，服一个其效可持续一年，服两个可维持两年。

治妇女经血不止：用川芎50克，酒1盏，煎到一个半时，徐缓地服下。

治跌伤致胎死腹中：川芎捣碎研末，每次用酒服10克，以1～2副药，可将死胎引出。

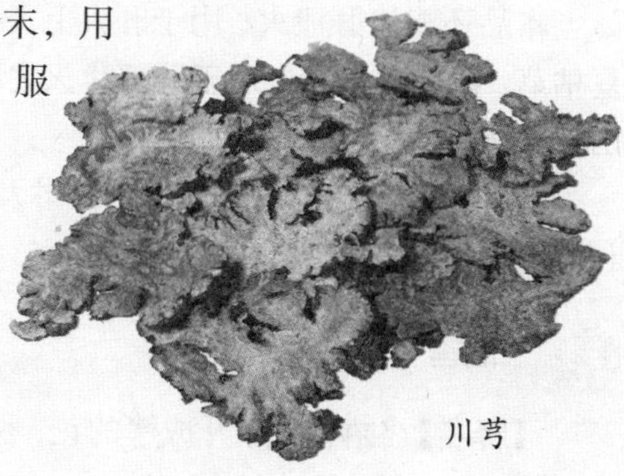

川芎

治产后急性乳腺炎：将川芎、当归各500克，和匀后，取其中的250克挫散，置于瓦器中用水浓煎，每次服用的量不拘多少，只频繁服用即可。另外的750克仍挫成块状，于患者床前烧烟，患者应用口鼻吸入，如果未愈，可重复1次，但同时应将蓖麻子1粒研细后，涂擦在头顶心。

芍药

【释名】 四五月份长叶，茎细而丛生，其叶很香，七八月份开碎白花，极瘦而坚硬，为黄黑色。

【加工】 秋季采挖，除去芦头、须根，刮去粗皮，晒干。切片，生用或炒用。

【性味】 味苦，性寒。

【主治】 可清热凉血，热入营血，血热妄行，痈肿疮毒；可祛瘀止痛，经闭痛经，损伤瘀血；也可清肝泄火，肝热目赤，肝郁胁痛。本品苦寒主入肝经，善走血分，功效主治与丹皮相似，它的清热凉血之功较丹皮为弱，而活血散瘀则甚之，且能清肝泄火。所以可用治热入营血，斑疹吐衄，经闭痛经，跌打损伤，痈肿疮疡，以及肝郁化火，目赤胁痛。总之，凡血热、血瘀、肝火所致诸症，均可用之。

【附方】 本品能清血分郁热，用于温热病热入营血，身热斑疹舌绛，以及血热妄行之吐血衄血，常与丹皮互用，并配伍犀角、地黄，即犀角地黄汤；治血热发斑还可配紫草、玄参等。本品善活血行瘀止痛，用于血滞经闭、痛经，可与当归、丹皮、川芎等配伍；用于跌打损伤，瘀血肿痛，可配以桃仁、乳香、血竭等。本品又能凉血祛瘀而散肿消痛，用于痈肿疮毒，红肿热痛，可配伍金银花、黄连、蚤休等，如夺命丹。

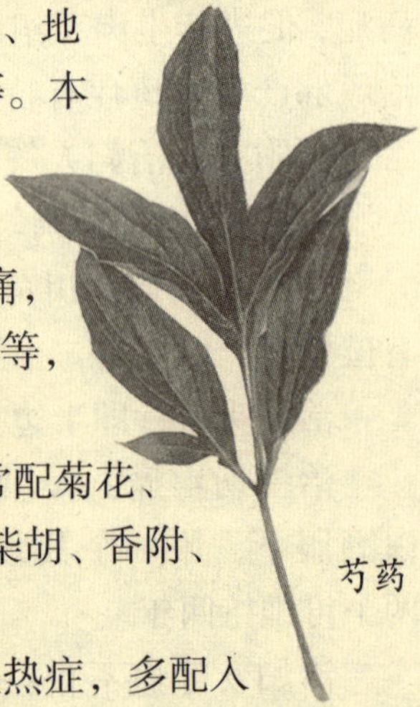
芍药

本品还能清肝泄火，用于肝火上炎，目赤肿痛，常配菊花、夏枯草、决明子等药；用于肝郁化火之胁痛，可配伍柴胡、香附、山栀等药。

此外，本品亦可用于热淋、血淋及热痢带血等血热症，多配入相应的方剂中。

瑞香

【释名】 冬春之交，开成簇的花，长1.0 ~ 1.3厘米，像丁香的形状，有黄、白、紫三种颜色。枝叶婆娑，柔条叶厚，四季青而茂盛。

根

【性味】味甘、咸，无毒。

【主治】主治急喉风，用开白花的一种研水灌服。

兰草

【释名】二月旧根发芽生苗成丛，紫茎枝，赤节绿叶，叶呈对节生，叶上有细齿。它有两种，另一种叫泽兰。叶片稍有区别。又名香草。都生长在水边低湿处。

叶

【性味】味辛，性平，无毒。

【主治】利尿，祛蛊毒。生血调气，养营久服，益气，轻身不老，通神明，它的气味清香，能生津止渴，润肌肉，治消渴、黄疸。煮水，浴风病。消痈肿，谳月经。煎水，解中牛马毒。除恶气，因气香泽可入膏涂头发。

泽兰

【释名】叶子微有香味，可以煎油及作浴水，人们家里多有种植。茎方节为紫色。叶子像兰草但不很香。根名为地笋。又名虎兰、龙枣。多生长在潮湿的地方。

叶

【性味】味苦，性温，无毒。

【主治】通九窍，利关节，养血气，消腹部肿块，通小肠，长肌肉，破除瘀血。治金疮，痈肿脓疮，产后腹痛，产后血气衰冷和积劳瘦弱。妇人产前产后百病。另可治鼻出血、吐血、头目风痛、妇人劳瘦、男人脸黄。

根

名为地笋。

【性味】味甘、辛，性温，无毒。

【主治】治利九窍，通血脉。排脓治血症，止鼻血吐血，产后心腹疼痛。产妇可以当做蔬菜吃，治疗效果非常好。

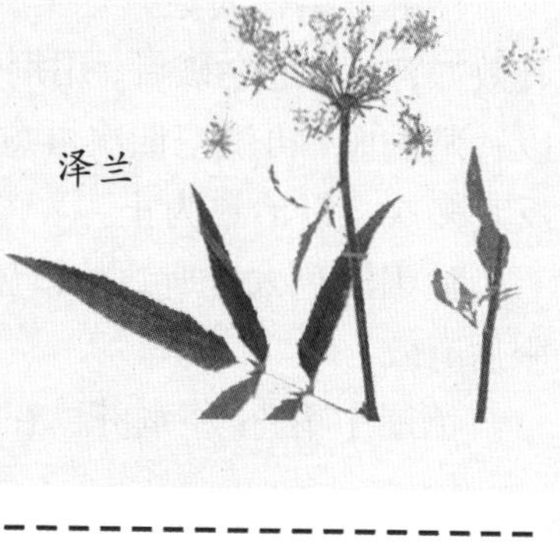

泽兰

籽

【主治】主治妇人36种疾病。

假苏

【释名】到处都有生长。叶子像落藜且细，初生长的假苏有辛香味可以吃。二月份播下种子，生长出的苗茎方叶细，为淡黄绿色。八月份开小花，作穗状花房，花房像紫苏。花房里有细小的籽，像葶苈子一样。假苏又名荆芥。

【加工】它的苗炒吃，辛香可口，也可用来做生菜。

茎穗

【性味】味辛，性温，无毒。

【主治】主治散瘀血，除湿痹，祛诸多风邪，通利血脉，助脾胃。主治种种寒热风症，比如口面㖞斜，周身麻痹，劳渴出虚汗，头痛，背脊疼痛等病症，另可治淋巴结核及皮肤疮肿。助消化，解酒醉。用豉汁煎服，可治严重的伤寒，能发汗。也是治疗妇女血症及疮疥的重要药物。产后中风抽搐、身体强直，研成粉末用酒送服。可散风热，清醒头目，利咽喉，消除疮肿，治项强、眼中黑花及阴部生疮、吐血、衄血、下血、便血、痔漏等。

【附方】治产后鼻出血：荆芥焙研末，童子小便服10克。

治小儿各种惊风：用荆芥穗100克，白矾50克，半生半枯研为末，糊成丸约黍米大，外包朱砂，每次用姜汤服下20丸，每日两次。

治中风，头项强直：八月份后以荆芥穗做枕及铺席下，立春后病可缓解，逐渐治愈。

治中风后牙关紧闭：荆芥穗为末，酒服10克，即愈，名荆芥散。贾似道说：此方出自曾公《谈录》，前后用之甚验。

治产后子痫，它的方名为华佗愈风散：用荆芥穗子，微焙为末，每服15克，豆淋酒调服，或童便调服。如牙关紧闭则挖齿灌服或鼻饲，其效如神。大抵是产后气血俱虚，毛孔开放而易于中风的缘由。此方诸古医书盛称其妙，效果极好，一产妇产后久睡，醒后，神志不清，用此方后立见奇效。

治淋巴结核溃烂，延至胸前两肩，如茄子大，四五年不愈者，皆可治疗，其效如神。如疮烂破者，用荆芥根下段切碎，煎汤温洗，良久，看烂破处紫黑，以针刺去血，再洗三四次可愈。用樟脑、雄黄各等份为末，麻油调后，外敷上，反复多次，以治愈为止。

治因酒色太过所致的口鼻血如涌泉：荆芥烧研成末，用陈皮汤调服10克，服后有效。

治崩中不止：将荆芥穗在麻油灯上烤焦研成末，每次服10克，用童便下（咨询医生后服用）。

治疗疔肿诸毒：荆芥 1 把切碎，以水 5 升，煮汁成 1 升，分两次冷服。

治一切偏风，半身不遂，口眼㖞斜：用青荆芥、青薄荷各 500 克，同入砂盆内研烂，生绢绞出汁，于瓦器中煎成膏。滤去 1/3 的滓，余下的晒干制成膏和丸，每次服 30 丸，白水服下，早晚各服 1 次，忌动风物。

治吐血不止：用荆芥连根洗，捣汁半盏，干穗为末也可。

治痔疮脱出：用荆芥煮汤，日日洗患处。

水苏

【释名】三月份长出苗，方茎中空虚，叶子像紫苏叶稍长一点，齿密一些，正面有皱呈青色，对节生长。多数生长在水边。气味很辛烈。

【加工】六七月份开花成穗，像紫苏的花穗，水红色。花穗中有细籽，形状像荆芥籽。可以揪种且容易成活，隔年的根也能长出苗。

茎、叶

【性味】味辛，性温，无毒。

【主治】治下气，助消化。可除口臭，去邪毒及体内一切恶气。长期服用可通神明，轻身耐老长寿。另可治吐血衄血、妇科出血、血性白带、便血及肺痿病。酿成清酒和酒煮汁常服，治头痛目眩及产后抽搐。当做菜吃，能消除胃里的酸水。

五味子

【释名】初春生苗，红蔓沿乔木而生，叶尖而圆，三四月份开花，七月份结果实，因其皮肉甘、酸，核辛、苦、咸，故称五味子。

【加工】秋季果实成熟时采摘，晒干或蒸后晒干，除去梗及杂质，生用或经醋、蜜拌蒸晒干用。

【性味】味酸，性温，无毒。

【主治】敛肺滋肾久咳虚喘；生津敛汗遗精滑精，久泻不止；宁心安神心悸、失眠、多梦。本品五味皆俱，唯酸独胜，虽曰性温和，但能滋润。上敛肺气而止咳喘，下滋肾水又善固涩。内能生津宁心，外能收敛止汗。适用于肺虚久咳、肾虚喘促、津伤口渴、自汗盗汗、遗精滑精、久泻不止，以及心虚所致的心悸、失眠、多梦等症。又，本品素有南北之分，以北五味子为常用。

【附方】本品上敛肺气，下滋肾阴，所以用治久咳虚喘，无论属肺虚或肺肾不足者，均可收止咳平喘之效。治肺虚久咳，可与罂粟壳同用，如五味子丸；治肾虚喘促，可与六味地黄丸同用，如都气丸。若配伍辛温宣散之品，也可用于肺寒咳嗽，如五味细辛汤，以本品与细辛、干姜等温肺化饮之品同用，治肺经受寒、咳嗽不止。

本品能生津敛汗，适用于津伤口渴、自汗盗汗等症，尤宜津伤口渴多汗者。与人参、麦冬同用，即生脉散，可治热伤气阴之心悸脉虚、口渴多汗；与柏子仁、人参、牡蛎、麻黄根等同用，可治阴虚盗汗及阳虚自汗，如柏子仁丸。取本品敛气滋肾生津之功，又可用于消渴症，常与生黄芪、生地黄、麦冬、天花粉等益气生津药同用，如黄芪汤、玉泉散等。

本品既能补肾固精，又能收敛止泻。治遗精滑精。单用熬膏服即效，如《医学入门》五味子膏；若与桑螵蛸、龙骨、金樱子等补肾固精药配伍，则疗效更佳。治久泻不止，常与涩肠止泻、暖肾温脾药同用，以增强药力，如四神丸，即用五味子与补骨脂、肉豆蔻、吴茱萸配伍，治脾肾虚寒、五更泄泻、日久不愈。

本品入心经，既能敛气滋阴，又能宁心安神，虚性的心悸、失眠、多梦都可用。如天王补心丹，用五味子与生地黄、麦冬、丹参、枣仁等配伍，治心肾阴血亏虚之虚烦心悸、失眠多梦。亦可单用本品制成酊剂服用。

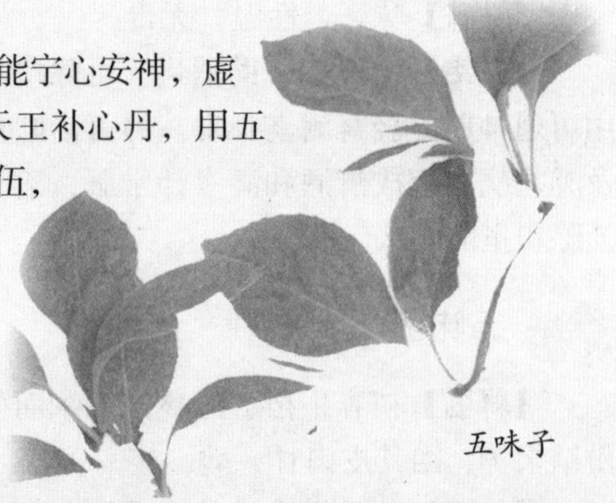

五味子

此外，以本品研末内服，对慢性肝炎转氨酶升高、中医辨证属正虚无邪者，有降低氨基转移酶、改善临床症状的作用。

茉莉

【释名】花都在夜晚开出，芳香可爱。初夏时开白色的小花朵，花瓣重叠而没有花蕊，秋尽花谢而不结果。

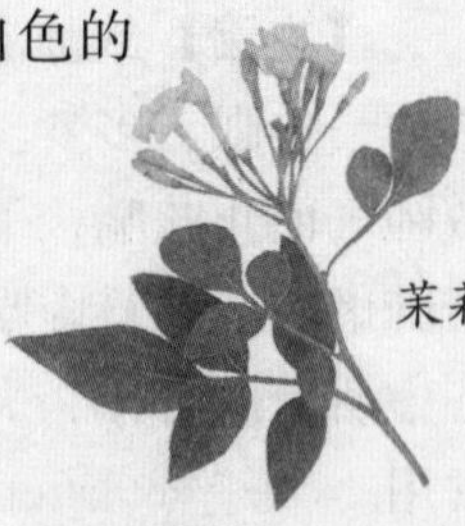

茉莉

花

【性味】味辛，性热，无毒。

根

【性味】性热，有毒。

【主治】用酒磨3厘米根服，则昏迷1天的人能醒，6厘米根则两天的人能醒。凡跌损骨节，脱臼接骨的，用了则不知痛。

豆蔻

【释名】它的核仁大小如缩砂仁而有辛香气味。豆蔻大小如龙眼，形状稍长，外皮呈黄白色，薄且有棱。

【加工】广东人则取生豆蔻放入梅汁，盐渍让其泛红色，在烈日下晒干后，放在酒里，名为红盐草果。元朝时常把草果作为膳后果品。南方等地还有一种火杨梅，极似豆蔻，它的形态圆且粗，气味辛且不温和，人们也经常食用。

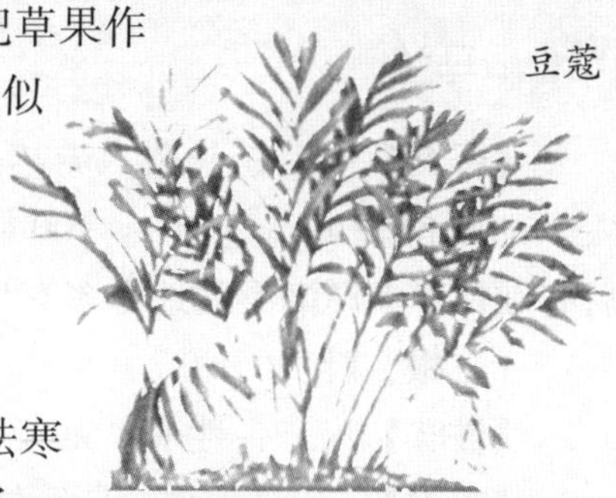

豆蔻

仁

【性味】味辛，性温、涩，无毒。

【主治】主治温中顺气，补胃健脾，祛寒湿。主心腹疼痛、胃痛、消化不良、呕吐腹泻、呃逆泛酸等病症。另有除毒的作用。

积雪草

【释名】叶子呈圆形，大小如铜钱，茎细而刚劲，蔓生，现在到处都有生长。又名胡薄荷，也叫地钱草。

【加工】八九月份采摘苗叶，也能当做生菜吃，与薄荷相似，但味不太甜。生长在浙江一带的，那里的人多用来当做茶，俗称新罗薄荷，又名地钱草。

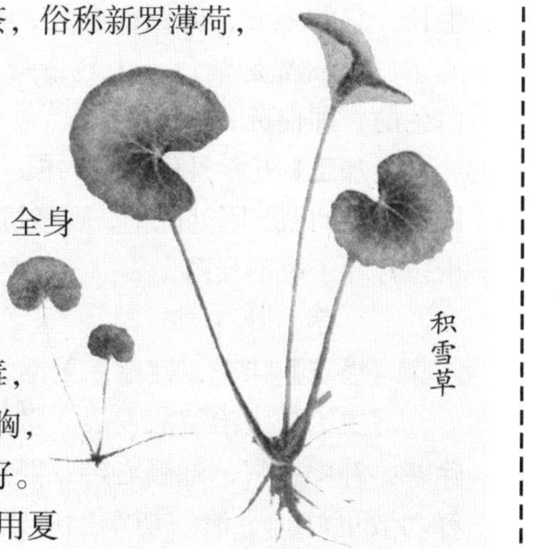

积雪草

茎、叶

【性味】味苦，性寒，无毒。

【主治】主治由热引起的恶疮、痈疽，全身皮肤发红、发热。捣成汁服，主治高热，小儿热病。单用可治颈淋巴结核及溃烂、寒热交替的驰张热。捣烂外敷，可治热肿丹毒，皮肤肿毒，并且可治风疹疥癣。治风气攻胸，做成汤来喝，立即见效。研成汁点红眼病也好。

【附方】治女子小腹痛，月经初来：用夏

五月份采的积雪草，晒干，捣筛为末，每次服10克，以好醋和匀，服用。

治齿痛：用积雪草和水沟污泥同捣烂，随后左右塞耳内。

郁金香

【释名】二三月份开花，状如红蓝。又名郁香，红蓝花。

【性味】味苦，性温，无毒。

【主治】主治心腹间恶气鬼疰。还可做各种香药。

马兰

【释名】二月份长苗，赤茎，白根长叶子有刻齿状，像泽兰但不香。进入六七月份就可高达60～100厘米，开紫花，花谢后有细籽。湖泽潮湿的地方多有生长。又名紫菊。

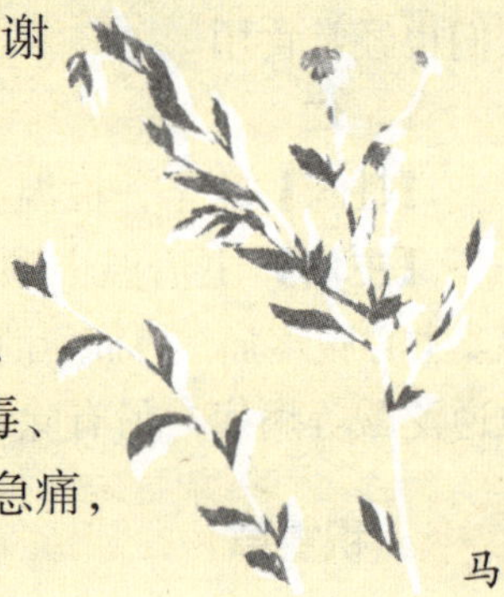

马兰

根、叶

【性味】味辛，性平，无毒。

【主治】主治破瘀血，养新血，止鼻出血、吐血、外伤、便血、疟疾，解饮酒过多引起的黄疸及各种菌毒、药毒。生捣为末，治蛇咬伤。另可治各种疟及腹中急痛，痔疮。

紫苏

【释名】在二三月份下种，或者簇年种子在地里自己生长。它的茎方，叶圆而有尖，四周有锯齿，土地肥沃的正、背面都是紫色。土地瘠瘦时叶的正、背面都是白色的，即白苏，就是荏。

【加工】五六月份连它的根一起采收，用火煨它的根，阴处晾干，则经过十一月、十二月叶子也不会落。

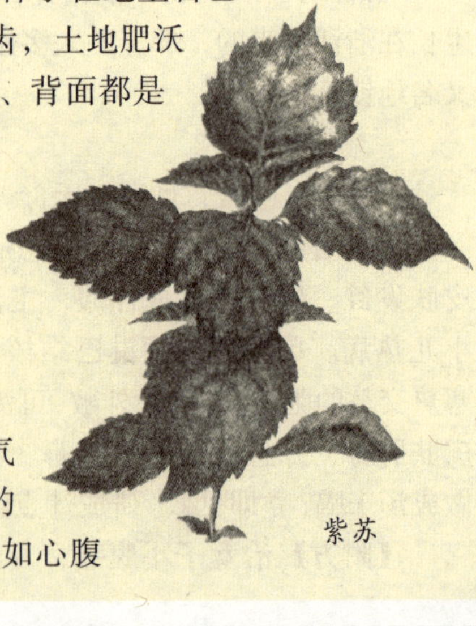

紫苏

茎、叶

【性味】味辛，性温，无毒。

【主治】主治解肌发表，散风寒，下气除寒，补中益气，通畅心经，益脾胃，它的籽功效更好。主治一切寒气造成的病症，如心腹胀满，开胃下食，止脚气和腹泻，通顺大小便。煮成水喝特别好，与橘皮相适应。另有消痰利肺，和血温中止痛，定喘安胎，解鱼蟹毒的作用。治蛇、犬咬伤。

籽

【性味】味辛，性温，无毒。

【主治】主治下气，除寒温中，益五脏，补虚劳，润心肺，研成汁煮粥长期吃，能使身体强壮。可治腹泻、呕吐、反胃，利大小便，消痰止咳嗽，平肺气喘急，顺气治风邪，利膈宽肠，解鱼蟹毒。

【附方】治疯狗咬伤：紫苏叶嚼烂后敷涂在伤口上。

治食蟹中毒：紫苏煮汁饮2升。

治腹泻霍乱胀痛：用生紫苏捣成汁后喝最佳。干紫苏煮汁也可。

治吐血不止：紫苏不拘多少，放入大锅内，加水直至煎干，去滓后熬膏，将炒熟的赤豆捣为末和成梧桐子大小的丸，每次用酒冲服三五十九。

治刀疮出血不止：将嫩紫苏叶，桑叶同时捣烂后贴伤口。

治蛇咬人：紫苏叶捣汁后敷于伤口。

治突然呃逆不止：将紫苏汁煮成浓汁，每次服3盏即止。

治乳腺炎：紫苏煎激发频服。同时捣烂敷于乳房。

治梦中遗精：紫苏子1升炒研细为末，用酒冲服5克，每日1次。

治筋寒症：此症因内寒湿气人于经络，致四肢挛急脚肿不可落地。用紫苏子100克擂碎，水3升，研取汁，将粳米360克，加前汁做粥煮食。

治食蟹中毒：紫苏子煮汁喝。

郁金

【释名】有香气，很受人喜欢。郁金，苗似姜黄，花白质红，秋末抽茎，心面无实，根呈红黄色。

【加工】秋冬两季植株枯萎时采挖，洗净，除去杂质，入沸水中煮透，晒干。切片，生用或醋制用。

【性味】味辛、苦，性寒，无毒。

【主治】破瘀行气，血瘀气滞所致多种病症；清心解郁，热病神昏，癫痫发狂；凉血止血，肝郁化火或血热有瘀出血症；利胆退黄疸，治结石症。本品辛散苦降，寒能清热，入血分能凉血行瘀，入气分可行气解郁，为活血行气凉血之要药。既善破瘀止痛、凉血清心，又能舒肝解郁、利胆退黄，还能止血。所以可用于血瘀气滞之胸胁疼痛、经行腹痛、热病神昏、癫痫发狂、肝郁化火或血热有瘀之出血症，以及湿热黄疸等症。近年用以治肝胆或泌尿系结石有效。

本品凉血止血，治肝郁化火或血热有瘀之吐血、衄血、尿血、妇女倒经等出血症，常与生地黄、丹皮、牛膝等同用，如生地黄汤。

本品善利胆退黄，治湿热黄疸尿赤，常与茵陈、栀子、黄柏、大黄等同用。用治肝胆及泌尿系结石，常与金钱草、海金沙、鸡内金等同用。

薄荷

【释名】二月份宿根长出苗，清明前后可分植。方茎赤色，叶子为对生，初生时形状不长且叶梢是圆的，长成后就变成尖形。人们多有栽种。

【加工】现在的人常把它加进糖果里和制成的糕点来食用。

茎、叶

【性味】味辛，性温，无毒。

【主治】有通利关节，发毒汗，除体内毒气，散瘀血，祛风热的作用。治诸多风邪导致的伤寒发汗，胸腹部胀满，腹泻，消化不良，煮成汁服用，能发汗。长期做菜生或熟吃，祛肾气、邪毒，除劳气，解劳乏，使人口气香洁。煎汤可洗治膝疮。四季都可以吃。另可治因中风而失语、吐痰及各种伤风头脑风，是治小儿风涎的要药。榨汁服，可祛心脏风热及口齿诸病。治淋巴结核疮疥、风瘾疹。捣成汁含漱去舌胎语涩。用叶塞鼻，止衄血。涂蜂螫蛇伤。

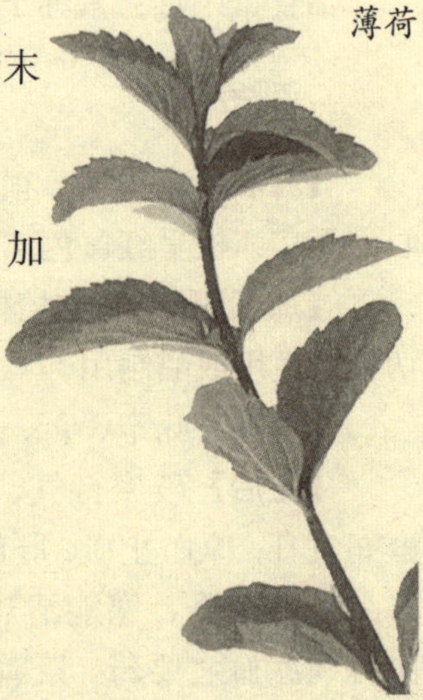
薄荷

【附方】清上化痰，利咽膈，治风热：以薄荷末炼蜜丸芡子大，每日吃1丸，白砂糖调和亦可。

治淋巴结核，或破未破：以新薄荷1千克取汁，皂荚一挺，水浸，去皮，捣取汁同于瓦器内熬膏。加连翘末25克，青皮、陈皮、黑牵牛半生半炒各50克，皂荚子75克，一同捣烂和成梧桐子大的丸。每次服30丸，煎连翘汤服下。

治鼻出血不止：薄荷煎汤服。

治便血不止：薄荷叶贴后立即见效。

治水入耳中作痛：薄荷汁滴入，即愈。

薰衣草

【释名】常在七月中旬开花，十分芳香。多生于低矮的湿地里，叶如麻，两两相对，茎是方的。又名蕙草，也叫香草。

【加工】用火炭将它焙干，色黄的最好。

【性味】味甘，性平，无毒。

【主治】主治聪耳明目、轻身，使人肌肤润泽，精力旺盛，不易衰老，止泪，疗泄精，去臭恶气，治伤寒头痛，上气腰痛。单用，治鼻中息肉和酒糟鼻。

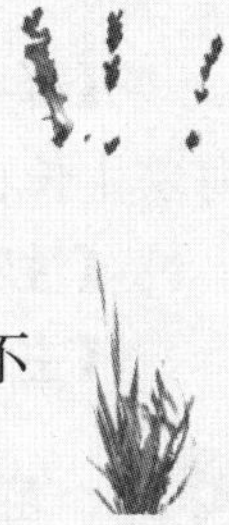

薰衣草

蕙实

【性味】味辛，性平，无毒。

【主治】可使人耳聪目明、轻身，肌肤润泽，精力旺盛，不易衰老，补中。

根茎中涕液

【主治】主治伤寒冷热出汗，中风面肿，水渴热中，逐水。主五痔脱肛。

荠苎

【释名】平地都有生长。叶子像野生紫苏但要长一点，有毛气臭。味道不是很好。又名臭苏，也叫青白苏。

茎叶

【性味】味辛，性温，无毒。

【主治】主治由寒气引起的腹泻。生吃可除去胃里的酸水。捋碎敷蚁瘘有效。

四、水草类

水藻

【释名】水藻叶子 6 ~ 10 厘米长，两两对生，即是马藻；聚藻，叶子细小如鱼鳃状。藻有一种，水中很多。

【性味】味甘，性寒、滑，无毒。

【主治】去暴热、热痢，有止渴功能，方法是捣成汁服。小儿赤白风疹、火焱热疮，捣烂敷上就好。患有热毒肿并有丹毒的人，取水中的藻菜捣烂后敷上，厚达三分，其效无比。

海藻

【释名】有两种：马尾藻，长在浅水中，如短马尾。大叶藻，生长在深海中。海藻生长在海岛上，黑色如乱发。

【性味】味咸，性寒，无毒。

【主治】治头腺肿大，颈部包块痈肿，腹部包块。安神，利小便。

海带

【释名】似海藻且粗些，柔韧且长，人们常吃它。出产于东海水中的石头上。

【性味】味咸，性寒，无毒。

【主治】 治地方性甲状腺肿大。功能与海藻相同。主催生，治妇人病及风下水。

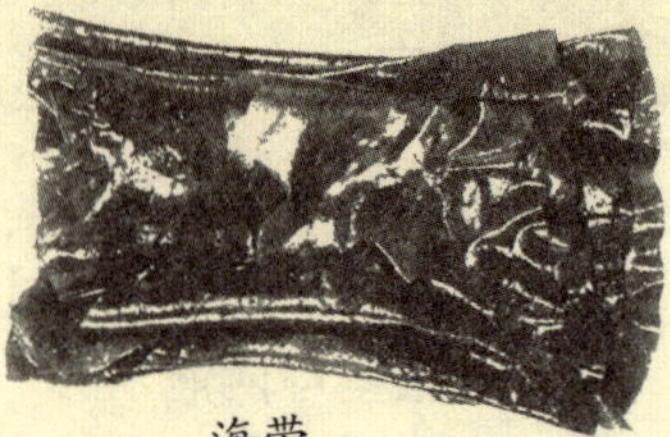

海带

昆布

【释名】叶子像手，大小像薄苇，紫赤色，柔韧可以吃。昆布生长在海中。

【性味】味咸，性寒、滑，无毒。

【主治】治各种甲状腺肿大，颈淋巴结核溃烂。将其含在嘴里吸它的汁，治阴部疝肿。另外，还可去面肿，消十二种水肿。

【附方】主治膀胱结气，小便不通：用昆布500克，淘米水浸一夜，洗去咸味，用一斛水煮熟，劈细，放入葱白一把，切成一寸长的小节，再煮到很烂，放盐醋，掺姜橘椒粉末，调和后吃。仍宜吃高粱米、粳米饭，极能下气。海藻也可按此方法制作。

苹

【释名】它的茎细，叶大，正面呈青色而背面呈紫色，有细纹，很像马蹄决明的叶子。四叶合成，中折十字。夏八九月开小白花，所以称为白苹。苹是四叶菜。叶浮水面，根连水底。

【性味】味甘，性寒、滑，无毒。

【主治】治暴热，下水气，利小便。捣烂涂热疮有效。捣成汁喝，治晕伤毒入体内。曝晒干，与栝楼等份制成粉末，人乳和匀制成丹丸服，治多饮多尿症。

莕蓬草

【释名】叶子像荇叶但大些，茎13～16厘米，开初时像荷叶，六七月开黄花。结的果实像角黍，长6厘米左右，内有细籽一包，如罂粟。三月出水，茎大如指。

【加工】农夫采摘，洗擦后去皮曝蒸，捣碎取米可以做成粥饭吃。它的根大如栗，似鸡头块根，有藕香栗子味。

莕蓬草子

【性味】味甘，性平、涩，无毒。

【主治】助脾厚肠，令人不饥。

根

【性味】味甘，性寒，无毒。

【主治】煮食补虚劳、增强体力，厚肠胃，久食不饥。

荇菜

【释名】湖池水泽之处都有生长。叶子像莼但茎涩，根很长，花呈黄色。又名水葵，也叫水镜萍。

【性味】味甘，性冷，无毒。

【主治】主治消渴，去热，利小便。捣成汁服，去寒热。捣成粉敷各种肿毒和皮肤丹毒。

【附方】治谷道生疮：用荇叶捣烂，绵裹纳入下部，每日3次。

莼

【释名】叶似凫葵，浮在水上。茎采来可以吃。因形像马蹄，所以又名马蹄草，也叫水葵。

【性味】味甘，性寒，无毒。

【主治】主治消渴热痹。和鲫鱼做成汤吃，有下气止呕功能。补大小肠虚气，但不宜过多。治热症，滋补肠胃，安下焦，利尿去水肿，解百种药毒。

水萍

【释名】一种两面都是绿色。一种正面是绿色而背面是紫色、赤如血，

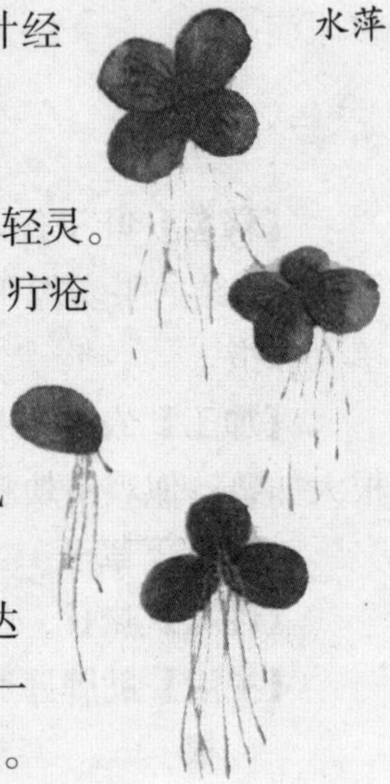
水萍

称为紫萍。到三四月开始生长。五月开花，白色。一叶经一夜就能生长出好几叶。叶子下面有微须，是它的根。

【性味】味辛，性寒，无毒。

【主治】主治暴热身痒，下水气，胜酒。常服使身体轻灵。用来沐浴，可生毛发。另主下气，可治热毒、风热症、疔疮肿毒、汤火伤、风疹。捣成汁服，主治水肿，利小便。研成末，酒服 10 克，治人中毒。主风湿麻痹、脚气、跌打损伤、眼红视物不清、口舌生疮、吐血衄血、癜风丹毒。

【发明】李时珍说：浮萍，它性轻浮，入肺经，达皮肤，所以能发邪汗。民间流传宋朝东京开河，掘出一石碑，碑上有用梵书大篆体刻的诗一首，没有人能知晓。真人林灵毒逐字辨别翻译，原来是一治疗中风的药方，名为去风丹。它的方法：把紫色浮萍晒干，捣成细粉末，和蜜糖一起炼成弹子大小的丹丸。每次服一粒，用豆淋酒化下，治左瘫右痪、36 种风、偏正头风、口眼㖞斜、一切无名风及脚气、跌打损伤，及胎孕有伤。服用百粒以上，可完全康复。

【附方】治消渴多饮者：浮萍捣汁服。又方，用干浮萍、天花粉等份为末，人乳汁和成梧桐子大小的丸，空腹饮服 20 丸，3 年者，数日愈。

大风症：三月采浮萍草，淘洗三五次，窨三五日。焙为末，不得见日，每服 15 克或食入消风散 250 克，每服 25 克，水煎频饮，加以煎汤沐浴。忌猪、鱼、鸡、蒜物。

治背部痈疮红肿：浮萍捣烂和鸡蛋清涂之。

治鼻中衄血不止：浮萍末吹之。

治麦粒肿：浮萍阴干为末，以生羊肝半个，同水半盏煮熟，捣烂绞汁调成末服。甚者不过一服。已伤者，十服见效。

治面生黑瘢：用紫背浮萍 200 克、防己 200 克，煎浓汁洗之。以萍擦于黑瘢上，每日擦 5 次。物虽微末，它的功效甚大，不可小看。

五月五日，取浮萍阴干烧烟，可驱蚊蝇。

越王余算

【释名】如竹算子，长 30 厘米左右。它的叶子白色的像骨，黑色的像角，相传可以吃。生长在海中。

【性味】味咸，性温，无毒。

【主治】可治水肿浮气结聚，气滞不消。

水松

【释名】它的形状如松，海边的人常采它来吃。生长在海水中。

【性味】味甘、咸，性寒，无毒。

【主治】主治溪毒和水肿，有催生作用。

五、苔草类

陟厘

【释名】有种独自长在没有石头的、停积不流的污水中，缠牵如丝绵的形状。又名水苔。生长在江南池泽地方。陟厘有生长在水中及石上的两种，蒙茸如发。

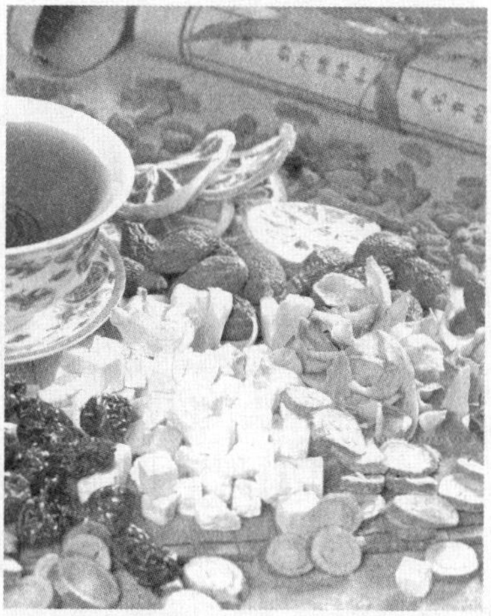

【加工】现在人们将它晾干，制成苔蒲，可以吃，青苔也可以制成脯来吃，都对人有利。

【性味】味甘，性大温，无毒。

【主治】治心腹大寒，温中消谷。助消化不良，止腹泻。捣成汁服，治天行病心闷，制成脯吃，止渴病，禁食盐。捣烂后外敷治丹毒。

石蕊

【释名】生长在兖州蒙山石上。因烟雾熏染，日久结成，属苔衣类。那里的人在初春刮取来曝晒干后馈赠人，称它为云茶。其状呈白色，轻薄如花蕊。又名蒙顶茶。

【性味】味甘，性温，无毒。

【主治】可使人耳聪目明、轻身，肌肤润泽，精力旺盛，不易衰老，益精气；使人不饥渴，轻身延年。生津润喉，解热化痰。

干苔

【释名】海水咸，所以与陟厘不同。干苔像头发一样生长在海水中有石头的地方，长33厘米左右，大小如韭菜。这是一种海苔。有人晾干后制成脯。

【性味】味咸，性寒，无毒。

【主治】捣成汁来服用治甲状腺肿大及呕吐、腹泻和肠道寄生虫。心腹烦闷的，用冷水研细如泥，喝下它立即就好。除一些金属毒物和药毒。放入木孔中杀虫，消茶积。烧成粉末吹入鼻中可以治愈衄血。捣烂浸泡后可敷手背消肿痛。多吃苔脯会出疮疥，使人痿黄，少血色。咳嗽的人不可以吃。

【发明】《夷坚志》里说：河南有一寺庙里的僧人全都患了甲状腺肿大，有个洛阳的僧人同他们在一起，每次吃晚饭时都取出苔脯来同吃。过了几个月，僧人颈部肿大的甲状腺恢复了正常，才知道海里的东西都能治好这种疾病。

六、蔓草类

葛

【释名】到处都有生长，江浙一带尤其多。它的根外紫里白，长2.3 ~ 2.7米，叶子有三尖，花成穗，紫色荚如小黄豆荚。现在人们用它来解酒。又名鹿藿。

【加工】在五月五日午时采根曝晒干，以入土深的那种为最好。现在的人多做成粉来吃。

根

【性味】味甘、辛，性平，无毒。

【主治】能解机体各种大毒、大热，解肌发表，出汗，开胃下食，排除瘀血，通小肠，散郁火。可治糖尿病、发热、呕吐、呃逆上气、伤气感冒头痛、各种痹症、皮肤疮毒，以及腹泻便血等病症。另可助消化，解酒醉，利大小便，去烦热。外敷可治小儿热疮，蛇虫咬伤。捣成汁喝，可治小儿热病、关节红肿、疯狗咬伤等。解野葛、巴豆的药毒，生的可以堕胎。

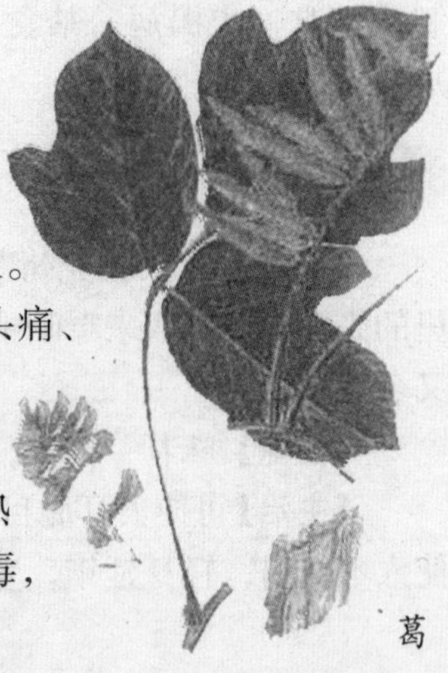

葛

【附方】治酒醉不醒：生葛根汁饮2升便愈。

治数种伤寒：葛根200克，水2升，入豆豉1.8千克，生姜汁少许，煮取半升服。

治中鸩鸟大毒，它的羽入酒杯一拂，饮后即烂肠胃。急用葛粉540克，水三盏调服，气绝欲死牙关紧闭的，挖开灌入。

治鼻中出血不止：生葛捣汁，每次服一小盅，一日服3次。

治破伤风，痉强欲死：生葛根200克，以水3升，煮取1升，去滓分服，牙关紧闭者灌服。

治金疮：五月五日午时，取葛根晒干为末，遇有刀斧伤，敷患处有效。

解各种毒药、上吐下泻：葛根煮成汁，时常服用。

治心火上升、吐血不止：用新鲜葛捣汁半升，一次服下，立即就好。

谷

【味性】味甘，性平，无毒。

【主治】主治小儿腹泻及下痢十年以上。可解酒毒。

花

【主治】主治消酒，治肠风下血。

叶

【主治】主治金疮止血，可敷。

蔓

【主治】主治咽喉肿痛，烧研，水送服。

寒莓

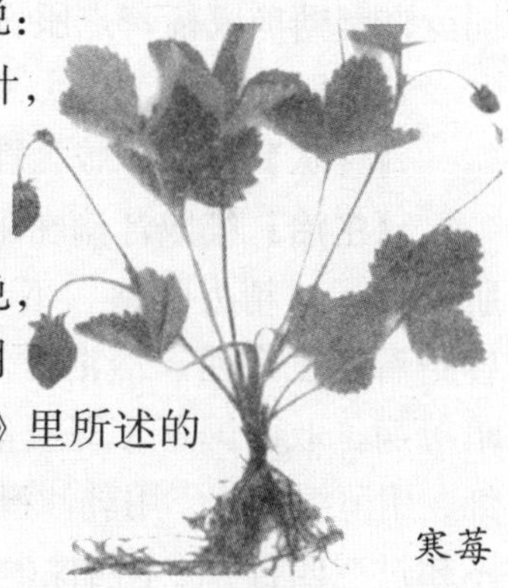
寒莓

【释名】苗短不过尺，茎叶都有刺。李时珍说：此类共有五种，一种藤蔓繁衍，茎有倒刺，逐节生叶，叶子大小如手掌，形状类似小葵，叶子正面呈绿色而背面呈白色，厚而有毛，六七月份开小白花，就蒂结果实，三四十颗成一簇，成熟后呈暗淡的紫色，微有黑毛，形状像成熟的桑椹但要扁一些，到冬月苗叶不凋落的，俗名叫割田藨，就是《本草纲目》里所述的寒莓。处处都生长。

【性味】味酸，性平，无毒。

【主治】安五脏，益精气，增强体魄。长期服用能使人年轻不老。另可治疗严重的中风、身热大惊。养益颜色，长发，使人耐寒湿。

苗、叶

【性味】味酸、咸，性平，无毒。

【主治】绞取汁滴在眼里，去肿赤，耳聪目明、轻身。使人肌肤润泽，精力旺盛，不易衰老，止泪，收湿气。治眼睛昏暗看不见东西、冷泪常流不止以及青光眼、天行目暗等病，将苗、叶在烈日下曝晒干，捣细，用薄绵裹起，用乳汁浸出，点入眼中，立即仰卧，不超过三四日，看东西像少年的眼睛一样清楚。禁酒、面、油物。

覆盆子

【释名】四五月份变红成熟，山中人及时采来卖。它的味酸甜，外形像荔枝，大小如樱桃，软红可爱。过于成熟就会在枝条上腐烂生蛆，吃后多热。又名大麦莓。

【加工】有五六分成熟就可以采收，在烈日下曝晒干。今人取汁煎成果。采时不要着水，否则经不起煎。

【性味】味甘，性平，无毒。

【主治】益气轻身，令头发不白。补虚，强阴健阳，悦泽肌肤，安和五脏，中益力。

【附方】治疗劳损风虚、补肝，耳聪目明、轻身，使人肌肤润泽，精力旺盛，不易衰老，男子肾精虚竭，每天用水服15克，女子吃它，可治不孕。使人颜色变好。榨成汁涂头发，不会变白。益肾，缩小便。取汁同少许蜜糖煎成稀膏点服，治疗肺气虚寒。

叶

【性味】味酸、咸，性平，无毒。

【主治】绞取汁滴在眼里，去肿赤，耳聪目明、轻身。使人肌肤润泽，精力旺盛，不易衰老，止泪，收湿气。治眼睛昏暗看不见东西、冷泪常流不止以及青光眼、天行目暗等病。取西国草（即覆盆子）在烈日下曝晒干，捣细，用薄绵裹起，用乳汁浸出，滴入眼中，立即仰卧，不超过三四日，看东西像少年的眼睛一样清楚。禁酒、面、

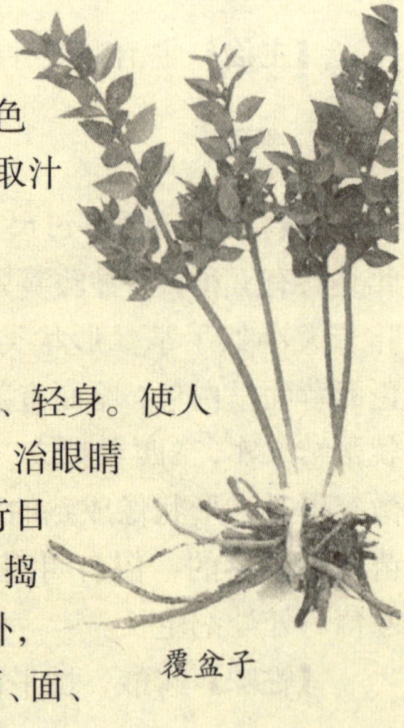

覆盆子

油物。

根

【主治】治痘后白内障或伤后瘢痕，取根洗捣，澄粉晒干，和少许蜜糖，点入眼中，每天二三次自然可消散。百日内易治，久了就难以治疗。

【附方】治阳事不起：取覆盆子，用酒浸泡后焙干，再研为末。每天早晨用酒服15克。

七、石草类

酢浆草

【释名】一枝有三叶，每叶分成两片，晚上自动合贴在一起，如一整体。此小草苗高3～7厘米，丛生布地，极易繁衍。四月开小黄花，结小角，角长一二分，内有细籽。冬季也不凋谢。

【性味】味酸，性寒，无毒。

【主治】主治各种小便淋沥，白带浊黄，杀各种寄生虫。捣烂后敷涂，治恶疮痔瘘，治烧伤、烫伤及蛇蝎咬伤。食用，解热渴。同地钱、地龙一起治尿路结石。煎汤洗痔、脱肛，很有效。洗后研末暖酒眼。治妇人血结。

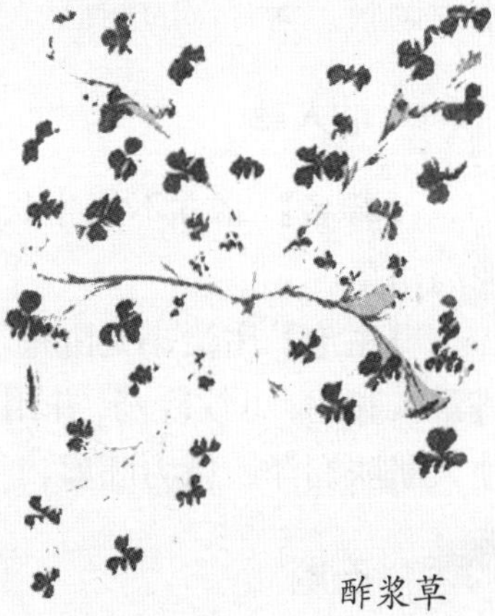
酢浆草

【附方】治小便血淋：用酢浆草捣汁，煎五苓散服。

治二便不通：用酢浆草一大把，车前草一小把，共捣汁，加砂糖5克调服一盏。不通再服。

治牙齿肿痛：酢浆草一把洗净，川椒49粒去籽，同捣烂，再用绢布裹成如筷子大小，切成如豆粒大，每次用一块塞痛处。即止。

景天

【释名】二月长苗，脆茎，微带赤黄色。高33～66厘米，折断它有汁流出。叶子呈淡绿色，光泽柔厚，形状像长匙头以及胡豆叶但没那么尖。六七月开小白花，结的果实如连翘但要小些，内中有像粟粒一样的黑籽。

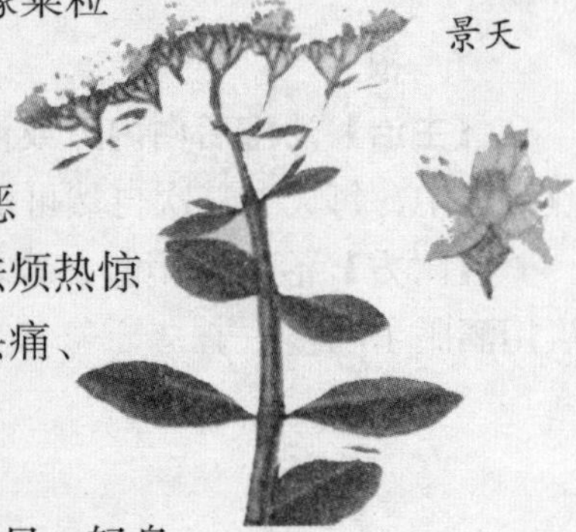
景天

【性味】味甘，性平，无毒。

【主治】治大热火疮，祛机体烦热及邪恶气。疗金属外伤，止血。煎水给小儿洗澡，祛烦热惊气。祛风疹恶痒、小儿丹毒及发热热狂、赤跟头痛、寒热游风、女人带下。

花

【主治】治女人白带不断，赤白，聪耳明目、轻身，使人肌肤润泽，精力旺盛，不易衰老。

石韦

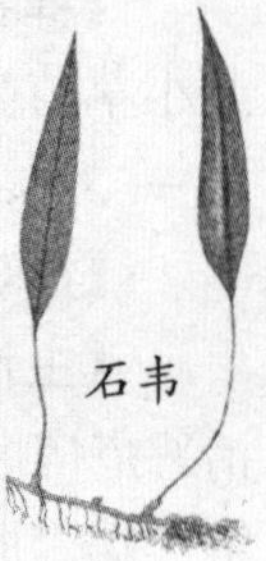
石韦

【释名】多生在背阴的崖缝处，它的叶子大的长近33厘米，宽有3厘米，柔韧如同树皮，背面有黄毛。蔓延长于石上，叶子长得像皮，所以得名为石韦。

【性味】味苦，性平，无毒。

【主治】治劳热邪气，利小便，可以治愈烦下气，通膀胱，补五劳，安五脏，祛恶风，益精气。治遗尿淋沥，炒后为末，用冷酒调服，治背部的痈疽。主崩漏、金疮，清肺气。

仙人草

【释名】北方不能生长。生长在庭院间，高6～10厘米，叶细有齿，像离鬲草。

【主治】主治小儿酢疮。疮头小而硬的，则煮汤洗浴，同时捣烂后敷搽。丹毒入腹的，可饮冷药，并用此药洗浴。另外，捋成汁滴目，可耳聪目明、轻身，使人肌肤润泽，精力旺盛，不易衰老，去翳。

石斛

【释名】石斛又名鲜石斛、铁皮石斛、金钗石斛、霍石斛、耳环石斛。

【性味】味甘，性寒，无毒。

【主治】养胃生津，主治热病伤津症，胃阴不足症；滋阴除热阴虚津亏虚热不退，消渴；聪耳明目、轻身，使人肌肤润泽，精力旺盛，不易衰老，强腰，治阴虚视弱，阴虚腰膝软弱。

【附方】本品味甘寒，为养胃阴，生津液，滋肾阴，除虚热之品。用治热病津伤烦渴，或胃热伤阴之舌干口渴，能养胃生津；用治阴虚津亏虚热不退，或内热消渴，能滋阴生津除热。通过滋肾阴，又能聪耳明目、轻身，使人肌肤润泽，精力旺盛，不易衰老、强腰膝，治阴虚视弱及腰膝软弱等症。鲜品较干品清热生津力大，热病伤阴多用；一般阴虚症多用干品。

1. 本品益胃滋阴生津，治热病津伤烦渴，常以鲜品配鲜牛地、麦冬、天花粉等药同用；治胃阴不足之舌干口渴，常与沙参、玉竹、麦冬等同用，如祛烦养胃汤。

2. 本品滋肾阴而退虚热，治阴虚津亏虚热不退，常与生地黄、麦冬、白薇、地骨皮同用。

3. 本品滋阴聪耳明目、轻身，使人肌肤润泽，精力旺盛，不易衰老、强腰膝，治阴虚视弱，常配菊花、枸杞子、菟丝子、熟地黄等同用，如石斛夜光丸；治肾阴不足之腰膝软弱，常与熟地黄、枸杞子、牛膝、女贞子等同用。

八、毒草类

鬼芋

【释名】经过二年生的，根大得像碗和芋魁。它的外表纹理为白色，味道麻人。出产于江苏、四川，福建中部的人也栽种它。

【加工】八九月份后掘出根，必须擦洗干净，捣烂或者切成片状，以灰汁煮沸十几次，再用水淘洗五遍，即成冻子。不用灰汁就不能制成。切成细丝，用沸水烫后，再放入五味调和后吃。它的形状像水毒丝。

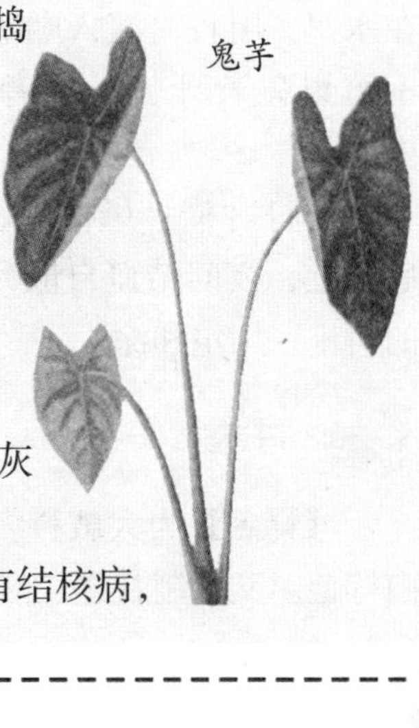
鬼芋

根

【性味】味辛，性寒，有毒。

【主治】治痈肿风毒，磨烂敷在患处。捣碎用灰汁煮了制成饼，加五味调和后吃，主消渴。

【发明】按照《三元延寿书》的说法：有人患有结核病，

百物不忌，看见邻居家里有鬼芋，乞求了一些来吃，味道较美，于是就常吃，因而把结核病治好了。另有几个患腮腺炎的患者，经常吃它，病也痊愈了。

凤仙

【释名】苞中间有籽，像萝卜子但小些，呈褐色。结的果实堆叠的样子，大如樱桃，它的形状稍长一些，颜色如毛桃，生时呈青色，成熟后变黄色，碰触到它就自己裂开，皮卷起如拳头一样。

【加工】人们采它的粗茎用酱或用盐腌制，脆美可口。嫩花用酒浸入一夜，也可以吃。

茎、叶

【性味】味苦、甘、辛，有小毒。

【主治】有散血通经，软坚透骨作用。治鸡鱼骨刺卡在喉咙里、误吞铜铁、跌打肿痛。

花

【性味】味甘，性温、滑，无毒。

【主治】治蛇伤，擂酒服下就好。另治腰胁疼痛难忍，晒干研成粉末，空腹时用酒每次服用15克，活血消积。

籽

【性味】味苦，性温，有小毒。

【主治】主治难产，骨刺卡喉，软骨散积块。厨师烹调硬肉时，投入几粒，容易煮烂。

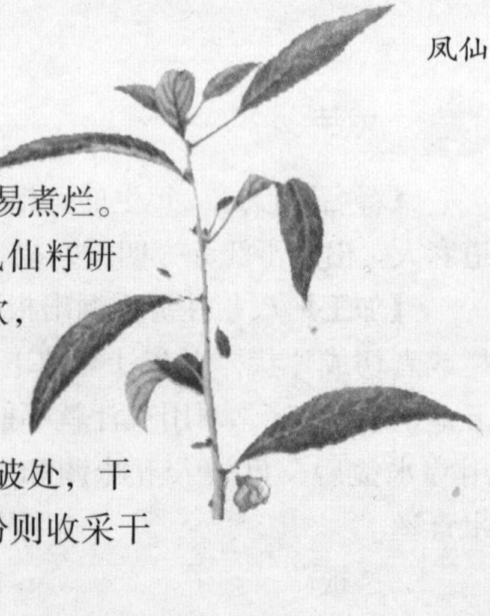

凤仙

【附方】治骨鲠得很危险的人：白凤仙籽研在水里，用竹筒灌入咽喉中，其物立即变软，不可以碰着牙齿。或者用根捣成汁灌服，更好。

杖打肿痛：凤仙花、叶捣如泥，涂肿破处，干后又上，夜间结血自散，即愈，十一二月份则收采干的研末，用水和涂。

甘遂

【释名】为大戟科多年生草本植物甘遂的块根。主产于陕西、山西、河南等地。又名制甘遂、醋甘遂。

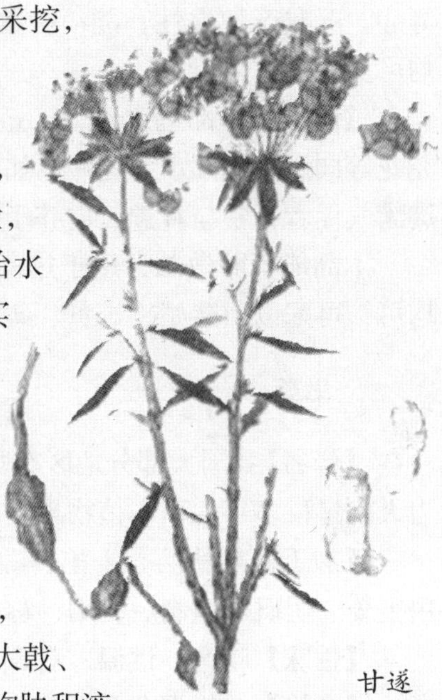

甘遂

【加工】春季开花前或秋末茎叶枯萎后采挖，撞去外皮，晒干。醋制用。

【性味】味苦、甘，性寒，有毒。

【主治】治泻水逐饮水肿胀满，痰饮积聚，痰迷癫痫；消肿散结痈肿疮毒。本品苦寒降泄，能通过二便而为泻水逐饮之峻药。主要用治水湿壅盛所致水肿胀满、二便不能，形症俱实的阳实水肿症，以及痰饮积聚，胸满气喘，或痰涎壅盛，癫痫发狂者。外用还可消肿结以治痈肿疮毒。

【附方】本品泻水逐饮之力颇峻，服后可致连续泻下，使潴留之水饮排出体外。适用于水湿壅盛，水肿胀满、腹大如鼓之症，可单味应用,一般与其他逐水药同用,常配伍大戟、芫花、牵牛子等，如舟车丸；用治痰饮积聚，胸胁积液，胸满气喘胁痛者，常与大戟、芫花配伍，以大枣煎汤送服，即十枣汤；治疗水饮与热邪结聚所致水饮结胸，气逆喘促者，与大黄、芒硝同用，即大陷胸汤。

本品因能峻下通利，又可用于热结便秘，如《圣惠方》单用甘遂末炼蜜为丸服，用治二便不通。现代治疗重型肠梗阻、肠腔积液较多者，以甘遂与大黄、厚朴、桃仁等同用，如甘遂通结汤。又取本品攻逐痰饮之功，可用治痰涎壅盛所致癫痫，如《济生方》遂心丹，与朱砂共为末制丸服。

本品外用有消肿散结作用，可用治痈肿疮毒，生品研末水调外敷。

大戟

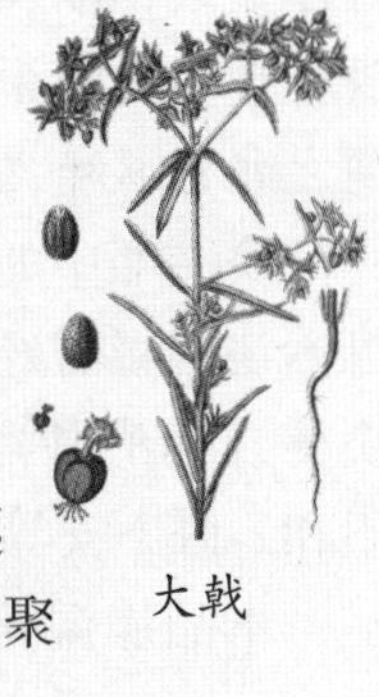

大戟

【释名】为大戟科多年生草本植物、大戟或茜草科多年生草本植物红芽大戟的根。

【加工】春季未发芽前，或秋季茎叶枯萎时采挖，除去浅茎及须根，洗根，晒干。醋制过用。

【性味】味苦、辛，性寒，有毒。

【主治】治泻水逐饮水肿胀满，痰饮积聚；消肿散结痈肿疮毒，瘰疬痰核。本品苦寒下泄；通利二便，而为泻水逐饮之峻药，功同甘遂而药力稍逊，适用于水肿胀满、痰饮积聚等症。又具辛散之性，能消肿散结，用治痈肿疮毒、瘰疬痰核，内服、外用均可。

【附方】本品泻水逐饮，适用于水肿胀满，大腹水肿之症，多与甘遂、芫花等同用，使逐水力更峻，如十枣汤、舟车丸；用于痰饮积聚，胸胁积液、胸满气促者，常与甘遂、白芥子同用，如控涎丹。

本品能消肿散结，用于热毒痈肿疮疡及痰火凝聚的瘰疬痰核，内服外敷均可，可配以山慈姑、雄黄、麝香等，如紫金锭。

半夏

【释名】我国大部分地区有野生，产于四川、河南、湖北、贵州、安徽等地。为天南星科多年生草本植物半夏的块茎。

【加工】夏秋两季采挖，洗净，除上皮及须根，晒干，为生半夏。一般用生姜、明矾等炮制后使用，称为制半夏。用时切片。

【性味】味辛，性温，有毒。

【主治】治燥湿化痰，痰多咳嗽气逆，痰饮眩晕，风痰肢麻不遂；降逆止呕胃气上逆呕恶；消痞散结胸脘痞闷，梅核气，瘿瘤痰核，痈疽肿毒，又治胃不和卧不安等。

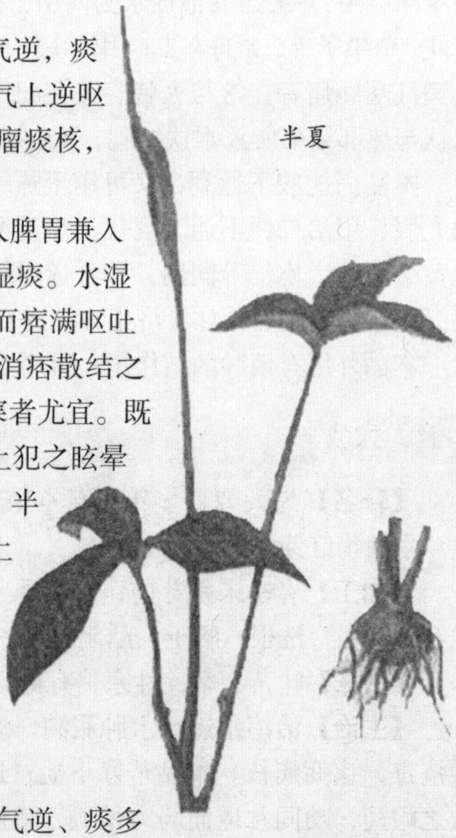

半夏

【附方】本品辛散温燥有毒，主入脾胃兼入肺，能行水湿、降逆气，而善祛脾胃湿痰。水湿去则脾健而痰涎自消，逆气降则胃和而痞满呕吐自止，所以为燥湿化痰、降逆止呕、消痞散结之良药。凡痰湿所致疾患皆可选用，兼寒者尤宜。既主治脾湿痰壅之痰多咳喘气逆、痰湿上犯之眩晕心悸失眠，以及风痰叶逆、头痛肢麻、半身不遂、口眼歪斜等症；又善治胃气上逆之恶心呕吐、痰湿中阻之胸脘痞闷、气郁痰结咽中如有物阻之梅核气；还可治痰湿凝滞经络或肌肉所致的瘿瘤痰核及痈疽肿毒，此外，也可用于胃不和、卧不安等症。

本品燥湿化痰而兼止咳，治咳喘气逆、痰多

色白，常配陈皮、茯苓、甘草同用，如二陈汤；若寒盛而痰多清稀者，可配细辛、干姜等温肝化饮之品；若见热象，痰稠色黄者，则需与清热化痰的黄芩、瓜蒌、知母、桑白皮等同用。治痰湿上犯之眩悸失眠，常配白术、天麻、陈皮、茯苓同用，如半夏白术天麻汤。治风痰吐逆、头痛肢麻、半身不遂、口眼呙斜等症，常以之辅天南星、白附子等药为用，如玉壶丸、青州白丸子。

本品既善燥湿降逆止呕，又性温和兼散寒，主治胃寒及痰饮呕吐，常与生姜配伍使用，如小半夏汤。若治其他原因所致的呕恶，当据情配伍它药。用治胃虚呕吐，常与人参、白蜜等同用，如大半夏汤；治胃热呕吐，常与黄连、竹茹等同用，如黄连橘皮竹茹半夏汤；至于妊娠呕吐，又常与苏梗、砂仁、生姜、竹茹等理气安胎、和胃止呕之品同用。本品既善燥湿消痞，又能散结消肿，治痰湿中阻之胸脘痞闷胀满，症偏寒者，常与厚朴、陈皮、苏梗、木香等同用；症偏热者，常与黄芩、黄连、山栀子等同用。若治痰热互结之心下坚痞作痛，当与全瓜蒌、黄连同用，如小陷胸汤。若治瘿瘤痰核，常与昆布、海藻、浙贝母、夏枯草等同用。若治痈疽肿毒未化脓者，可单用生品为末，醋调外敷。

此外，取其和胃之功，治胃不和卧不安，每与秫半合用，如牛夏秫米汤；取其行湿润燥之功，治老人火衰便秘，每与硫黄合用，如半硫丸。

附子

【释名】主产于四川，湖北、湖南等省亦有栽培。为毛茛科多年生草本植物乌头的子根的加工品。

【加工】6月下旬至8月上旬采挖，除去须根及泥沙，然后加工成盐附子、黑附片及白附片。

【性味】味辛，性热，有毒。

【主治】回阳救逆亡阳症；补火助阳肾阳虚诸症，脾肾阳虚症，阳虚水肿症，阳虚外感症；散寒止痛寒湿痹痛。

【附方】本品大辛大热，为纯阳燥烈之品，其性善走，功能峻补下焦之元阳，而逐在里之寒湿；又可外达皮毛，而散在表之风寒。用治亡阳欲脱、脉微欲绝者，可以回阳复脉；用治肾阳不足，阳痿滑精，腰膝冷弱者，可以补火壮阳；用治阴寒内盛，脘腹冷痛，呕吐泄泻，痰饮水肿尿少者，可以温里散寒而逐冷湿；用治风寒湿痹，而致恶寒发热脉沉者，可以助阳发表。此外，与补益药同用，可治一切内伤不足、阳气衰弱之症。总之，彻内彻外，“果有真寒，没有所不治”。

本品能回阳救逆，用于亡阳症，常与干姜、甘草同用，即四逆汤。若阳衰复有气脱，见大汗淋漓、气促喘急者，可与大补元气之人参同用，即参附汤。

本品补火助阳，用于各种阳虚症。若肾阳不足，命门火衰者，常与肉桂、熟地、山萸肉等同用，如桂附八味丸；阴寒内盛，脾阳不足者，可与人参、白术、干姜等同用，如附子理中丸；脾肾阳虚，水气内停者，可与白术、茯苓等同用，如真武汤；阳虚复感风寒脉沉者，可与麻黄、细辛同用，如麻黄细辛附子汤；阳虚自汗者，可与黄芪、桂枝、白芍等同用。亦可与人参、桂枝等同用，治心阳衰弱之心悸气短等症。

本品散寒止痛，用于寒湿痹痛，可与桂枝、白术等同用，如甘草附子汤。

卷四　谷部

李时珍说："太古生民无食粒，只茹毛饮血。"人以吃谷为主，五谷杂粮是我们赖以生存的主要食品，我们每天都食用，可是你了解它吗？它还有药的功效。

一、稻类

稻

【释名】就是糯米，它的种类很多，谷壳有红、白两种颜色，有的有毛，有的没有毛。米也有红、白两种颜色，颜色红的糯米用来酿酒，酒多糟少。它的性温，所以可以酿酒。

【性味】味甘，性温，无毒。

【主治】主治温中，使人发热，大便干结。使人气血充足，通畅，可解芫毒、斑蝥的毒。有益气止泄的功能，把一碗糯米碾碎后和水服用，可以止霍乱后呕吐不止的情况。把它与骆驼脂调和后做成煎饼服食，可以治痔疮。把它做成粥服食，可以消渴。

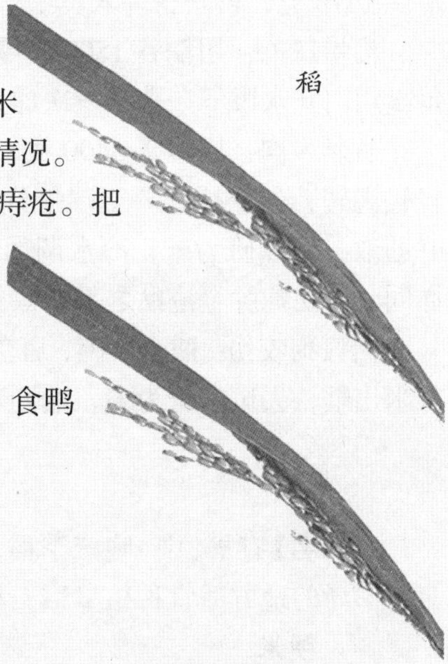

稻

米泔

【性味】味甘，性凉，无毒。

【主治】主治益气，止烦渴霍乱解毒。食鸭肉不消化者，立即饮一杯，即可消除病症。

稻花

【加工】放置阴凉处晾干。

【主治】有白牙、乌须作用。

稻秆

【性味】味辛、甘，性热，无毒。

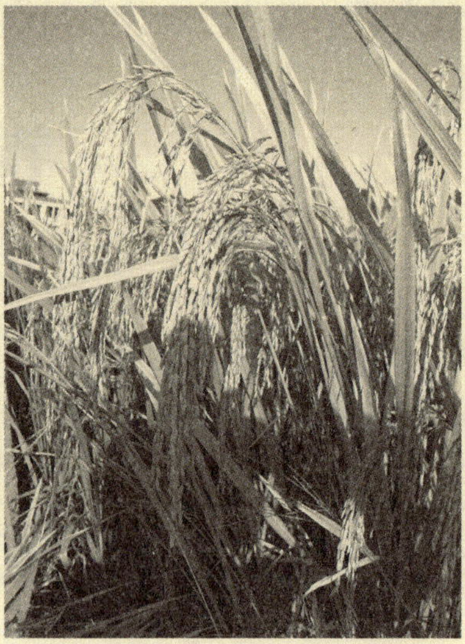

【主治】主治黄疸，将它煮成汁，浸洗，接着又将谷芒炒黄研为末，和酒服用。将它烧成灰，可以医治跌打损伤。烧成灰浸水渴，可以止消渴。将稻秆垫在鞋内，可以暖脚，去寒湿气。

【发明】湖南李某从马上跌下受伤，就曾用糯稻秆烧成灰，将新熟酒连酒糟放点盐，取汁过滤后，浇在痛处，立即就好了。还有一人虱虫进入耳内，头痛难忍，用了很多种药都不见改。改用稻秆灰煎成汁滴进耳内，虱虫马上死后随汁流出。

谷芒

【主治】主治黄疸病。制成粉末，和酒服用。煎成汁饮用。煎汁饮用，又可解虫毒。

糯糠

【主治】主治牙齿发黄，烧后取它的白灰，天天擦牙。

【附方】主治鼻出血不止，服药没有效：用糯米炒成微黄，为末。新井水调服 10 克，再吹少许入鼻中。

治噤口痢：用糯谷 1800 克爆出白花，去壳，有姜汁拌湿再炒，研为末。每次用白开水服下一匙，三次即止。

竹刺入肉：用糯米 5400 克，于端午前 49 日，冷水浸之。一日换两次水，轻轻淘转，勿令搅碎。于端午日取出阴干，用绢袋盛好，挂通风处。每次用时即取，炒黑研为末，冷水调如膏药，贴一夜，刺即拔出留在药内。木入肉亦同。一切痈肿金疮贴之都有效。

治疯狗咬伤：糯米一碗，斑蝥黄去之，再入 7 个，蝥黄又除去，又入 7 个，待米出烟，去斑蝥研为末，油调敷于患处，小便利，恶物下，就痊愈了。

粳

【释名】有早、中、晚三季稻，南方雨水多，适宜种植水稻。北方土地平坦，只有润泽的地方适宜种植旱稻。和大米相同，是稻谷的总称。

粳米

【性味】味甘，性平，无毒。

【主治】主益气，止烦，止渴，止泄痢。温中，和胃气，长肌肉。健壮筋骨，益肠胃，通血脉，调和五脏，益精强志，聪耳明目、轻身，使人肌肤润泽，精力旺盛，不易衰老。

【附方】用粳米和芡实一起煮粥食用更好。初生的小孩，将粥煮成乳汁状适量地喂食，可以开胃、助食。经常吃干粳饭，可以使人不噎。新米刚开始吃，会动风气。陈米下气，以患者尤为适宜。但不能和苍耳一同吃，否则叫人猝然心痛，这时应赶快烧仓米灰和蜜浆服用，不然可置人于死地。粳有早、中、晚三季，以晚白米居第一。各地出产的种类很多，气味必有相异，但也相差不远。天生五谷，之所以养人，得到它能生存，得不到就会死亡，是因为谷米得了天地中和之气，与造化生育的功效相同，所以不是其他东西可以相比的。

光粳米

【性味】味甘，性平。

【主治】可助胃益精。

白粳米

【性味】味甘，性寒、稍软。

天落黄

【性味】味甘，性平、软。

【主治】它益胃功效与其他粳米相同，陈米养胃不滞。

红莲米

【性味】色赤，味甘，性平、软。

【主治】能健胃和脾，大补人的元气，是米中佳品。

淅二泔

第二次的淘米水，清澈可用，所以称为淅二泔。

【性味】味甘，性寒，无毒。

【主治】可清热，止烦渴，利小便，凉血。

炒米汤

【主治】益胃除湿但不驱火毒，使人口渴。

粳谷奴

谷穗呈煤黑色即是。

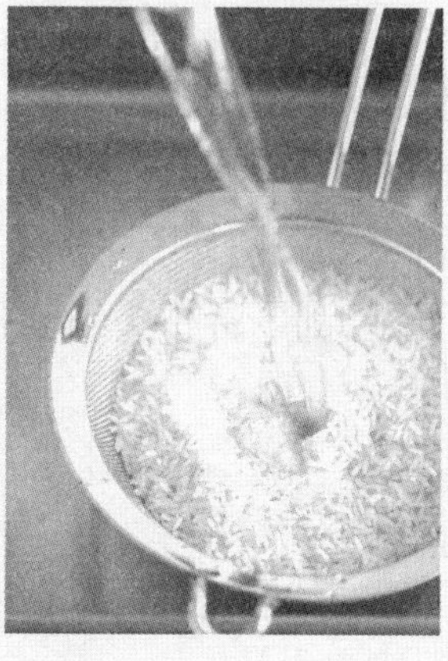

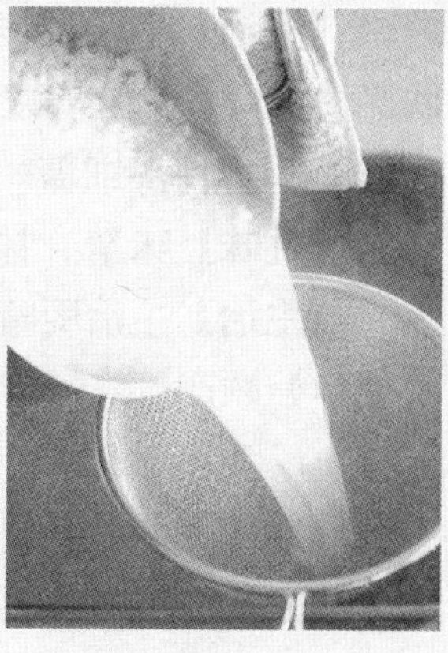

【主治】主治奔跑后气喘喉痛，将它烧后研碎，和酒服用，立即见效。

禾秆

【主治】可解砒霜毒。先将它烧成灰，然后以刚打出的井水淋汁，所得汁再过滤清澈，冷服一碗，毒即可排除。

【附方】主治米瘕，嗜吃生米，久亦毙命：可用白米900克，鸡屎1.8千克，一同炒焦研为末，用水1升顿服。不一会便可吐出瘕，如研米汁或白沫淡水，即可以治疗。

治自汗不止：有绢包粳米粉，频频扑上。

治小儿初生没有皮，色赤，但有红筋，乃是早产的新生儿：用早白米粉扑上，肌肤自生。

治吐血、流血不止：都以陈米淘水，温服一杯，每日3次。或以麻油或萝卜汁滴入鼻孔。

治赤鼻酒齄：淘米水每日食后饮用。外以硫黄放入大菜头内，煨烂后研成末，涂搽。

籼

【释名】和粳相似但颗粒小。现在的品种也有很多，有红、白两种颜色，和粳米大同小异。又名旱稻。

籼米

【性味】味甘，性温，无毒。

【主治】最主要的作用是能温中益气，养胃和脾，除湿止泄。

米秕

【性味】味甘，性平，无毒。

【主治】主治能肠开胃，下滞，磨积块，作为粮食，可充饥，能使人皮肤光滑，可作为疗养之品。

舂杵头细糠

【性味】味辛、甘，性热。

【主治】主治呃噎，可以刮了舂杵头细糠含之。把它烧成灰，和水服用，可使孕妇顺产。

黄茎籼

【性味】味甘，性温。

【主治】养容健身，健脾，调和中气。煎汤服用可以止痢疾。

二、麦类

小麦

【释名】是五谷中价值最高的。小麦秋季播种，冬季生长，春季开花，夏季结实。

【性味】味甘，性寒，无毒。

【主治】新麦性热，陈麦性平。它可以除热，止烦渴，咽喉干燥，利小便，补养肝气，止漏血唾血，可以使女子易怀孕。补养心气，有心病的人适宜食用。将它煎熬成汤食用，可治淋病。磨成末服用，能杀蛔虫，将陈麦煎成汤饮用，还可以止虚汗。将它烧成灰，用油调和，可涂治各种疮及汤火灼伤。

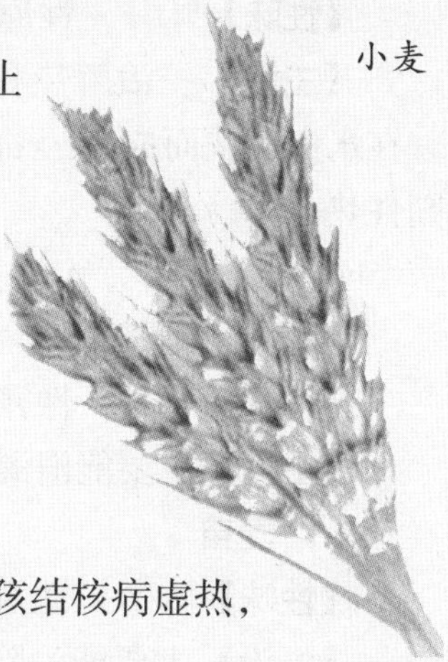
小麦

浮麦

【性味】味甘、咸，性寒，无毒。

【主治】主益气除热，止自汗盗汗。治大人、小孩结核病虚热，妇女劳热。

面

【性味】味甘，性温，有微毒。

【主治】主治补虚，长时间食用，使人肌肉结实，养肠胃，增强气力。它可以养气，补不足，有助于五脏。将它和水调服，可以治疗中暑、马病肺热。将它敷在痈疮伤处，可以散血止痛。

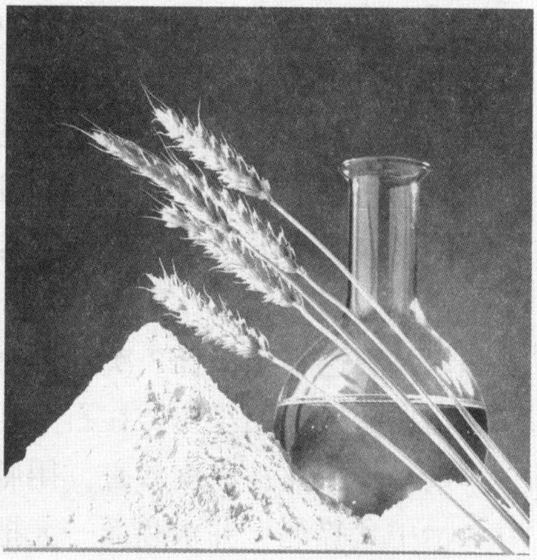

麦麸

【主治】主治瘟疫和热疮、汤火疮溃烂、跌伤折伤的瘀血，用醋和麦麸炒后，贴于患处即可。将它醋蒸后用来熨手脚风湿痹痛，寒湿脚气，交替使用直到出汗，效果都很好。将它研成末服用，能止虚汗。凡人身体疼痛及疮肿溃烂流脓，或者小孩夏季出痘疮，溃烂不能睡卧，都可以用夹褥盛麦麸缝合来垫铺，因麦麸性凉并且柔软，这的确是个好方法。

麦粉

就是用麸皮洗筋澄出的浆粉。现在的人多用它来浆衣服。

【性味】味甘，性凉，无毒。

【主治】主治补中，益气脉，和五脏，调经络。炒一碗麦粉和汤服下，能止痢疾。熬成膏状，能消一切痈肿、火烫伤。

面筋

【性味】味甘，性凉，无毒。

【主治】主治解热和中，有劳热之人适宜将它煮吃，能宽中益气。它是麸在水中揉洗而成，是素食的主要物品，煮着吃性凉，现在人们多用油炒而食，则性热。

麦

就是麨，是将小麦蒸熟后磨成的面。

【性味】味甘，性寒，无毒。

【主治】主要能消渴，止烦。

麦苗

【性味】味辛，性寒，无毒。

【主治】主要能消除酒毒暴热、黄疸目黄。方法是：将它捣烂绞成汁，每日饮用。它还可以解虫毒，方法是将麦苗煮成汁服用。此外，可以解除瘟疫狂热，除烦闷消胸膈热，利小肠，将它制成粉末吃，可使人面色红润。

麦奴

麦穗将要成熟时，上面有黑霜的就是麦奴。

【主治】主治热毒，能解丹石毒及各种阳毒温毒，发热口渴温疟病症。

麦秆

【主治】可治疣痣，去除坏死组织。

【附方】治消渴：小麦做饭及粥食。

治老人小便五淋：小麦 1800 克，通草 100 克，水 3 升煮至 1 升，饮后即愈。

治颈上长瘤：用小麦 1800 克，醋 1 升浸泡，晒干后为末，海藻磨末 150 克和匀，酒送服，每日 3 次。

治白癜风：用小麦摊在石上，烧铁物压出油，搽患处甚效。

治小便尿血：麸皮炒香，用肥猪肉蘸食。

治中暑猝死：井水和面一大把，服。

治吐血：用面粉略炒，京墨汁或藕节汁，调服10克。

治衄血，口、耳、鼻皆出者：白面加盐少许，冷水调服15克。

治咽喉肿痛，不能进食：白面和醋，涂喉外肿痛处。

治妇女乳腺炎：白面250克炒黄，醋煮为糊，涂后即消。

治折伤：白面，栀子仁同捣，水调敷伤处即散。

治小儿口疮：寒食面，硝石水调，涂足心，男左女右。

大麦

【释名】它和小麦的功效大致相同。麦粒比其他麦都大，所以叫大麦。还有黏性的大麦，叫糯麦，可以用来酿酒，做糖。

【性味】味咸、甘，性温、寒，无毒。

【主治】主消渴除热毒，益气调中。滋补虚劳，使血脉强壮，对肤色有益，充实五脏，消化谷食，止泄，不动风气。长期食用，可使人长得又白又胖，肌肤滑腻。

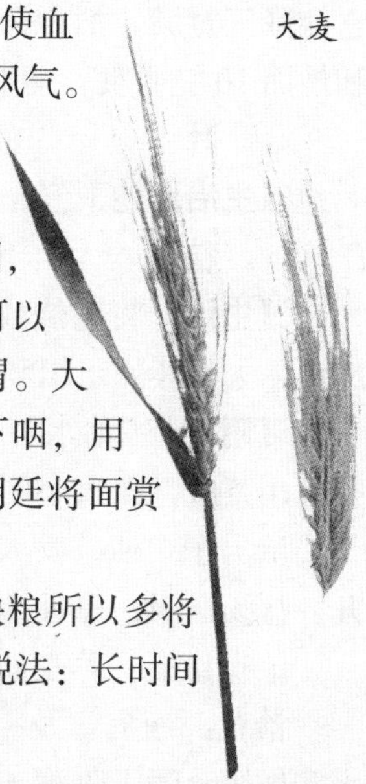
大麦

面

【主治】能平胃止渴，消食，治疗腹胀。长期食用，可使人头发不白。用它和朱砂、没石子等药物，还可以将头发染成黑色。它还能宽胸下气，凉血，消食开胃。大麦性平凉，口感滑腻。曾有人患喉炎，吃东西难以下咽，用大麦面做成稀糊，吃后助胃气。平和三伏天，古代朝廷将面赏赐给下臣，也是因为它性凉，能消暑热，对脾胃有益。

【发明】丹溪说：大麦刚成熟的时候，人们因缺粮所以多将它炒着吃，因它炒吃性热，所以会使人发热。另一种说法：长时间食用会伤肾，应戒掉。

大麦苗

【主治】将其捣汁每天服用，能治各种黄疸，利小便。冬季手脚长冻疮，可将大麦苗煮成汁浸洗。

大麦奴

【主治】它能解发热疾病，消除药毒。

【附方】

主治刀剑椎戳，腹破肠出：可用大麦900克，水9升，煮以取4升，棉布过滤取汁待极冷，令患者卧席上，含汁喷肠，肠渐入，再喷他的背。不要让患者知晓病情及外人探看，否则肠不入，就抬席四角轻摇，使肠自入。10日内，进少许流质饮食，慎勿惊动。

治麦芒偶入目中：大麦煮汁洗，即出。

荞麦

【释名】南方种植较少，只能做成粉或做成糕饼吃，是农家冬季的粮食。苗高30～60厘米，红茎绿叶，开白色的小花，繁密点点，果实累累，立秋播种，七八月份收割，磨成面食用，不如麦面好。

【性味】味甘，性平、寒，无毒。

【主治】主要能充实肠胃，增长气力，提精神，除五脏的滓秽。做饭吃，能解丹石毒，治疗效果非常好。用醋和粉调好，可涂治小孩丹毒红肿热疮。它能降气宽肠，消积滞，消热肿风痛，除白浊白带，脾积止泻。用砂糖水调和炒面10克服食，能治痢疾。将它炒焦用热水服，能治肠绞痛。

叶

【主治】能下气，对耳目有好处。吃多了，可使人轻微腹泻。

秸

【主治】将它烧成灰淋汁用碱熬干，用等量的石灰和蜜收炼，治溃烂的痈疮，去除坏死组织和面痣，效果最好。

【附方】主治水肿喘满：生大戟5克，荞麦面10克，加水做饼，烘熟研末，空腹用茶服，以大小便利出为度。

治男子白浊，女人带下：用荞麦炒焦研末，鸡蛋清调和制成丸。每服50丸，盐汤送服，每日3次。

治噤口痢：荞麦面每次服10克，砂糖水调下。

治背部痈疽，及一切肿毒：荞麦面、硫黄各100克，研为末，再用井花水和做饼，晒干收藏。每吃一饼，磨水敷，很快止痛而痊愈。

治汤火伤：用荞麦面烽黄，研末，水和敷之。

治颈淋巴结肿大：用荞麦（炒，去壳）、海藻、白僵蚕（炒，去丝）等份研为末，白梅浸汤，取半量的肉，和丸呈绿豆大，每次服六七十丸。饭前服用，每日五服，它的毒便从大便泄去。若与淡菜连服尤妙。忌豆腐、鸡、羊肉、酒及面。

治痘疮溃烂：荞麦粉反复敷涂。

治痘黑凹陷不起：荞麦面煮食，即发起。

治肠绞痛：荞麦面一撮炒后，加水调服。

三、稷粟类

菰米

【释名】生于湖泊中，结的果实像米，很稀有。九月份抽出茎，开的花像苇。果实长 3 厘米左右，秋霜过后采摘，皮呈黑褐色。它还有一名叫雕菰。又名就是茭白。

【性味】味甘，性寒，无毒。

【主治】止渴，解烦热，调理肠胃。

黍子

【释名】有黏性的稷，就是黍米。它有红、白、黄、黑几个品种。白黍米黏性次于糯米，红黍米黏性最强，可以煮粥。可以包粽子吃。

【性味】味甘，性温，无毒。

【主治】主治益气，补中。长时间食用使人发热，心烦；引发旧病，搅乱五脏；使人瞌睡，筋骨乏力。小儿不适宜多吃，否则会使他行走能力延迟。小猫、小狗吃了，可使脚弯曲。将黍米和葵菜、牛肉同食，使人易患寄生虫病。将它烧成灰后，用油调和，涂抹于棒伤处，可以止痛。还可以将它嚼成浓汁，涂治小孩的鹅口疮。

丹黍米

【性味】味甘，性寒，无毒。

【主治】可以治疗咳嗽哮喘、霍乱，止泄痢，除热，止烦渴。

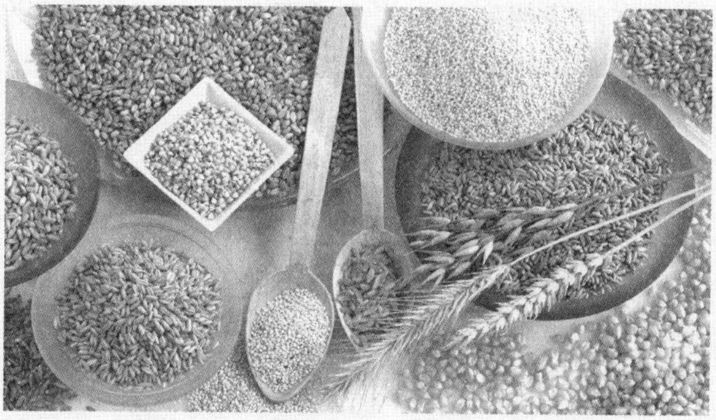

【附方】

主治食鳖引起的包块，用新收的红黍米的淘米水，生服 1 升，两三天就可以治愈。但它不能和蜜及葵菜一起吃。

丹穰、茎并根

【性味】味辛，性热，有小毒。

【主治】煮成汁喝，可解苦瓠毒，用它来洗浴身体，可去水肿。将它和小豆煮成汁服用，可利尿。把它烧成灰和酒服送，可以治疗妊娠尿血。有人家取用它的茎穗和成扫帚扫地。用它的腐茎煮水来沐，可治水肿。

【附方】主治男子阳痿：黍米100克，煮成稀粥，和酒同饮，发汗至足即愈。

治心痛久不愈：黍米淘汁服用。

治骨关节脱臼：用黍米粉、铁浆粉各250克，葱500克，同炒存性，研成末。用醋调服3次后，水调入再加少许醋贴之，大效。

治小儿鹅口疮，不吃乳：丹黍米嚼汁涂搽。

饮酒不醉：赤黍渍以狐血，阴干。饮酒时，取一丸置舌下含之，令人不醉。

令女人不妒：赤黍同米仁为丸，服用。

稷

【释名】稷与黍，属同一类的两个品种。又叫稷米，也称粢。质黏的是黍，不黏的是稷，稷可以作为饭食，黍可以用来酿酒。

稷米

【性味】味甘，性寒，无毒。

【主治】主治益气，补不足，可以治疗热毒、解苦瓠毒。也可作为饭食，安中利胃益脾，凉血解暑。

根

【主治】主治心气痛，难产。

【附方】

主治背部痈疽：将米粉熬黑，以鸡蛋清调和涂于绢帛上，剪孔贴患处，干了则换，治疗效果非常好。

粟

【释名】有黏性的是秫，没有黏性的是粟。所以称秫为黏粟。谷穗大且毛长、颗粒大的就是高粱；小的就是粟，又叫籼粟，北方人称它为小米。

粟米

【性味】味咸，性寒，无毒。

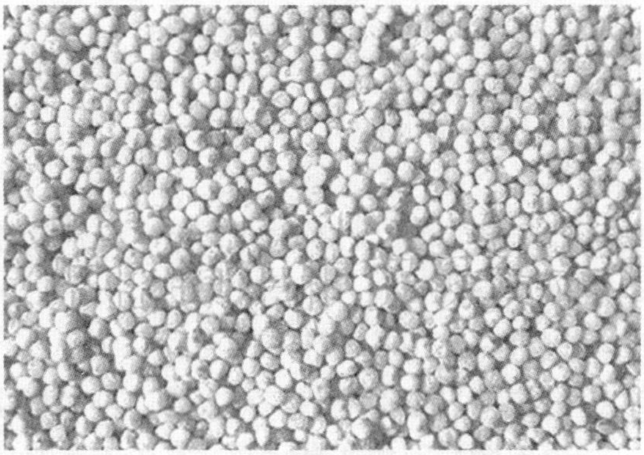
粟

【主治】主治养肾气，脾胃中热，益气。陈粟米，味道苦，性寒。主治胃热消渴，利小便，止痢，抑制丹石毒。加水服用，能治热腹痛和鼻出血。制成粉末，用水过滤成汁，能解多种毒，能治霍乱以及转筋入腹，又以镇静安神。能解小麦毒，发热、反胃和热痢。用它煮成粥食用，对丹田有好处，可以补虚损，开肠胃。但不能和杏仁一起吃，否则会让人上吐下泻。

粟泔汁

【主治】主治霍乱突然发热，心烦渴，喝了粟泔汁可立即病愈。

臭泔

【主治】止消渴，特别有效。

酸泔和淀

【主治】用来洗浴瘙疥，能杀虫。喝它，治痔。把它和臭樗以煎熬服用，能治小孩消化不良和腹泻。

粟糖

【主治】主治痔漏脱肛，配合各种药薰患处。

粟奴

【主治】粟苗抽穗时长出煤黑色的就是粟奴。有利小肠，除烦闷的作用。

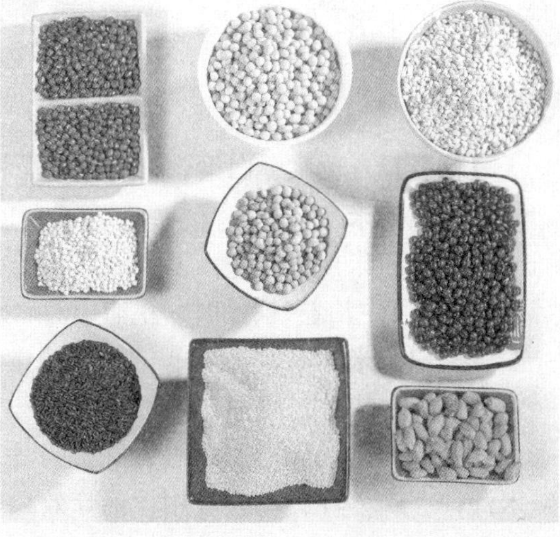

【附方】主治异物进目不出：用粟米7粒，嚼烂取汁，洗后即出。

治汤火灼伤：将粟米炒焦加水，澄清后取汁，煎稠如糖。频敷患处，能止痛，消瘢痕。

治熊虎爪伤：嚼粟米涂患处。

治鼻出血不止：粟米粉同水煮服用。

治小儿丹毒：嚼粟米敷患处。

治反胃吐食，脾胃气弱，消化不良，汤饮不下：用粟米半升磨粉，加水调成梧桐子大的丸7枚熟，放点盐，空腹和汁吞下。有的认为纳入糖醋吞更好。

治胃热消渴：以陈粟米煮饭，干后食用，治疗效果非常好。

秫米

【性味】味甘，性寒，无毒。

【主治】主治寒热，利大肠，可治疗漆疮。能治筋骨挛急，除疮疥毒热。

【发明】宋代元嘉年间，有个人吃鸭成癖，医生用秫米粉调水让他服用，开始烦闷急躁，过了一会儿，吐出一团鸭毛，病就好了。秫米性太黏滞，很不容易消化，小孩不适宜多吃。

【附方】将生秫米捣碎和上鸡蛋清，敷于青肿患处，治疗效果非常好。被狗咬伤或生冻疮，将秫米嚼晬于伤处，也很有好处。它又有治阳盛阴虚、失眠，以及吃鹅鸭积成症结。

根

【主治】煮汤可以用于洗风疾。

【附方】主治赤痢：秫米一把，鲫鱼一条，煮粥食用。

治筋骨挛急：用秫米180千克，曲54000克，地黄500克，菌陈蒿炙黄250克，按照酿酒法服用，效果不错。

治肺疟寒热，痰聚胸中，病时令人心寒，寒热交替伴惊恐不安：常山15克，甘草2.5克，秫米35粒，水煎，于发病时分作3次服。

治妊娠下水，黄色如胶：秫米、黄芪各50克，水7升，煎成3升，分3次服。

粱

【释名】有黄粱、白粱、红粱几个品种。是谷子中的良种。

黄粱米

【性味】味甘，性平，无毒。

【主治】主治益气，和中，止泄痢。除邪风顽痹，止霍乱，得小便，除烦热。

白粱米

【性味】味甘，性寒，无毒。

【主治】主治除热，益气，舒缓筋骨。凡是患有胃虚且呕吐的人，用二碗米汁，一碗姜汁，一起服用，治疗效果非常好。做成饭食用。有和中、止烦渴的作用。

青粱米

【性味】味甘，性寒，无毒。

【主治】主治胃痹，热中，消渴。有止泄痢，利小便，益气补中，使人年轻长寿的作用。煮成粥吃，能健脾，治泄精。现在粟中颗粒大且色呈青黑色的就是青粱米。它的谷芒多而米少，因它承受金水之气，所以性最凉，而对患者有宜。

可以将米用纯醋连泡3天，蒸晒100次，然后把它贮藏好，远行时，白天吃一顿，可以度过10天。

【附方】治霍乱大渴不止，多饮则对人有害：黄粱米9千克，水10升，煮成3升，稍稍呷饮。

治小儿鼻干没有涕，脑热：用黄米粉，生矾末，每次5克，水调后贴囟门上，每日两次。

治小儿丹毒：用土番黄米粉，和鸡蛋清敷，即愈。

治小儿遍身生疮，面如火烧：以黄粱米研粉，用蜜水调涂搽，治好即停用。

治霍乱不止：用白粱米900克，水1升，一起煮粥食。

治手足生疣：取白粱米粉，铁桃炒红研成末，以众人唾沫和之，厚3厘米，涂上立即消。

治脾虚泄痢：用青粱米900克，神曲180克，日日煮粥食，即愈。

治老人血淋：用车前子900克，绵裹煮汁，加青粱米720克，煮汁常食。

治中一切药毒，烦闷不止：用甘草150克，水5升，煮剩2升去渣，加入青粱粉50克，煎食。

薏苡仁

【释名】它的米呈白色像糯米，根都是白色的，根须相互交结，味甜。薏苡到处都有种植，二三月间老根自己长出。五六月间抽出茎杆，开花结果。

仁

【性味】味甘，性寒，无毒。

【主治】治筋急拘挛、不能伸展弯曲，长时间患有风湿麻痹的患者。可通气，长时间食用，使人舒爽益气。消除筋骨中的邪气，有利于肠胃，消水肿，使人开胃。做饭或面食，能使人不饿。将它煮粥喝，能解渴，杀蛔虫。还可以治肺部慢性疾病，积脓血、咳嗽流鼻涕、气喘。将它煎服用，能解毒肿。

它还可治脚气，健脾益胃，补肺清热。

【发明】古人辛稼轩曾长一疝，大小像杯子，重重地往下垂。有一个道人把薏苡仁用东墙上的黄土炒后，用水煮成膏状服用。经过几次服食后，疝便消了。程沙后来也得了这种病，辛稼轩将这种方法教给他，也很有效。《济生方》中记载：将猪肺煮熟切成片，蘸薏苡仁末，空腹吃，可治肺损咯血。这是因为薏苡仁可以补肺，猪肺可以疏通经脉。赵君依照这个药方多次服用，很有效果。

根

【性味】味甘，性寒，无毒。

【主治】除肠虫。用它煮汁至烂后很香，可以打蛔虫，很有效。也能用它来堕胎。以及治疗心急腹胀，胸胁痛，只需将它锉破后煮成浓汁服下3升即可。将它捣成汁和酒服用，能治黄疸。

叶

【主治】将它作为饮料，味道清香，益中空膈。在夏季煎熬饮服，能暖胃益气血。刚生下来的小孩用它来洗浴，可以使孩子不生病。

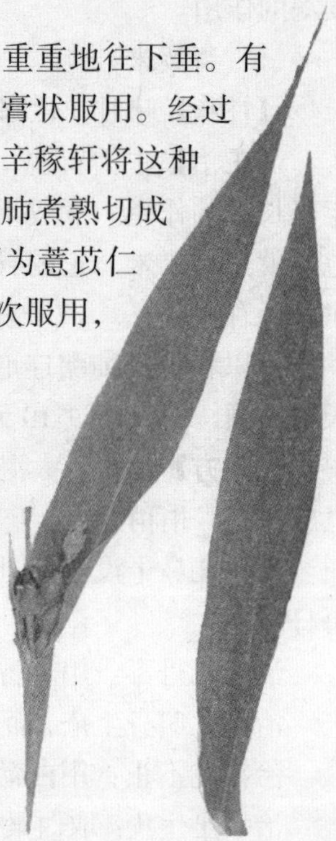

薏苡

【附方】主治久患风挛痹痛，补正气，利肠胃，消肿，除胸中邪气，治筋急拘挛：将薏苡仁研末，同粳米煮粥食用。

治砂石热淋，痛不可忍：用薏苡仁的子、叶或根，水煎后热饮，夏月冷饮，以通为度。

治消渴饮水：用薏苡仁作粥，食用。

治天阴后风湿身疼：麻黄100克，杏仁20枚，甘草、薏苡仁各50克，水4升，煮至2升，分3次服。

治肺肿喘急：用郁李仁100克研末，以水滤汁，煮薏苡仁饭，天天食用。

治肺脓肿咳脓血：薏苡仁

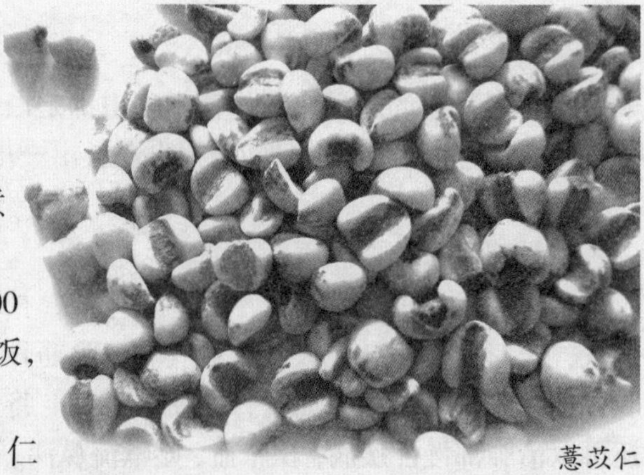

薏苡仁

500 克杵粉，加水 3 升，煎至 1 升，酒少许，送服。

肺痈咳唾，心胸甲错者：用醇酒煮薏苡仁至浓，微温时顿服，肺有血者，吐出后即愈。

治肺痈咳血：薏苡仁 540 克捣烂，水二大盏，煎为一盏，入酒少许，分两次服。

治痈疽不溃：薏苡仁 1 枚，吞后有效。

治喉肿疼痛：吞米仁一二枚。

玉蜀黍

【释名】长得粗壮，苗有 1.0 ~ 1.3 米高。六七月份开花成穗，苞上有米粒，一颗颗集在一起。颜色有黄白色。又叫玉高粱，它的苗和叶都像蜀黍。

米

【性味】味甘，性平，无毒。

【主治】治小便淋沥及泌尿道结石，疼痛难忍，将它煎成汤连续饮用几次。

蜀黍

【释名】黍梢可以制作成扫帚，现在好多人也用。茎杆很高，形状像芦苇，但中间是实心的，叶也像芦苇，黍穗像大扫帚，颗粒像花椒般大，呈红黑色。

米

【性味】味甘，性温、涩，无毒。

【主治】主治暖中焦，涩肠胃，止霍乱。有黏性的蜀黍米也有此类功效。

根

【主治】煮成汁服用，利小便，止喘咳。烧成灰和酒服用，治疗难产有效。

狼尾草

【释名】古时，铠民用它食用。狼尾草的穗像狼尾。生长在沼泽地。茎、叶、穗粒都像粟，颜色是紫色的，有毛。

米

【性味】味甘，性平，无毒。

阿芙蓉

【释名】罂粟结成青苞时，中午过后用大针刺破它外面的青皮，但不要伤损里面的硬皮，刺破三五处，第二天早晨津流出，用竹刀刮取，收集到瓷器中阴干后可用。它是一种毒品，人吸食后会上瘾。又叫鸦片，它就是罂粟花的津液。

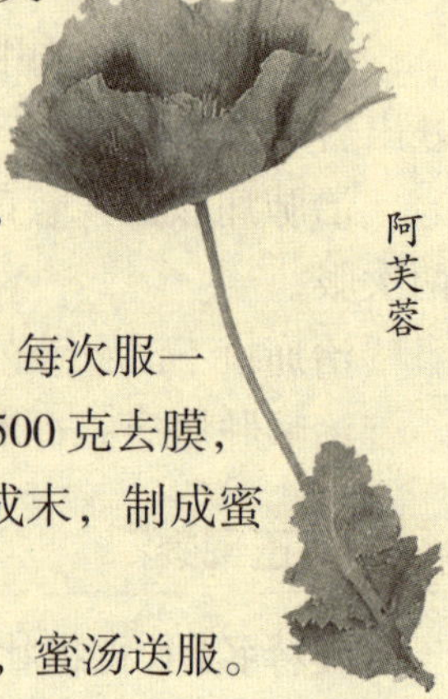
阿芙蓉

【附方】罂粟粥治反胃吐食：白罂粟米540克，人参末15克，生山药16厘米细切研末，三物以水2.3升，煮至0.6升，用生姜汁及盐花少许匀分服。

治久痢不止：罂粟壳醋炙为末，制成蜜丸弹子大。每次服一丸，用水一盏，姜三片，煎至八分，温服。又方：粟壳500克去膜，分作三份，一份醋炒，一份蜜炒，一份生用，一并研成末，制成蜜丸芡子大。每服30丸，米汤下。

治久嗽不止：粟壳去筋，蜜炙为末。每次服2.5克，蜜汤送服。

治久痢：阿芙蓉小豆大小，空腹温水服下。若渴，饮蜜水解。

罂子粟

【释名】叶子形状像白苣。三四月份间出茎结青苞，花开后青苞就脱落。它的花有四瓣，果就在花中，被花裹着。花开了3天过后就凋谢了，而罂果还长在茎头，长3～6厘米，像马兜铃大小，上面有盖，下面有蒂，它的果

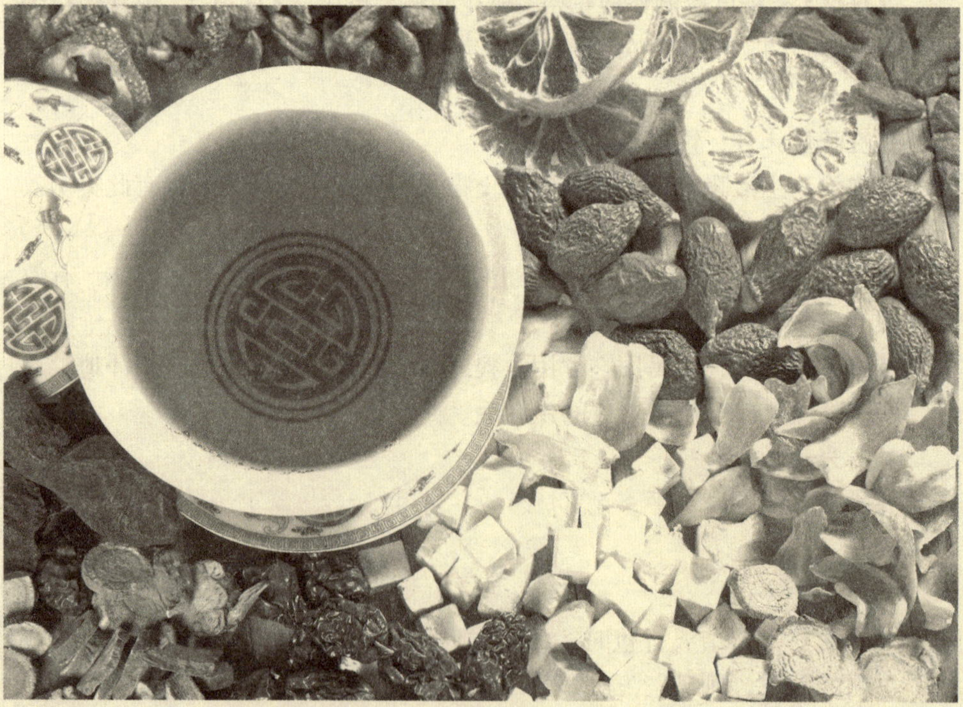

实中有很小的白米，可以食用，也可以榨油，又叫御米。

米

【性味】味甘，性平，无毒。

【主治】驱风通气，驱逐邪热，治疗反胃胸中痰滞，丹石发动，吃东西不能下咽。将罂粟米和竹沥煮成粥吃，治疗效果非常好。能治疗泻痢，有润燥的功能。但不能多吃，否则会动膀胱气。

壳

【性味】味酸，性寒、涩，无毒。

【主治】它能止泻痢，固脱肛，治疗遗精和长时间的喘咳，敛肺涩肠，止心腹筋骨各处的疼痛。

嫩苗

【性味】味甘，性平，无毒。

【主治】具有除热润燥、开胃厚肠的作用。

蓬草子

【释名】有两种生长在湖泊，沼泽之地。青稞只有西南地区的人才种植它，叶像茭黍，秋季抽穗结果，它的果实像红黍般大小，去壳可食用，也可用来酿酒，青稞酒。黍蓬，就是青稞。

籽

【性味】味酸，性平、涩，无毒。

稗

【释名】它的茎叶和穗的颗粒都像黍稷，秭稗的苗像稗而它的穗像粟，有紫色的毛，就是乌禾。稗有水稗、旱稗两种。水稗生在田中，旱稗的颜色是深绿色的，根上的叶带紫色，梢头生出扁穗，结的果实像黍粒，是野生植物。可以食用。和秧苗极为相似。

稗米

【性味】味辛、甘、苦，性寒，无毒。

【主治】做成饭食用，益气健脾。

根、苗

【主治】能治跌打损伤，出血不止。方法是将它们捣碎或研末敷在患处，立即可以止血。

四、菽豆类

大豆

【释名】大豆几个品种，分黑、黄、褐等颜色，可榨油，也可做豆豉、炒食、做豆腐等，其营养很高。在夏至前后播种，苗长达1.0 ~ 1.3米，叶呈圆形但有尖。秋季开出成丛的小白花，结成豆荚夹长达3厘米。

黑大豆

【加工】味甘，性平，无毒。

【主治】将它研碎，涂在疮肿处，有一定疗效。将它煮成汁喝，能杀邪毒。它能治水肿，消除胃中热毒，伤中淋露，去瘀血，散去五脏内寒，除乌头毒。将它炒黑，趁热放入酒中饮用，能治风痹瘫痪口吃及产后伤风头痛。服食黑大豆可以填腹度饥，吃完饭后生吞25克黑大豆，可以聪耳明目、轻身，使人肌肤润泽，精力旺盛，不易衰老，镇心，滋补人。长期服用可以润肌肤，使人长生不老。刚开始服用时好像身体沉重，但一年左右，便可感觉身姿轻盈。黑豆加入盐煮，经常吃，能补肾，这大概是因为豆的形状像肾，且黑色通肾，再加上少许盐，可以补肾。

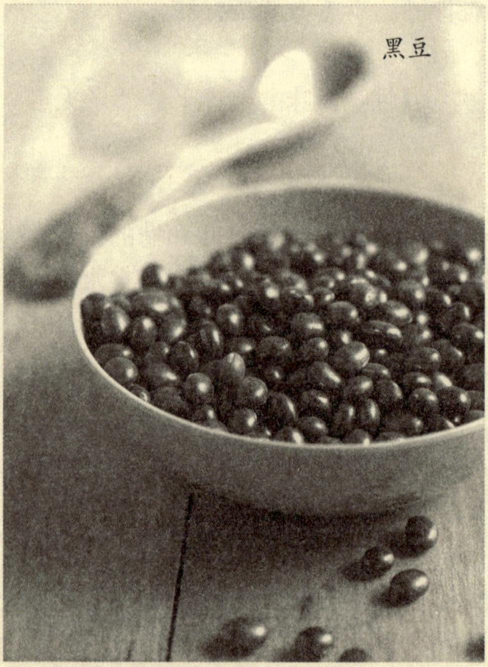
黑豆

【发明】李时珍说：古代药方中称黑豆能解百药之毒，每次试验，结果却不是这样，但加上甘草后，便出奇灵验。这些事情，不能不知晓。

大豆皮

【主治】生用，治疗痘疮和目视物不清。嚼烂敷涂治小儿痘疮。

大豆花

【主治】治目盲，翳膜。

大豆叶

【主治】能治蛇咬，捣碎敷在伤处，常更换，可愈。

黄大豆

黄豆的苗高1.0 ~ 1.3米，它的

叶像黑豆叶，但比黑豆叶大，结的豆荚略微肥大些，它的叶嫩时可以吃。叫黄豆芽。

【性味】味甘，性温，无毒。

【主治】治宽中下气，利于调养大肠，消水胀肿毒。研成末，加开水调和，涂在出痘后有感染的地方。

豆油

【性味】味辛、甘，性热，微毒。

【主治】治疮疥，解发。

【附方】服食大豆：令人长肌肤，益颜色，填骨髓，增气力，补虚能食，不过两剂。大豆9000克，如做酱法，取黄豆捣末，以猪炼膏和丸如梧桐子大。每服50～100丸，温酒服下，神验秘方。

豆淋酒法：治产后血热，产后余血水肿，或中风瘫痪，或肌肉强直不能语，或烦热口渴，或全身肿，或身痒呕吐，或手足顽痹，头旋眼眩，这些都是虚热中风的症状。用大豆5.4千克熬熟，至微烟出，入瓶中，以酒5升泡。泡一日以上。服酒1升，盖被令汗出，身润即愈。不能说话者，加独活250克，微微捶破，同泡。产后宜常服，以防风邪。又男子中风，口眼㖞斜，也用此方。

治眼球上生白膜，视物不见：用黑豆每月初一以淡盐汤下1粒，初二初三逐日增1粒，至十五日15粒，十六日15粒，十七日14粒，十八、十九逐日减1粒，至月底仍归1粒。若月小，十六日便服14粒，十七日便服13粒。连服三个月，眼病愈。

治突发中风，四肢挛急不能行：取大豆5400克，淘净后湿蒸，以醋2升，倾入瓶中，铺于地上，设席豆上，令患者卧。仍重盖五六层衣，豆冷渐渐去衣，仍令一个于被内外引挽挛急处，又蒸豆重复上述方饮荆沥汤，如此三日三夜即愈。

治中风入脏：以大豆18000克，水50升，煮取12升，去滓。入美酒15升，煎至9升。晨服，以汗出愈。

治中风不语及失声：用大豆煮汁，煎稠如饴，含，并饮它的汁。

治阴毒、伤寒笃者：用黑豆炒干投酒，热饮或灌，吐则复饮，汗出为宜。

解巴豆毒，下痢不止：大豆1800克煮汁，饮，又可解砒石毒、河豚毒。

治腰胁疼痛：大豆炒3600克，酒3升，煮至2升，顿服。

治突然腰痛：大豆10800克，加水湿炒热，布熨之，冷即换。

治身面水肿：用黑豆1800克，水5升，煮汁3升，入酒5升，再煮为3

升，分 3 次温服。

治身面水肿：用黑豆炒干，研为末，每次 10 克，用米饮下。

治水肿：用大豆 18000 克，水 10 升，煮至 8 升，去豆，加酒 8 升，再煮为 8 升服用，水能从小便中排出。经验证明很有效。

赤豆

【释名】一般用它来做豆包、粽子的馅。在夏至后播种，豆苗茎高 30 厘米左右，它的枝叶像豇豆的枝叶，到秋季开花，比豇豆的花小，颜色呈银褐色，有异味。结的荚长 6 ~ 10 厘米，比绿豆荚稍大，皮色微白带红，半青半黄时就收割。

【性味】味甘，性平，无毒。

【主治】主治下水肿，排除痈肿和脓血。消热毒，止腹泻，利小便，除胀满、消渴，催乳汁。常吃使人虚弱，令人枯瘦。可以解除小麦毒。和鲤鱼一起煮来吃，可以治疗脚气水肿。拉痢疾后，气胀不能吃东西，宜将赤豆煮来吃，但不能同腌制的鱼一起吃。

叶

【主治】可祛烦热，止尿频。煮食，可耳聪目明、轻身，使人肌肤润泽，精力旺盛，不易衰老。

芽

【主治】治漏胎和房事伤胎，则用芽为末，温酒送服，每日 3 次。

【附方】治水肿：用赤豆 900 克，蒜一颗，生姜 25 克，陆根一条，一起研碎，加水煮烂，除去药，空腹吃赤豆，慢慢将红汁喝完，水肿现象很快消失。又一方：治水肿从脚起，若水肿至腹就会致命。取赤豆 18000 克，加水煮到极烂，取其汁水 5 升，温热时浸泡足膝；若已肿至腹部，就吃赤豆，不要吃其他的东西，也会好。又一方：治腹肿、腹水，皮肤出现黑色。用赤豆 5400 克，白茅根一把，同水煮后吃赤豆，以消尽腹水为宜。又一方：治水肿。用东行花、桑枝烧灰 1800 克，淋上汁，煮赤豆 1.8 千克，用来当饭吃，治疗效果非常好。

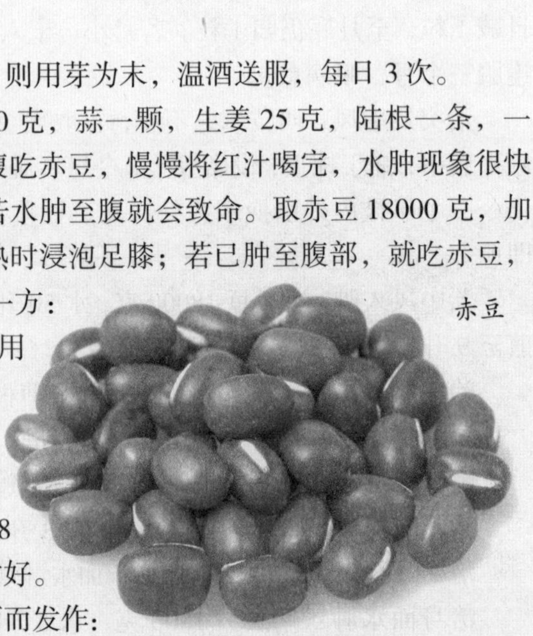

赤豆

治热毒下血，或因吃烫的东西而发作：

将赤豆末和水调和后服用。

治痔疮出血：取豆3600克，苦酒5升，煮熟后在太阳下晒到酒干为止，研成末，和酒服5克，每日3次。

治舌头上出血的症状：用赤豆1800克，和3升水，绞汁服下。

治尿痛、尿血：用赤豆540克，炒后研末，再加一葱用微火煨好，加酒擂和，调服10克。

治小儿鹅口疮：将赤豆末和醋涂于患处。

治丹毒如火：将赤豆末和鸡蛋清时常涂于患处。

治肋颊热肿：用赤豆和蜂蜜涂于患处，一夜就能消肿，若再加蓉叶末就更好。

治风疹瘙痒：将赤豆、荆芥穗等量，研成末，用鸡蛋清调和涂患处。

治胞衣不下：用赤豆，男7粒，女14粒，取东流之水送服。

治乳汁不通畅：用赤豆煮汁喝下。

治怀孕期间来月经，叫做漏胎；有的是由于行房事所致，叫伤胎：用赤豆芽研成末，以温酒送服少许，每日3次，有效即停止服用。

治小儿遗尿：用赤豆捣汁服下。

绿豆

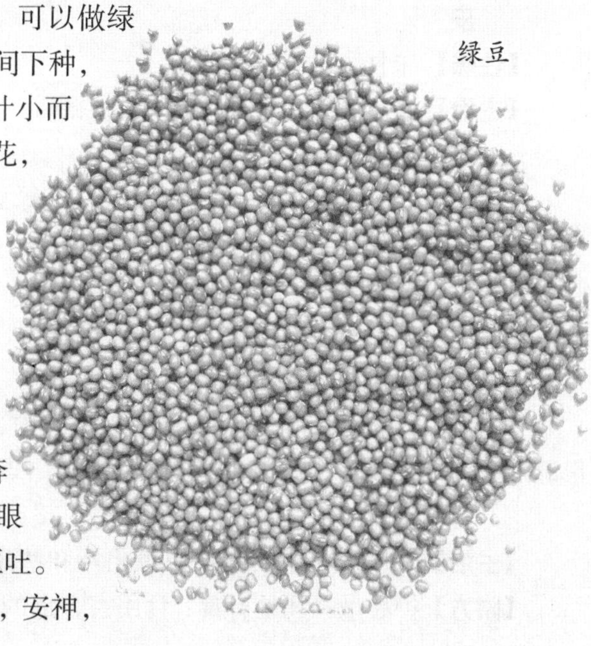
绿豆

【释名】它的用途很广，可以做绿豆糕，可以生绿豆芽。三四月间下种，它的苗高30厘米左右，它的叶小而且有细毛，到八九月份开小花，它的豆荚像赤豆荚。

【性味】味甘，性寒，无毒。

【主治】可消肿通气，清热解毒。将生绿豆研碎绞成汁水吞服，可医治丹毒，烦热风疹，药石发动，热气奔腾。补肠胃。可做枕头，使眼睛清亮。可治伤风头痛，消除呕吐。经常吃，补益元气，和调五脏，安神，通行十二经脉，除去皮屑，滋润皮肤，煮汁汤可解渴，解一切药草、牛马、金石之毒。但不可与鲤鱼同吃，否则令人肝黄形成渴病。

【发明】李时珍说：绿豆肉性平，皮性寒，能解金石、砒霜、草木一切毒，适宜连同豆皮生研后和水服下。曾经有人喝附子酒太多，头肿得如斗一般大，嘴唇干裂流血。急忙用绿豆、黑豆各数碗嚼来吃下，同时熬成汤喝下，才解了酒毒。

绿豆粉

【性味】味甘，性凉、平，无毒。

【主治】能清热，补益元气，解酒食等毒。治发于背上的痈疽疮肿，烫伤烧伤，痘疮不结痂，湿烂有腥臭味的，用干豆粉扑在上面，很有效。治霍乱抽筋，解蘑菇毒、砒霜以及各种药物引起的中毒，心窝尚热的人，都可用刚打的井水调和绿豆粉灌服，就能救活。

【发明】李时珍说：绿豆消肿治痘的功用虽然和赤豆一样，但解热解毒的作用却超过了赤豆。而且绿豆补元气、厚肠胃，通经脉，长期服用也不会令人枯瘦。但用它做凉粉，造豆酒，则偏冷或者偏热，使人生病，这都是人为的，并非绿豆本身的错。绿豆粉要颜色呈绿色且带有黏性的才是真的绿豆粉。外科医生用来治疗痈疽，保护内脏，散去毒气，说它的效果极好，若三天内吃十几次，可免除毒气侵五脏六腑。

皮

【性味】味甘，性寒，无毒。

【主治】清热解毒，能退眼睛内的白翳。

荚

【主治】治疗长期血痢，经久不愈的，用绿豆荚蒸来吃，治疗效果非常好。

花

【主治】能解酒毒。

芽

【性味】味甘，性平，无毒。

【主治】解酒毒和热毒，利于滋养上、中、下三焦。但因绿豆芽是闷在很湿的器具里生长的，所以很容易发疮动气，与绿豆之性稍有所不同。

叶

【主治】治呕吐下泄，用绿豆绞出汁和些醋，温热时服下。

【附方】护心散：凡是有毒，食用害人疮的，1～3天内，应连吃十多次，方能免却症变，使毒气排出体外。服稍迟，则毒气攻入内脏，渐渐产生呕吐的症状，有的鼻内生疮，食欲不振就危险了。等到过了四五天后，也应该服用。用绿豆粉50克，乳香25克，和灯芯草一起研细和均匀，用生甘草煎成浓汤调5克服用，时而喝一口。如果出现毒气攻心，有呕吐的症状，特别应该服用此药。大概因为绿豆能清热顺气，消肿解毒，这样服完50克后，绿豆的药性就渗透到疮孔中去了。

治喝烧酒过量醉酒将死：可用绿豆粉蒸成糕取皮，吃后即能解酒。

解砒霜之毒：取绿豆粉、寒水石等量，和蓼蓝的根榨汁水调服15～25克。

解毒药中毒将死：只要心窝还是热的，用绿豆粉和水调服。

治官刑损伤：用炒熟的绿豆粉研细，加鸡蛋清调后涂在伤口上。

治外肾生疮：用绿豆粉、蚯蚓屎和后涂在疮上。

治跌打损伤：把绿豆粉炒成紫色后，用刚打来的井水调和敷在受伤之处，外面用杉木绑好，它的效果很灵。

治一切肿毒初发：用绿豆粉炒至黑色，用醋调和敷在肿块上。

治服中目翳：取绿豆皮、白菊花、谷精草等量研末，每一次取5克，再用干柿1枚，粟米水一盏，一起煮到水干，然后吃饼，每天服3次，半个月就能见效。

黎豆

【释名】生长在原野中，一根枝藤上结豆荚十余片，有10～13厘米长，有大拇指一般大小，有白色的茸毛。老时则变黑，露出筋，它的果实像刀豆的果实一样大，煮透去黑水，再食用，味道很鲜美。又名狸豆，还有个名字叫虎豆。

【性味】味甘、微苦，性温，有小毒。

【主治】主温中益气，但吃得过多则使人感到腻闷。

豇豆

【释名】它的花有红色、白色两种。在三四月份间下种。有一种是蔓生的，茎长3米左右，还有一种是藤蔓较短的。它的叶嫩时可以吃。

【性味】味甘、咸，性平，无毒。

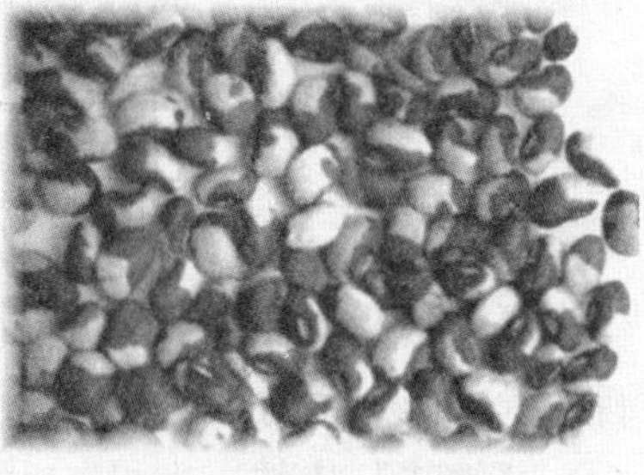

豇豆

【主治】可理中益气，补肾健胃，和五脏，调养颜身，生精髓，止消渴，治呕吐，痢疾，止尿频，可解鼠蛇之毒。

【发明】李时珍说：豇豆开花结荚，一定是两两一起下垂。豇豆果实微微变曲，像人肾的形状。人们所说的豆是肾的粮食，应该是指豇豆。昔日卢廉夫教人补充肾气，每天空腹吃煮熟的豇豆，加入少量的盐，大概就是根据这种道理吧。吃豇豆补肾与其他疾病不相克，只有患水肿的人不能补肾，不适宜吃豇豆。

扁豆

【释名】在二月间下种，它的枝叶蔓生缠绕，叶子圆而带尖。它的花形像小飞蛾，它的豆荚共有十余种，有的长，有的圆，层层叠叠地结在茎上。人们把它种在篱笆边。

【性味】味甘，性温，无毒。

【主治】可补养五脏，止呕吐。长久服食，可使头发不白。可解一切草木之毒，生嚼吃和煮汁喝，都有效。使人体内的风气通行，治女子白带过多，又可解酒毒、河豚鱼之毒。可以治愈痢疾，消除暑热，温暖脾胃，除去湿热，止消渴。研末和醋一起服下，可治疗霍乱呕吐腹泻不止。

花

【主治】干花研成末，同米一起吃下去，可医治女子月经不调和白带过多。可做馄饨吃，治疗痢疾。干花粉擂水喝，解中一切药毒，解救要死之人。它的功用同扁豆相同。

叶

【主治】治霍乱呕吐不止，呕吐泻下后抽筋，捣烂一把生扁豆叶，加入少许酢绞出汁液下，立即就愈。浇上醋炙烤后研成末服用，可治结石。杵烂后敷在被蛇咬伤的地方解毒。

藤

【主治】治霍乱，同芦（也就是芦柴外部的老壳）、人参、仓米等量一起煎服。

毛豆

【释名】夏初就可以吃，但豆荚尚未饱和，可以用油、盐、花椒、海椒、酒来煮，作为菜肴。

【性味】味甘，性平，无毒。

【主治】能驱除邪气，止痛，消水肿。能除胃热，通瘀血，解药物之毒。吃多了会滑脾。因为它的豆荚上有毛，所以叫毛豆。

豌豆

【释名】它的苗弯弯曲曲，因此叫豌豆。又名胡豆。

【性味】味甘，性平，无毒。

【主治】清煮吃，治消渴，除去呕吐，止下泄疾病。可调颜养身，益中平气，催乳汁。煮成汤喝，可驱除毒心病，解除乳食毒发作。研成末，可除痈肿痘疮。用豌豆粉洗浴，可除去污垢，面色光亮。

【发明】李时珍说：豌豆属土，所以主治脾胃之病。元时饮酒用膳，每次都将豌豆捣碎除去皮，与羊肉同食，说是可以补中益气。现在已成为家常的食物。

蚕豆

【释名】豆角很像蚕的形状，所以叫蚕豆，四川蚕豆最多。蚕豆在八月份下种，十一二月份生长的嫩苗可以吃，它的茎呈四方形，中间是空的。叶子的样子像饭勺头，靠近叶柄处微圆而末端较尖，面向阳光一面呈绿色，背着阳光的呈白色，一根茎上生三片叶子。二月份开花，像豇豆花。

【性味】味甘、微辛，性平，无毒。

【主治】主利胃肠排泄，调和五脏六腑。炒来吃，或做茶点，没有不适宜。由此也可以证明，蚕豆有调养脏腑之功效。

苗

【性味】味苦、微甘，性温。

【主治】治酒醉不醒，用油盐将苗炒熟加上水煮成汤灌进醉酒之人的嘴里，效果良好。

刀豆

【释名】三月份下种，藤蔓可长到3～6米，叶子像豇豆的叶子但稍长些、稍大些，五六月份开紫色的花，像飞蛾一样，结豆荚，它的豆荚长接近30厘米，有点儿像皂荚。豆荚的形状像刀，所以取名刀豆。

【性味】味甘，性平，无毒。

【主治】治温中通气，利于调养肠胃，止呃逆，益肾补元气。

五、腌造类

糵米

【释名】凡是粮食都可以制作。这是由米做成用来酿酒的，并不是其他米的名称。

【主治】能消食化积。

稻糵

【释名】又名谷芽。

【性味】味甘，性温，无毒。

【主治】治暖脾开胃，下气和中，消食化积。

酒曲

【释名】有用麦、用面、用米来制作的，这都是造酒、醋所需要的东西。又名酒母。

【主治】都能消积化食，功效相差不大。

小麦曲

【性味】味甘，性温，无毒。

【主治】消积食止痢疾，平胃气消痔疮。可治小儿不消化，霍乱，心膈之间闷气及积痰。除去烦热，破结石，除肠胃阻塞，吃不下食物；落胎，并打死胎。解除河中鱼的毒。

大麦曲

【性味】味甘，性温，无毒。

【主治】能消食和中，能催生，破血。

【附方】

取9000克大麦曲，用10升水煮沸3次，分5次服下。使胎儿顺利生下，使母亲身体肥胖。

附：造酒曲法

造大小麦曲法

将大麦或者小麦连同皮，用井水淘干净，晒干，在六月六日磨成面，用淘麦的水和面捏成块，取楮叶包好挂在通风的地方，70天后就可以了。

造面曲法

三伏天的时候，用2500克白面、9000克绿豆，用蓼汁煮烂，加上辣椒面250克，杏仁捣成泥500克，和在一起，压成饼后用楮叶包起来悬挂在通风的地方，等到它发黄时就做成了。

造白曲法

将2500千克面、18000克糯米粉，用水将面、粉拌到微湿，筛过后压成饼，用楮叶包好挂在通风的地方，50天就做成了。

造米曲法

将18000克糯米粉，和上自然的蓼汁做成圆形的丸子，楮叶包好挂在通风的地方，77天后晒干收藏。以上各种酒曲用来造酒，酒性醇和，又能养脾胃，其他地方放入毒草而制成的酒曲造酒，效果当然比不上。

粟蘖

【释名】又名粟芽。

【性味】味咸，性温，无毒。

【主治】治寒中下气，除热除烦，消积食开胃。研成末和上油脂敷在脸上，可使皮肤好看、有光泽。

陈廪米

【释名】用它来酝酿，胜过用新粳米。也叫陈仓米，就是粳米因长期存放，所以称为廪米。

【性味】味咸、酸，性温，无毒。

【主治】可通气，除烦躁口渴，调养胃止下泄。滋五脏，但不易消化。可暖脾，除去疲劳，适宜煮汤吃。如果烧饭吃，可以治愈痢疾，补中益气，壮骨，通血脉，壮阳。用饭和醋，捣碎敷于毒疮上，马上就会好。北方人有把饭放瓦缸里，用水浸泡，令它发酸，然后再拿来吃，可暖五脏六腑的气。研碎廪米服下，可以治愈突然心绞痛，宽中消食。

粳米

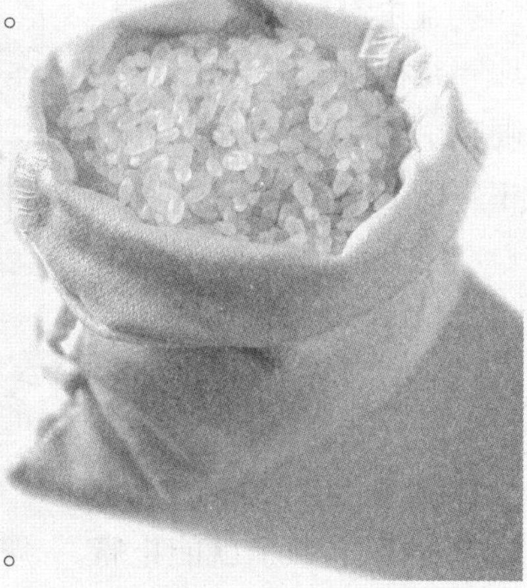

吃多了会有饥饿的感觉。用陈廪米煮米汤不浑，开始时没有气味，清淡可以滋养胃。古人多用来煮水煎药，也由于它能调养肠胃，利于小便，有除去湿热的功效。

【发明】《千金方》一书中说：痢疾不停，就炒廪米研成末和开水喝下也是取它的这种功能。但不能同马肉一起吃，否则引发旧病。

六、炊蒸类

饭

【释名】是我国南方的主要食品，南方居民以食米饭为主。

各种粮食都可用来做饭，米性各不相同。而各种饭食可以治的疾病，又是不相同的，应当特别提出。大概都是用粳米、籼米、粟米罢了。

新炊饭

【主治】治人尿床，用一盏热饭，倒在尿床之上，拌好后给患者吃，不要让他知道。还可趁饭热时用来敷毒肿，效果良好。

寒食饭

【释名】清明节前两天的饭，称为寒食，也就是祭奠了祖先的剩饭。

【主治】除瘢痕和杂疮，研成末敷在上面。烧成灰和酒服下，治食物成积而面黄肌瘦。和寒食饭烧后研成末，可治伤寒复食，用米汤饮服6～10克，有效。

祀灶饭

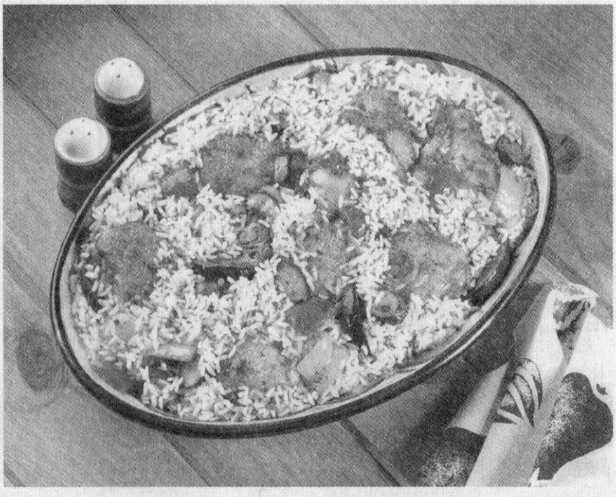

【主治】治突然哽噎，取一粒祀灶饭服下，就消去哽噎。烧后研成灰，可搽鼻中生的疮。

盆边零饭

【主治】治鼻内生疮，烧研后敷在疮上。

齿中残饭

【主治】治被蝎子咬后中毒疼痛，敷上就能止痛。

飧饭

飧音同孙，即是水饭。

【主治】热食，解渴除烦。

荷叶烧饭

【主治】治厚脾胃，通三焦，资助生发之气。枳术丸，就是用荷叶包好烧成的饭做成的丸子。大概荷叶这种植物，颜色青翠而中间空直，很像八卦中震卦的风木。用荷叶烧饭和药，与白术相配合，可以滋养元气，使胃变结实而不至于再被食物所伤，它的作用非常广泛。用荷叶烧饭，就是用新鲜荷叶煮水，再放入粳米、白术做成饭，各种东西的气味都有。

粥

【释名】把米煮成糜，使它糜烂。粥是我们现在主要的佐餐食品，尤其以早饭为主。各种粮谷均可做粥，更有用药物、果品来做粥的，能治各种病。又名糜。

小麦粥

【主治】止消渴烦热。

寒食粥

【加工】用杏和各种花制成。

【主治】可以益气，治脾胃虚寒，下泄呕吐，小儿出痘疮面色苍白。

粳米、籼米、粟米、粱米粥

【性味】味甘，性温、平，无毒。

【主治】利小便，止烦渴，滋养脾胃。

【发明】依照罗天益在《宝鉴》一书中记载：粳米、粟米做成的粥，气味淡薄，阳中带阴，所以清淡舒畅，能利小便。有一人病危，但从不吃药。医生叫他吃粟粥，杜绝其他食物，十天过后病情好转，一个月过后即痊愈。这就是五谷都能治病的原理。吃粥既节省时间，味道又美，喝完粥后睡一觉，妙不可言，人们都称粥有很大的益处。

粽

【释名】古人用菰蒲叶裹上黍米煮熟即成粽，尖角，像棕榈树的叶，取名叫粽，或者叫有角黍。近年来多用糯米做成。现习惯在农历五月初五作为节日的礼物互相馈赠。有的说是为了祭祀屈原，人们做粽子投于江中来喂蛟龙。

又名角黍，俗称粽子。

【性味】味甘，性温，无毒。

【主治】作为治疟疾的药，效果好。

糕

【释名】和黍、糯米加上粳米粉蒸成，形状像凝膏。用糯米粉做成的糕叫粢。用米粉和豆末、糖、蜜一起蒸成的糕叫饵。又名粢。

【性味】味甘，性温，无毒。

粳糕

【主治】养胃厚肠，益气和中。

粢糕

【主治】能益气暖中，减少小便，使大便成形。粳米糕容易消化，糯米糕却最难消化，会损害脾胃，有的会形成积食，小孩尤其不能吃。

蒸饼

【释名】小麦做成的食品很多，只是蒸饼出现得最早，它是由酵糟发酵而成的。在饼中包上果肉、蔬菜、糖、蜂蜜等东西，是日常小吃佳品。有蒸饼、汤饼、胡饼、索饼、酥饼等种类，都是根据它们形状来命名的。

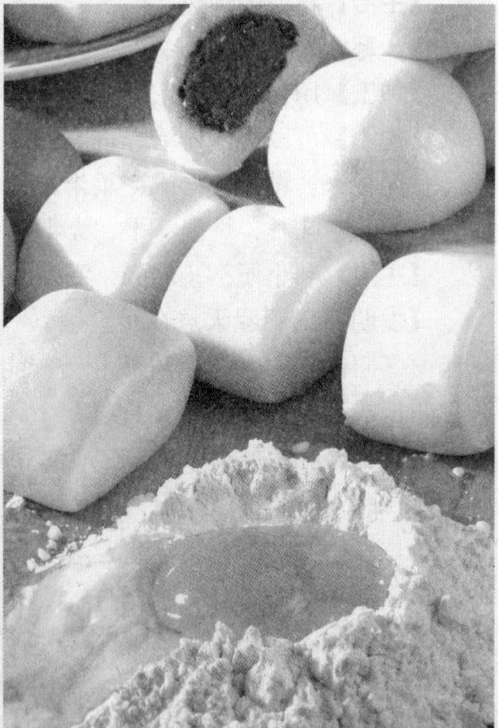

【性味】味甘，性平，无毒。

【主治】能消积食，调养脾胃，温中化滞，补益气血，止出虚汗，利三焦，利尿。

【发明】一书上说：宋宁宗为郡王时，小便失常，一夜要解无数次。国医茫然失措，不知怎么办，有人推荐孙琳给他治病。孙琳用蒸饼、大蒜、淡豆豉三种物品捣碎捏成丸子，叫宋宁宗用水服下30丸，并说：

“今天服用三次，病应该减轻三分之一，明天也服三次，这样坚持三天，病就除去了。”果然如此。宋宁宗赐给他一千匹绢。有人问到这个传说时，孙琳说：小儿为何尿床？这是尿道失禁，而蒸饼、大蒜、淡豆豉三种物品都能调理泌尿系统。

寒具

【释名】冬春季节可贮存几个月，到寒食禁烟时当干粮用，所以名叫寒具。环饼，像耳环镯子的形状。馓，容易消散之名叫馓子，用来供奉菩萨。又名饼。

【加工】或用糯米粉和面，加少许盐，揉搓后捻成环钏的形状，用油煎来吃。

【性味】味甘、咸，无毒。

【主治】利大小便，能润肠，温中补气。

馒头

【释名】用小麦面和曲母与清水做成馒头，称为笼炊，吃起来轻软适口。

【性味】味甘。

【主治】补益脾胃，调和脏腑。烧成灰服下，可消面食沉积。

麻腐

【加工】是素食中的好菜。用芝麻捣烂滤去渣，加入绿豆粉煮熟，放入瓦缸中，等到冷后凝结成膏状时，再调入油、盐、辣椒、花椒、生姜、蔬菜等。

【性味】味甘，性平。

【主治】利于调养肠胃，解除热毒，滋补精髓。

蜂糕

【释名】吃蜂糕来助登高之兴。民俗在九九重阳节那天，用麦面和酒发酵，再加上各种水果，用笼蒸好后切开，像蜂窝一样。

【性味】味甘。

【主治】在农历九月初九取糕角 25 克，阴干。取寒饭 200 粒、豆豉 100 粒、独蒜 1 颗、山药 50 克、水两盅，浸泡 1 夜。五更时煎至 1 盅服下，可治疗疟疾病，服下即愈。

索粉

【释名】用绿豆粉搓成线条放在沸水中煮，吃起来滑腻味美。

【性味】味甘，性凉，无毒。

【主治】可以滋养脏腑，益于肠胃，凉血。解各种毒，凉大肠，止便血。

馄饨

【释名】用清水和面做皮，皮内包上菜或肉或糖或蜂蜜等作馅，用水煮熟。

【性味】味甘。

【主治】在农历五月初五吞服5个，可镇鬼邪。在农历六月初六用茄子作馅的馄饨，吃了可以治疗多种疾病。

豆腐

【释名】豆腐是人们常见的食品。黑豆、黄豆、白豆、豌豆和绿豆等，都可用来制作。制法是：用水浸泡发胀，用石磨磨碎，滤去豆渣，将豆浆烧沸，用盐卤汁或山叶或酸浆，醋淀放入锅中制成。还有将烧沸的豆浆装入缸内，用石膏粉来制作。豆浆面上凝结的可揭取晾干的部分，叫豆腐皮，做菜很好。

【性味】味甘、咸，性寒，无毒。

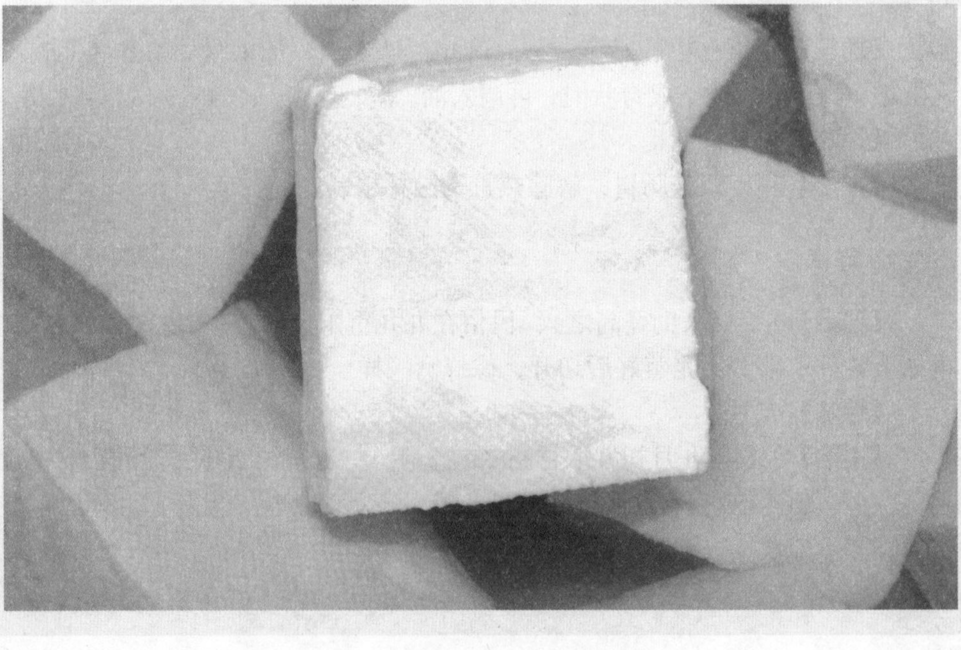

【主治】宽中益气，调和脾胃，消除胀满，通大肠浊气，清热散血。

【附方】

喝烧酒过多，全身出现红紫病重：用热豆腐切成片，贴满全身，冷了就再更换，又贴，直到人苏醒为止。

杖疮青肿：用豆腐切一块贴在疮上，不停地换。另一种方法：是用烧酒煮豆腐后再贴在疮上，看到豆腐干了就换一片，到不红才停止。

粉皮

【释名】用绿豆粉和水调至稀稠适当，每次用少许放入锡锅内，随沸汤旋转，一会儿就做成了，用来作素菜，或者同青菜、生姜、竹笋、酱、油一起煮，是极美妙的食品。

【性味】味甘，性滑。

【主治】可清热解毒，调和五脏，安养精神，润泽肌肤，其性稍带寒凉，脾泄的不要吃。

豆炙

【释名】豆炙用水浸泡后去掉皮，和水一起磨细，煎成糕饼。可同椒、盐、油炒后食用。

【性味】味甘，性平，无毒。

【主治】益元气，利三焦，调和脾胃，解各烦热，通小便。

油堆

【释名】在元宵节那天，用糯米粉和水捻成饼，用糖、水等物品和作馅，放在沸油里煎熟，吃起来味道很美。

【性味】味甘。

七、麻类

胡麻

【释名】古时中国只有大麻，汉朝时张骞从胡取得油麻种植，所以又称胡麻，和大麻相区分。又名巨胜。

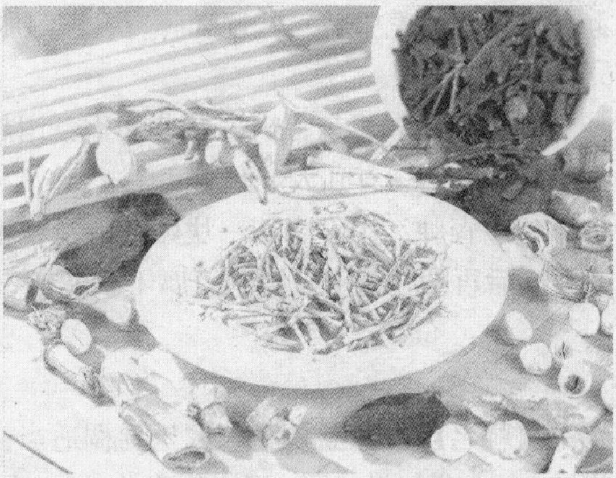

【性味】味甘，性平，无毒。

【主治】治伤中虚亏，补五脏，增气力，长肌肉，长智力。它又能润养五脏，滋实肺气，止心惊，利大小肠，耐寒暑，驱逐湿气、游风、头风，能催生使胞衣尽快剥离，补产后体虚疲乏。将它研成细末涂抹在头发上，可以使头发生长。将胡麻和白蜜蒸成糕饼，可治百病。用它来炒着吃，使人不生风病。精神错乱者长期食用会行走正常，不胡言乱语。将它嚼烂涂抹在小孩的头疮上，有一定疗效。也可将它煎成汤用来洗恶疮和治妇女的阴道炎。

白油麻

【释名】白油麻即脂麻。

【性味】味甘，性寒，无毒。

【主治】可以治疗体虚，劳累过度，滑肠胃，舒经络，通血脉，去除头皮屑，滋润肌肤。

【发明】苏东坡在给程正辅的信中说：凡患有痔疮的人，宜禁吃酒、肉、盐酪、酱菜、大味和粳米饭，只能吃淡面，蒸过九次的胡麻，即黑脂麻，和去皮的茯苓，加入少许白糖，做成面吃。长期食用可使人气力不衰，百病自行除去，痔疮渐消，这是长寿的要诀。但说起来容易，做起来难。依照这种说法，那么胡麻即是脂麻就有依据了。现在有人将脂麻捣烂去渣滓，和入豆腐吃。它的性平滑，对老人最有益。

青蘘

青蘘就是胡麻叶。

【性味】味甘，性寒，无毒。

【主治】治五脏邪气，风寒湿痹。益气，补脑髓，使人耳聪目明，不感饥饿，不衰老，可延长人的寿命。用它熬汁来洗头，可去头屑，润滑肌肤，增添血色。用它来治疗月经不调，方法是将1升蘘捣烂，用热水淋汁，服用半升，立即可愈。

胡麻花

【主治】能使秃顶生发，润滑大肠。人身上的赘肉，用它来擦，就能治愈。

可以令肌肤光滑、有弹性。

麻秸

【加工】麻秸烧灰，可加到点痣去恶肉的药方中使用。

【附方】服食胡麻法：用胡麻 54000 克，淘净入罐，令蒸气透。晒干，以水淘去沫再蒸，如此九次，用热水脱去皮，簸净，炒香研末，和白蜜或枣膏制成丸弹子大。每次温酒化下 1 丸，每日 3 服。忌毒鱼、狗肉、生菜。服至百日，能除一切病疾。

治腰脚疼痛：用新胡麻 1800 克，炒香杵成末。温酒、蜜汤服，日服 180 克，服完 1800 克永不复发。

治风寒：用脂麻炒焦，乘热擂酒饮，暖卧出汗则愈。

治中暑：用炒黑脂麻摊冷研末，新汲水调服 15 克。

解小儿胎毒：初生时，嚼生脂麻，用绵包，让儿吮吸，毒自下。

治肿恶疮：用胡麻烧灰，针砂等量，研末，醋调和敷，每日 3 次。

治小便尿血：胡麻 5400 克杵末，以东流水 2 升浸一宿，绞汁，顿热服。

治乳疮肿痛：用脂麻炒焦，研末，以灯窝油涂调。

治汤火伤：胡麻生研如泥，敷。

治妇女外阴生疮作痒：胡麻嚼烂敷涂效果佳。

治牙齿痛肿：胡麻水煮汁，含漱吐出。

大麻

【释名】形状像益母草叶，一枝有七片或九片叶。五六月开花抽穗，结果。大麻即火麻，也称黄麻。可以榨油。

大麻

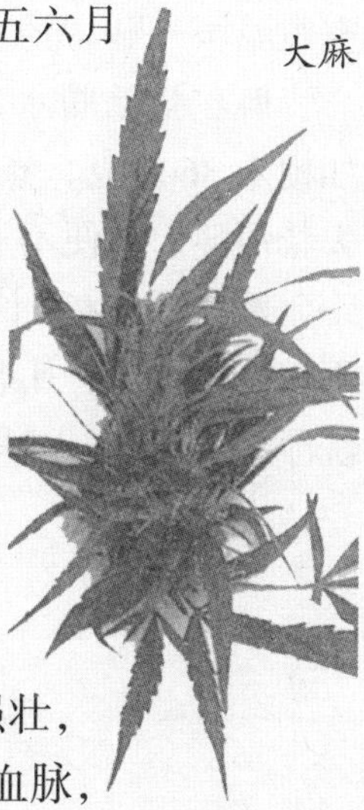

麻

【性味】味辛，性平，有毒。

【主治】主治五劳七伤。多服，使人产生幻觉，但它对五脏有利，能破积下血，止痹散脓。长时间服用，可以通神明，使人年轻。

麻仁

麻仁就是去壳的果实。

【生味】味甘，性平，无毒。

【主治】主要能补中益气。长时间服食，轻身健康强壮，犹如神仙。它能治中风出汗，治水肿，利小便，破积血，疏通血脉，治妇女产后的疾病。用它来洗头发，可以生发润发。孕妇胎位不正，吞下27枚麻仁即能生产。还可以滋润五脏，治大肠热，便秘。男子食多了，会滑精，阳痿。妇女吃多了，立即引起白带不正常。

麻勃

麻勃就是麻花。

【性味】味辛，性温，无毒。

【主治】可治疗120种恶血，人周身发黑发痒；驱各种恶血，治疗女子月经不调。

叶

【性味】味辛，有毒。

【主治】将它捣成汁服500毫升，可驱蛔虫；将它捣烂敷在蝎毒处，有一定疗效。用它浸泡后洗头，能滋养头发，使人不生白发。

根

【主治】主治破血，通小便。捣汁或煮汁服，主治瘀血和尿路结石。治难产、破血壅胀，崩中带下不止，则用水煮服。

【附方】服食麻仁法：麻子仁1800克，白羊脂350克，蜜蜡250克，白蜜100毫升，和杵蒸食，使人不饥耐老。

大麻仁酒治骨髓风毒疼痛，不能运动：用大麻仁浸水，取沉者1800克曝干，于银锅中缓慢炒香熟，入木臼中捣碎，待细如白粉即止，分为五贴，每用一贴，取家酿无灰酒一大碗，和麻粉，用柳槌蘸入砂盆中擂，滤去壳，煎到减半。空腹温服一贴。轻者四五贴见效，重者不出十贴必失所苦，效不可言。

麻仁粥治腹水，腰脐重痛，不能转动：用麻子半升，研碎，水滤取汁，如粳米3600克，煮稀粥，下葱、椒、豉，空腹食。又可治老人风痹以及小便失禁涩痛，大便不通，俱用此方。

治产后便秘：许学士说，产后汗多则大便秘，难于用药，只有麻仁粥恰当。不仅产后可服，凡老人诸虚风秘，皆可服食。用大麻子仁、紫苏子各3600克，洗净用水研细，滤取汁，分两次煮粥服食。

卷五　菜部

李时珍说：草本中凡是可以吃的都叫菜。有韭、薤、葵、葱、藿五类。人吃了蔬菜肠胃通畅，很是养人，所以是我们的主要副食。可每种菜对人体的作用都不同，在本篇中，详细介绍了菜的性味和功效，以便让我们更好地利用它们。

一、荤辛类

山韭

【释名】它的特征与家韭相同，但根是白的，叶子像灯芯苗一样。大多生在山中。

【性味】味咸，性寒、涩，无毒。

【主治】可治小便频繁，除去烦热，滋润毛发。是补肾的菜，患肾病的人适宜吃。主治腹胀，腹泻和肠炎。有温暖中焦，调补脾胃的作用。

【发明】陈直《奉亲养老书》载：韭菜羹能治老人脾胃虚弱，饮食减退，用韭菜200克，鲫鱼250克，煮成羹，调入调料服下并少吃面食。每隔三五天煮一次，据说能大补身体。韭，传说是后魏孝文帝所种。

葱

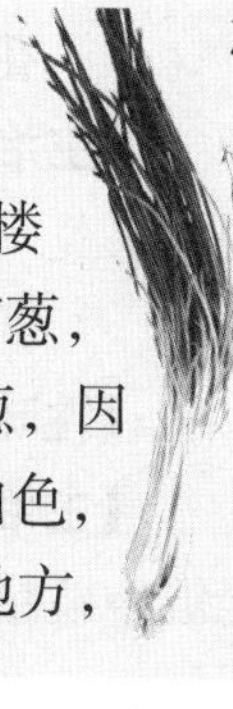
葱

【释名】葱共有四种：冬葱也就是冻葱，夏衰冬盛，它的茎是白的，叶是绿的，非常柔软；汉葱茎厚实坚硬，而味道很淡，一到十一二月叶子便枯萎；胡葱的茎和叶子粗短；还有一种楼葱，叫龙爪葱，每根茎上长出枝丫，像龙爪的形状。冬葱又名太官葱，因为它的茎柔软细弱而且有香味，可以过冬不结子。汉葱又名木葱，因它的形状很粗又很坚硬而得名，春末开花，成一丛丛的，花呈青白色，子是黑色，有皱纹，呈三瓣的形状，收取后阴干。不能放在潮湿的地方，可栽苗也可撒种。

葱茎白

【性味】味辛，性平，无毒。

【主治】煮汤，可治伤风寒的寒热，消除中风后面部和眼睛水肿。药性入手太阴肺经，能发汗；又入足阳阴胃经，可治伤寒骨肉疼痛，咽喉麻痹肿痛不通，并可以安胎。使用于眼睛，可清睛明目、轻身，使人肌肤润泽，精力旺盛，不易衰老，除肝脏中的邪气，通利中焦，调五脏，解各种药物的药毒，通大小肠，治疗腹泻引起的抽筋以及奔豚气、脚气，心腹绞痛，眼睛发花，心烦闷。另可通关节，止鼻孔流血，利大小便。治腹泻不止和便中带血。能达解表和里，除去风湿，治全身疼痛麻木，治胆管蛔虫，能止住大人虚脱，腹痛难忍，及小孩肠绞痛，妇女妊娠期便血，还可以促使乳汁分泌，消散乳腺炎症和耳鸣症状。局部外敷可治狂犬咬伤，制止蚯蚓之毒。

叶

【主治】煨烂研碎，敷在外伤化脓的部位，加盐研成细末，敷在被毒蛇、毒虫咬伤的部位或箭伤溪毒的部位，有除毒作用。还可以治疗下肢水肿，利于滋养五脏，益精，聪耳明目、轻身，使人肌肤润泽，精力旺盛，不易衰老，发散黄疸病。

汁

【性味】味辛，性温、滑，无毒。

【主治】喝葱汁可治便血，可解藜芦和桂皮之毒。又可以散瘀血，止流血、疼痛及耳聋。

须

【主治】通气，治饮食过饱的房事过度，治血渗入大肠，大便带血，痢疾和痔疮。将葱须研成末，每次服10克，用温酒送下。

花

【主治】主治心脾如刀割般的疼痛，同吴茱萸一起煎服下，有效。

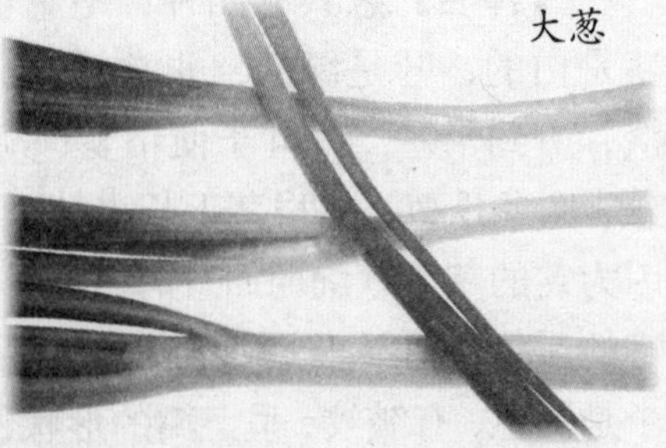
大葱

实

【性味】味辛，性温，无毒。

【主治】能使眼睛明亮，补中气不足，能温中益精，养肺，养发。

【发明】《张氏经验方》一书载：金属外伤后出血，可用葱白连着葱叶煨熟后捣烂敷在疮上，等到冷后换。石城尉戴尧臣，试马时损伤了大拇指，流了很多血，用这种方法，换药两次就能止住疼痛。第二天洗脸时，看不到受伤的痕迹。宋推宫和鲍县尹都知道这个方法，每当有人被杀伤还没有断气时即用此法，救活了不少人。

煨葱可以治跌打损伤方法是：将葱放入灰中用火煨熟，剥掉葱皮，中间有液体流出，便将它覆盖在损伤之处，再多煨些葱，连续不断地敷上热葱。昔日李抱真当判官时，被军士用棍棒打伤的大脚趾，连趾甲都被打落了。开始用金创药裹在拇指上，以饮酒止痛，结果脸色越来越青，痛苦得难以忍受。有个军士就告诉他用煨葱治跌打损伤，他立即采用此法，换了3次药后，脸就呈现出了红色，不一会疼痛消失。一共十几次后，便能在席上谈笑风生。

【附方】治头昏脑胀疼痛难忍：用葱插入患者的鼻和耳内，就能通气，使人清爽。

治上吊自杀者：用葱插入耳鼻之中，等到有血流出来就能苏醒。

治因伤寒头痛欲裂者：用连须的葱白250克，生姜100克，同水煮，温热时服下。

治妊娠期间受到伤寒，红斑变黑，尿中带血者：用葱白一把，水3升，煮熟后喝汤，吃完葱，直到出汗。

治怀孕五六个月时胎动剧烈难以抢救者：用葱白一把，水3升，煎至只有1升时，除去葱渣立即服用。

治胎道流血，腰痛攻心：用葱白煮成浓汤饮服。如果胎儿没死就能安胎，如果胎儿已死则能让死胎很快排出来，没有效可再服用。一种药方：加上川芎。另一种方法：用银制器皿煮粥和羹米食。

治突然中恶，卧床不起：急取葱子中间的黄心刺入患者的鼻孔中，男的刺入左鼻孔，女的刺入右鼻孔，深约10～13厘米，鼻孔、耳朵出血就救治了。或者刺入耳中15厘米深，以鼻孔中出血为准，如果没有出血则已经死亡。

治小儿暴死：取葱白放入肛中和两处鼻孔中，气通后打喷嚏，即活。

治小儿腹痛：用葱煎水浴小孩腹部，并用炒葱捣碎贴在肚脐上过一会，排出尿后腹痛即止。

治阴痛难忍，昏厥而唇青面黑者：用葱一束，除去根和葱叶，留葱白6厘米，烘烤热后放在肚脐上，用熨斗烫，葱坏后又另换新的，过一会，热气透入体内，手足温暖有汗出来就好了，再服4次葱汤。如果用熨斗烫，手足都不变暖和，那么就很难治疗。

治虚脱危症：凡是大吐大泄之后，四肢冰凉，不省人事，有的与女子性交后，小腹和肾疼痛，出冷汗，昏迷不醒，如不及时抢救，则非常危险。先将葱白炒热贴在肚脐上，再将3～7根葱白擂烂，用酒煮后灌服，阳气马上回升。这是华佗发明的药方。

治急性胆管绞痛，小便不利，如果不及时抢救就有生命危险：用葱白5400克，炒热后用帕包好，将两包交替熨烫小腹等气渗透到腹里，气透后则愈。

治早期乳腺炎：用葱汁一升，立即服下，炎症即可消失。

治疗疮毒疮：将疮刺破，用老葱、生蜂蜜杵碎贴4小时，疗疮出来后，用醋水洗，神效。

治人身体上突然长出肉刺，或痛或发痒，即血壅，如不医治则必死无疑：将葱烧成灰后淋洗，再喝豉汤数杯，则病情自然好转。

薤

【释名】一根多茎，叶长得茂盛而根长得很大，它的叶形状像韭菜，但有剑脊，又是空心的，像小葱的叶子但又有棱，气味也像葱。二月开紫白色的细花，根像小蒜，一根有几颗，长在一起。又名火葱。

【加工】五月趁叶子还是青的时候可以挖出，否则根肉不饱满。它的根可以用来煮食、腌制和醋泡。

【性味】味辛、苦，性温，无毒。

【主治】药入手阳明经，主治金疮溃烂。轻身，不饥，耐老。强筋骨，除寒热，去水气，温暖中焦散结气，利于患者。将薤白捣碎涂在疮上。治各种疮，中风寒，水气肿痛。煮来食用可耐寒。调中补气不足，治慢性腹泻，令人健壮，壮阳恢复元气。另可散血通气，治胸部针刺一样疼痛，并安胎，利于产妇。还可治妇女赤带下，骨刺卡咽喉，吃薤白后刺即吞下。薤有红色、白色两种，白的能滋补，红的能治疗金疮。同蜂蜜一起捣碎涂在烫伤、烧伤处，见效很快。但不能和牛肉一起吃，否则易生结石。

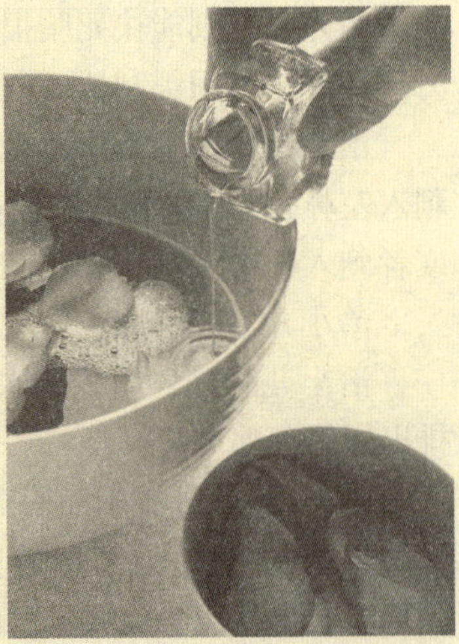

【发明】安陆郭坦兄，患大肝病后，随即

饭量大增，每天要吃一斛食物，五年后，家道贫困，沿街行乞，有一天肚子饿了，来到一个菜园里，吃了很多莒头的大蒜，便觉得难受之极而倒在地上，随即吐出一大堆秽物，而后秽物渐渐减少。有人撮来饭倒在上面，即化成了水，但患者从此就好了。如此看来薤实、大蒜能化结石是很灵验的。

【附方】治突然中风，奄奄一息，或平时噩梦：用薤实汁灌入鼻孔中，就会苏醒。

治霍乱干呕，腹中大痛欲死：取薤实一把，水 3 升，煎到只剩下一半时服下，服用 3 次就好了。

治腹胀气痛：用薤白捣成汁喝，效果很好。

治拉红痢不止：薤实同黄柏皮煮水喝能治好。

治小儿痢疾：把莒头捣成泥，和以粳米粉和蜂蜜做成饼，烤熟后吃。

治产后各种痢疾：多煮些薤白来吃，再和羊肉一起炒来吃。

治胎动不安，腹内冷痛：取薤白 1800 克，当归 200 克，5 升水，煮到只剩 2 升时，分三次服下。

治各种鱼骨鲠在咽喉：将薤白嚼软，用绳子捆好，吞到被鱼骨鲠住的地方，然后把绳子拉出，鱼刺也随之而出。

治狂犬咬伤：取薤白捣成汁喝，并将它的汁涂在咬伤之处，每天涂 3 次，效果好。

治小儿误食钱物：将薤白煮熟后吃下，钱物随即就出。

蒜

【释名】家蒜有两种：它的根和茎都很小，瓣少，较辣的，就是小蒜；它的根和茎都大，瓣多的，味辣而带苦的是大蒜。又名小蒜。

【性味】味辛，性温，有小毒。

【主治】益脾肾，止霍乱吐泻，解腹中为安，消积食，温中调胃，除邪祛毒气，下气，治各种虫毒，敷在蛇虫咬伤处和沙虱疮上，有很好的效果。

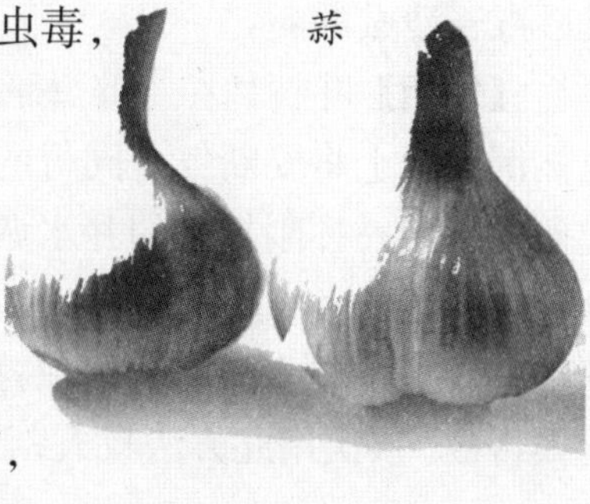
蒜

叶

【主治】治心烦痛，解各种毒，治小儿发红疹。

【发明】华佗看见一个人哽住吃不下食物，就叫店家取大蒜榨出两升汁叫患者喝下，立即吐出一条蛇，患者把蛇挂在车上，去拜谢华佗，看见墙壁北面挂着数十条蛇，才知道他的神奇。还有《奇疾书》一书说：人头上、脸上有火光，别人的手靠近就像有火在烧烤，这是中了蛊毒。取大蒜榨汁25克，和着酒服下，即吐出像蛇一样的东西。由此看来，大蒜是治中毒的重要药物，现在很少有人知道这一点。

山蒜

【释名】山蒜、泽蒜、石蒜都是同一种蒜，只是分别生长在山中、沼泽中、石头之间等不同的地方。

【性味】味辛，性温，无毒。

【主治】治积块和妇女的血瘤，用苦酒磨细后服下，治疗效果非常好。

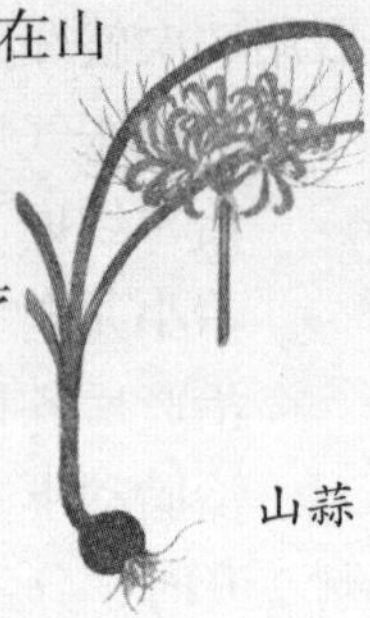

山蒜

泽蒜、石蒜

【主治】都能温补下气。

葫

【释名】它和小蒜的气味相似。张骞出使西域，大蒜、胡荽才传入中原，因而叫葫蒜。而小蒜是中原本地所产。又名大蒜。

【加工】大、小两种蒜，都在八月下种，三四月吃蒜苗，夏初则吃蒜薹，五月份则吃它的根，秋季收种。

【性味】味辛，性温，有毒。

【主治】治归五脏，可散痈肿毒疮，除去风邪，消除毒气。又可下气消积食，化腐肉。去除风湿，破冷气，消腹部包块，扶正祛邪，通气温补，治疗毒疮、癣等病症。另有强健脾胃，助肾气，止霍乱吐泻引起的抽筋和腹痛，驱除邪气和瘟疫，治疗疟疾引起的抽风和寒冷。敷伤风冷痛，治毒疮、蛇虫之毒、溪砂毒、沙虱毒。

【发明】叶石林在《辟暑录》一书中说：有一个仆人在六七月骑马奔跑，忽然倒在地上将要断气。同行的王相叫人用大蒜和路上的热土各一把放在一起研碎，用一杯刚打来的井水调和取它的汁水，扳开牙齿灌进他嘴里，不一会他就苏醒过来了。李绛在《兵部手集方》一书中说：毒疮肿毒导致疼痛呻吟，不能睡卧。神志不清的，用独蒜两颗捣烂，和上麻油后厚厚敷疮上，干后便更换再敷。多次用此方法救人，没有不灵验的。卢坦侍郎肩上长疮，撕心胀痛，采用这种方法便治愈了。还有李仆射后脑长疮久治不愈，卢侍郎给他介绍了这种方法也医治好了。葛洪在《肘后方》一书中说：凡是背上疮肿，可用独蒜横切一分厚，贴在肿头上，用梧桐子大的艾炙大蒜一百次，不知不觉红肿渐渐消退，多灸一会更好，不要太烫，如果觉得疼痛就拿开，蒜焦了就再换一块，不要损伤皮肤。

【附方】如果是用熟醋浸泡多年的大蒜更好。将大蒜捣乱用水服下，可治疗因中暑导致的昏迷不醒。捣碎贴在足心，可医治鼻孔流血不止。用大蒜和豆豉丸服下，可治大便突然猛烈出血。将大蒜捣成汁水后喝下，可医治吐血和心绞痛。煮成汁水喝下，可治疗角弓反张之症。和鲫鱼一起做成丸子吃，可治胸闷胀满。和蛤粉一起做成丸子吃，可消水肿。同黄丸子一起吃，可治腹痛。捣成膏敷在肚脐上就能通达下焦消水，利于大小便排泄。贴于足心，治急性腹泻，止鼻孔出血。放入肛门中，能使幽门通畅，治疗关格不通，但多吃了会损伤人的眼睛。

治腹胀：大蒜装入自死的黑鱼肚里，再用湿纸包好，放在火中煨熟，蒜连同鱼一起吃。忌放椒、盐、葱、酱，多吃自愈。这种方法有人试过，效果极佳并非夸大其辞。用炙的方法治背上发疮。凡觉得背上有硬肿块疼痛，先用湿纸贴寻疮头，再用大蒜十颗，淡豆豉 90 克，乳香 5 克，研细，根据疮头的大小，用竹片做个圈围起来，将药填在圈内，填至两分厚，用艾灸，由痛灸到痒，再由痒灸到痛，以一百次为一疗程。这种方法与蒜钱灸法有相同的功效。

治疗肿恶毒：用门臼的灰一撮筛细，用独蒜和蒜苔蘸成灰擦疮口，等疮自然冒小汗后，再擦，不久红肿便消散了。即使是背上硬块红肿，也可以擦。

治腹部胀满，大小便不通：独蒜烧熟后去掉蒜皮，用布裹好放入肛门，胀气立刻能通。

治干湿霍乱转筋：将大蒜捣碎涂于足心上，立愈。

治气肿：用大蒜、田螺、车前子各等份，熬成膏摊贴在肚脐上，水即随大小便排泄出去，几天就能痊愈。

治痢疾伴饮食不进或呕不能食：用大蒜捣烂贴于足心，也可掩贴在肚脐上。

治妇女阴部红肿发痒：用大蒜水洗阴部，有效时停止。

治中闭口椒毒，气滞欲死：把蒜煮来吃，就能治愈。

治鱼骨头卡在喉咙里：用独蒜塞在鼻孔里，鱼骨头自然就出来了。

芸薹

【释名】它的籽可以榨油。九十月间插种，长出来的叶子形状颜色有点像白菜。也叫油菜。

油菜开黄色的小花，花有四瓣，像芥花。结荚收籽，它的籽也像芥籽，呈灰赤色。

茎叶

【性味】味辛，性温，无毒。

【主治】治丹毒，乳房肿块，破腹内痞块结血。治产后贫血及瘀血。煮来吃治腰脚麻木。捣叶涂于女人乳房疗肿块。治瘭疮、豌豆疮，散血消肿，伏蓬砂。芸薹破血，产妇宜食。

【发明】孙思邈说：贞观七年内江县因饮酒过量，夜间感觉四肢骨肉疼痛，次日清晨头痛，额角上发丹如弹丸，肿痛，到中午肿得厉害，眼睛都睁不开。再过一天几乎会死。我想到本草所载芸苔可治丹毒。于是取芸苔叶捣烂来敷，马上就消了红肿，灵验如神。也可以捣汁来服用。

籽

【性味】味辛，性温，无毒。

【主治】通滞血，破冷气，消肿结，治难产，产后心腹部各种疾病，赤丹热肿，金疮血痔。取它的油敷头，会让头发长黑。

【附方】治手足瘭疮：此疮常长在手、脚、肩、背上，密密麻麻像红豆，剥破它有汁渗出。用芸苔籽煮水服1升，并且多吃晒干煮熟的芸薹菜，吃时加少量的盐、酱。冬季用芸薹籽研水服。

治泻下血色鲜红，腹痛日夜不止：用芸薹叶捣烂取汁200毫升，加蜂蜜100毫升，温服。

治产后恶露不下，血结心中：用炒过的芸薹籽、当归、桂心、赤芍各等份，研为末，每次用酒服下10克，便能排出胞宫内遗留的余血和浊液。

治大便下血：用生芸薹籽、甘草炙一起研为末，每次服15克，用水煎来吃。

治偏头痛：用芸薹籽0.5克，大黄1.5克，研为末，吸入鼻中，很快就会好。

治扭伤骨节：用芸薹籽50克，炒黄米360克，龙骨（蛇骨）少许研为末，醋调成膏，摊在纸上，敷贴骨节扭伤处。

治小儿天钓：芸薹籽、去掉皮尖的生乌头各10克，研为末，用水调和后涂在头顶上。

葫葱

【释名】形状像大蒜，是人工种植的，不是野生的。葫葱也叫蒜葱。

【加工】八月间撒种，次年五月份收获，它的叶子像葱而根像蒜。

【性味】味辛，性温，无毒。

【主治】可温中下气，消除积食使人食欲增加，并可杀虫，补利五脏气不足。治疗肿毒。长期食用会伤害神经损伤记忆，令人健忘，眼睛昏花，血脉不通，引发顽固性疾病。患有狐臭，虫咬的人，吃葫葱后转好。

籽

【主治】治各种肉毒，吐血不止，面黄肌瘦的人，用葫葱籽加 1 升水煮至半升后，冷了服下。

山葱

【释名】生长在沙地的叫沙葱，生长在水泽地里的叫水葱。茎细而叶大，吃起来很香，也就是野葱，山坡平地上都有生长。山葱开白花，结的果实像小葱头一样大。

【性味】味辛，性温，无毒。

【主治】长期食用可以强智益胆气。将山葱煮水浸泡或捣碎外敷在局部，主治各种山中毒物刺伤，山中溪水的沙虱及箭伤等毒。

籽

【主治】主治泄精。

生姜

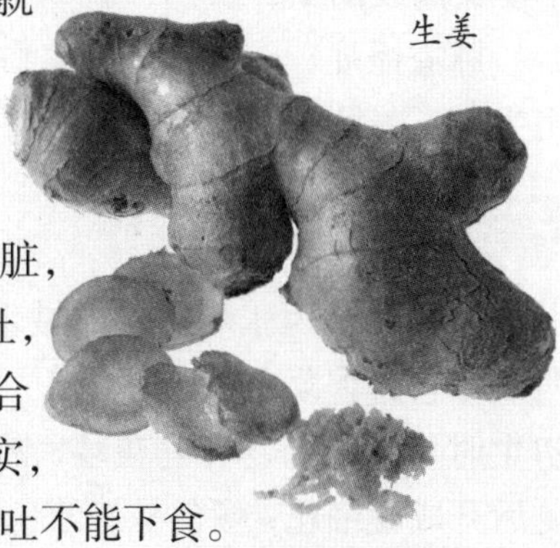
生姜

【释名】四月份取母姜栽种，到五月份就长出苗，竹叶宽，对生，叶味辣香。种在低湿沙地。秋后经霜，姜就老了。

【性味】味辛，性温，无毒。

【主治】久服去臭气，通神明。功能是归五脏，除风邪寒热，伤寒头痛鼻塞，咳逆气喘，止呕吐，去痰下气，去水肿气胀，治时令外感咳嗽。合半夏能治胃脘部急痛。加入杏仁煎，治急痛气实，心胸拥膈冷热气。捣烂取汁和蜜服，治中暑呕吐不能下食。

散烦闷，开胃。把生姜汁煎服，下一切结食，冲胸膈恶气，特效，还能破血调中，去冷气。

汁

【主治】解药毒，除恶热，治痰喘胀满，寒痢腹痛，转筋胸闷，去胸中臭气、狐臭，杀腹内寄生虫。开胃健脾，散风寒，解菌蕈等各种菌毒。姜生用时，能发散，熟用时和中。能解吃野禽中毒而致的咽喉肿痛。点入眼中可以治红眼病。和黄明胶熬，贴风湿疼痛，治疗效果非常好。

【发明】李时珍说：俗话说，“上床萝卜，下床姜”，说的就是姜能开胃，萝卜能消食。姜味辣而不荤，去邪辟恶。生吃熟吃，或同醋、酱、糟、盐、蜜煎后调和，无所不宜。既可作蔬菜、调料，又可入药作果脯，用途非常广泛。凡是早上外出或者走山路，都宜含一块生姜。

姜皮

【性味】味辛，性凉，无毒。

【主治】可以消水肿，腹胀，腹腔内的痞块，调和脾胃，去眼球上的白膜。

叶

【性味】味辛，性温，无毒。

【主治】治吃鱼导致的结石，捣汁饮用，即消。

【附方】

治产后肉线：有一个妇女产后用了力，导致肉线裂出 1.0 ~ 1.3 米，一触疼痛连心，不堪忍受。有一个道士叫人买来老姜 1.5 千克，苎皮捣烂，倒入 1000 克麻油拌匀炒干。先将消过毒的绢 1.6 米，折成方后叫人轻轻盛起肉线，使肉线曲成三团放入产户。再用绢袋盛姜，就近熏，姜袋冷了就换。熏了一天一夜，肉线就收缩了大半，两天便痊愈了。据说这是魏夫人秘传的怪病方，不能让肉线断了，否则，就成了不治之症。

脉溢怪症，一人毛窍节次血出不止，此胀如鼓，不久目、鼻、口被气胀：用生姜，姜汁和水各半盏服用，即愈。出自夏子益的《奇疾书》。

胡荽

【释名】因张骞出使西域带回来的种子，所以叫胡荽。现在俗称荽，山西人称它为香菜。又叫沁香菜，也叫胡菜、原荽。八月份下种，阴天特别好。初生时茎柔叶圆，叶有花歧，根软是白色的。冬春采来食用，香美可口，立夏后开成簇细花，颜色呈淡紫色。五月收子，子大如麻子，也有辛香。它的子、叶都用，生、熟均可食，对世人非常有益，适宜种植在肥沃的地里。

根、叶

【性味】味辛，性温，无毒。

【主治】可消食，治五脏，补不足，利大小肠，通小腹气，清四肢热，止头痛。疗痧疹、豌豆疮不出，用胡荽酒喷于患处，立出。通心窍，补筋脉，开胃。如果治肠风，就用热饼裹胡荽吃，治疗效果非常好。和各种菜一同吃，气香，爽口，辟飞尸、鬼疰、蛊毒。解鱼毒，肉毒。但有狐臭、口臭、烂齿和脚气、金疮的人，都不可吃胡荽，否则病情加重。久食令人健忘。它的根，会发痼疾。切不可与邪蒿同食，否则令人汗臭难以治愈。凡是服用一切补药以及药中含有白术、牡丹的人，不能吃它。

籽

【性味】味辛、酸，性平，无毒。

【主治】主治消食开胃，解蛊毒治五痔以及吃肉中毒，吐血，下血，可煮汁冷服。又可以用油煎，涂小儿秃疮。能发痘疹，除鱼腥。

胡萝卜

【释名】因是元朝时从西域引进来，所以得名胡萝卜。根有黄色、红色两种，带点蒿气，长16 ~ 20厘米，大的有手握满那么粗。三四月茎高6 ~ 10厘米，开碎小的白花，像伞的形状，胡萝卜籽有毛，是褐色的，它有萝卜气味。

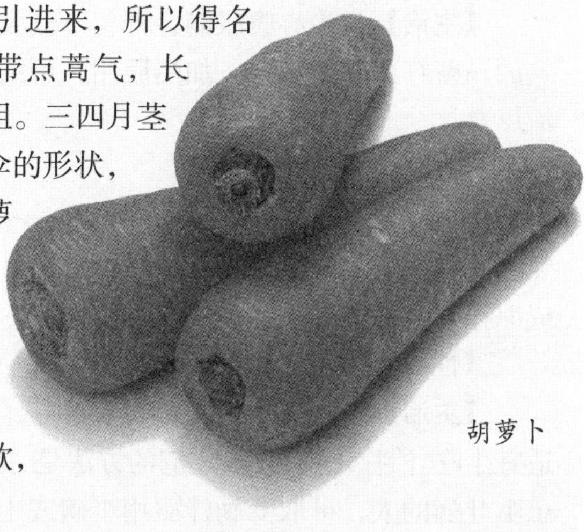

胡萝卜

根

【性味】味甘、辛，性温，无毒。

【主治】主要是下气调补中焦，利胸膈和肠胃，安五脏，增强食欲，对人体有利没有害。

籽

【主治】治久患痢疾。

茼蒿

【释名】茼蒿四月起苔，有60厘米多高。开深黄色花，花的形状像单瓣菊花。一朵花可结籽近百个，成圆形，最易繁殖，有蒿气。又名蓬蒿。

【性味】味辛，性平，无毒。

【主治】主治安心气，养脾胃，消痰饮，利肠胃。但多吃动风气，薰人心，令人气胀。

马蕲

【释名】马蕲的根呈白色，有30厘米左右长，气味芳香，质地坚硬，难吃。马蕲与芹菜是同一个种类但不是同一品种，在潮湿的地方，三四月份长出幼苗，茎像蒿一样，而且茎上有茸茸的白毛，嫩的时候可以吃。叶比水芹稍小一些，五六月份开碎小的花，堆积成簇，花呈青白色。结出的果实是黑的。

苗

【性味】味甘、辛，性温，无毒。

【主治】主治益脾胃，利胸膈，去除体内冷气，可以当菜吃。

籽

【性味】味甘、辛，性温，无毒。

【主治】主治心腹胀满，开胃下气及帮助消化食物。可作调味品用。炒熟的马蕲籽，研细成末，加醋服用，可治疗急性心痛、失眠并能温中暖脾，治反胃。

罗勒

【释名】有三个品种：一种像紫苏叶；一种叶大，香气很浓；一种能做成凉拌菜。冬季一般使用晒干的制品。又名香菜。

【性味】味辛，性温，微毒。

【主治】主要是调理中焦脾胃，消化食物。有去除恶气、消除水气的作用，适宜生吃。治疗牙齿、牙根烂疮的方法是：把罗勒烧成灰饮用，治疗效果非常好。患呕吐病的人，可取罗勒汁服用半碗或十一二月份用罗勒晒干品煮汁服用。将它的根烧成灰，敷在小儿黄烂疮上，能治愈。罗勒还有治疗各种传染病和排出体内毒物蓄积的功效。

【发明】《饮膳正要》记载它与各种菜同吃，辛香味能够避去腥气。但是不可多吃，否则会使关节活动不利，经络不通，令人血脉不行又动风，诱发脚气。

籽

【主治】医治眼睛视物不清和尘埃落入眼中，方法是：用三五颗罗勒籽放入眼中，一会儿就润湿胀大并和眼泪一起将异物冲出，又能治红眼病和砂眼。

【发明】李时珍记载：以前庐州县彭大辨在临安，突然得了红眼病后视物不清。一和尚拿罗勒籽洗净晒干，每一次放一粒在眼内，闭上眼片刻后，罗勒籽连同眼内的秽物而出，治愈了红眼病和视物不清。另一方，是将罗勒籽研成细末和水制成汁，点入眼中也有效。我曾经取罗勒籽放入眼中，结果籽也胀大了。大概是因这籽被打湿后的原因，所以可粘下附在眼膜上的尘物。然而眼中容不下一粒尘埃，而放入这籽三五颗却并没有妨碍。这大概是一个例外吧。

白花菜

【释名】三月下种，它的茎很软，一叶上有五片叶子，似拇指大小。秋季开白色的小花，花蕊长 6 ~ 10 厘米，有小角，白花菜籽呈黑色并且很小，菜叶的气味膻臭，只适合用盐做腌菜吃。另一种开黄花的，叫黄花菜，形状和它相似。

【性味】味苦、辛，微毒，

【主治】治下气，用白花菜煎水可治痔疮，捣烂敷可治风湿痹痛。和酒一起饮可治疟疾。但是吃多了可使风气滞留在五脏六腑，令人胃中胀闷不适，伤人脾胃。

芹菜

【释名】芹菜有水芹、旱芹两类。水芹生在沼泽的边上；旱芹则生在陆地，有红、白两种。一般二月份长出幼苗，它的叶子成对生长。五月开出细小的白花。它的茎上有棱，中间是空的，它的气味芬芳。它是对人的身体有益的菜。

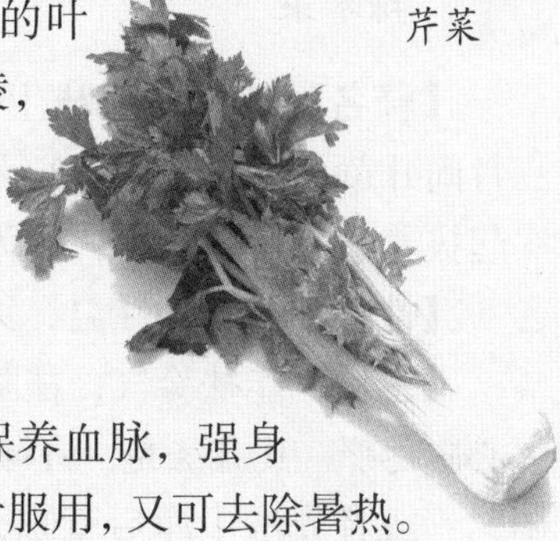
芹菜

水芹

【性味】味甘，性平，无毒。

【主治】治女子大出血，且有止血养精，保养血脉，强身补气的功效。令人身体健壮，食欲增强。捣水芹汁服用，又可去除暑热。

医治结石。饮它的汁后，小儿可以去除暴热，大人可治酒后鼻塞及身体发热，又可去头中风热、利口齿和滑润大小肠。同时还可解烦闷口渴，妇科出血和白带增多，以及痈症和五种黄疸病。芹菜和醋一起调和吃，不损牙齿。红芹是害人的，不可以吃。腹有包块的人不能吃。

【发明】春秋时节，蛇卵附在芹菜上，人们误认为是食物而把它同芹菜一起吃了，导致生病，出现面色青紫，腹部胀满症状，像怀孕一样疼痛难忍，叫做蛟龙病。宜吃硬糖 3600 ~ 5400 克，每日 3 次，直到吐出像蜥蜴一样的秽物后症状消失。李时珍说：芹菜生长在水边。蛟的行为变化莫测，它的精卵哪能附在芹菜上呢？大概是蜥蜴、水蛇之类的动物，在春夏之时交配时，将精液遗留在那里的原因吧。况且蛇喜欢吃芹菜，这尤以证明上述结论。

旱芹

又名堇。

【性味】味甘，性寒，无毒。

【主治】捣成汁后，可以用来洗马身上的毒疮，同时也可服用。又将汁涂在蛇、蝎毒痈肿患处，可治。经常食用堇菜可以消除胸腹间的烦闷发热及寒热，治颈淋巴结核病。具有聚积精气，除下瘀血，止霍乱腹泻的功效。还可以将生堇菜捣成汁取半升服，能够驱除体内毒性产物。

红芹

又称紫堇。长在水边。它的叶是青色的，有 10 多厘米长，叶上有黄色斑点，它的味道苦涩。它的根嚼起来有极浓的酸、苦、涩味。

苗花

【性味】味酸，性平，微毒。

【主治】治大人、小孩脱肛。

辣米菜

【释名】冬季满地丛生，有 6 ~ 10 厘米长，它的梗柔软，叶子很小。三月间开黄色小花。结 0.3 ~ 0.6 厘米长的细角，角内有细小的籽。可以连根一起拔着吃，味很辛辣，称为辣米菜。生长在南方，是田园间的小草。

【性味】味辛，性温，无毒。

【主治】能祛冷气，祛除腹内久寒，助消化，增强食欲，利胸膈，化痰，去心腹疼痛。其方法是：将辣米菜切细，用新鲜蜜浆拌入洗净后的辣米菜中，调匀；或者先洗干净后就吃，口感舒适且能消化食物。但多吃生热，引发机体顽固性疾病。

莱菔

【释名】六月份下种，开紫绿色小花。它的叶子大的像芜菁叶，小的像花芥叶，叶上都有细柔毛。它有红色和白色两种，形状有圆、长两类。一般说来，生在沙性土壤中的莱菔脆甜，生在瘠薄土壤中的则硬而且辣。莱菔的根、叶都可生吃或熟吃，是蔬菜当中最有益于人的。又叫萝卜。

根、叶

【性味】根：味辛、甜；叶：味辛、苦，性温，无毒。

【主治】做成散服及炮制后煮服，大下气，消食和中，去痰癖，使人健壮；生莱菔捣烂后取汁喝，清凉解渴，利关节，养容颜，出五脏恶气，制面毒，行风气，去热气。利五脏，使身体感觉轻松爽快，肌肤白嫩细腻。同时又可消痰止咳，治肺痿、吐血，温中补不足。萝卜和羊肉、银鱼煮食，治劳瘦咳嗽。和猪肉一起吃，益人，生萝卜捣烂吃，治痢疾伴饮食不进或呕吐不能食，又治吐血和流鼻血。同时还宽胸膈，利大小便。萝卜生吃，止渴宽中；煮熟来吃，化痰消胃肠积滞。萝卜还能除鱼腥味治豆腐积。主治吞酸水，化积滞，解酒毒，散瘀血，效果非常好。把萝卜研成末服，治各种淋症；制成药丸服，治小便白浊；煎水洗脚，治脚气；饮萝卜汁能治痢疾和失音，还可治被烟熏得将要死的人；生萝卜捣烂涂在跌打损伤和烧伤、烫伤处，也很有效。莱菔特别能制面毒。

【发明】曾经有个婆罗门的僧人来到东土，看见人们吃麦面，惊呼：这麦面是大热之物，怎么能吃呢？又看见他们饭食中有萝卜，才说：全靠有萝卜来解麦面的热性。从此相传下来，吃麦面必须吃萝卜。萝卜捣烂制面，做出的面食最好吃，吃得很饱也不会发热。萝卜煎来吃，下胀气。凡是人饮食过量了，生嚼咽则能消食。

张杲所作的《医说》上说：富人李某生病，流鼻血不止，非常危险，医生用萝卜、天然水、酒调服，鼻血即止住。这是血随气行，气滞则血妄行，萝卜下气而酒作引导的原因。《延寿书》记载：要师在逃难时逃入石窟中，强盗用烟熏，在熏得他昏迷快要死的时候，他摸到萝卜菜一束，嚼汁咽下，立即就苏醒过来了。这种方法以备急用，不可不知道。但是吃多了莱菔会动气，只有生姜能制这种毒。

籽

【性味】味辛、甘，性平，无毒。

【主治】研汁服，治因风邪而引起的风痰症发作。同醋研细后服，可以消除肿毒。它能下气定喘治痰，消食胀利大小便，止气痛，治腹泻粪便杂有未消化食物残渣，治疮疹。

【附方】治食物作酸：生萝卜嚼数片，或生嚼萝卜菜都很有效。但是干的、熟的、盐腌的，都没有效。

治反胃：萝卜用蜜煎浸后，细嚼慢咽，有效。

治肺痿咳血：萝卜加羊肉或者鲫鱼煮熟，频食。

治鼻中出血不止：萝卜捣汁半盏，加入少量的酒烧后服用，也可以用萝卜汁注入鼻中，效果都很好，或者将酒煎沸，再加上萝卜煎后饮用，也可治好。

治痢疾伴有不思饮食，呕吐不纳：萝卜捣成汁一小盏，蜜一盏，水一盏，一同煎，早一服，午一服。或用萝卜籽擂的汁也可以。又方：只用萝卜菜煎汤，天天饮用。又方：用萝卜片，不论新旧，用蜜浸一会儿后，含在嘴里，咽下它的汁水，直到味淡又再换一片，到觉得想饮食的时候，用肉煮粥吃，但不能吃得过多。

治大便下血：大萝卜取皮烧灰存性，荷叶烧灰存性，蒲黄用生的，三种各等份，一同研为末，每次用5克，米汤送下。又一方：蜜炙萝卜，任意吃。

治伤酒下血：用萝卜12个，留青叶3厘米左右，放在罐中加井水煮，煮到十分烂后，再加淡醋，空腹时任意吃。

治肛门脱出：把生萝卜捣烂，敷填在肚脐中，用布裹紧，直到感觉有疮长出时，立即除去，效果非常好。

治因湿热蕴结下焦，形成砂石淋，下腹、腰部、尿道疼痛难忍：用萝卜切成片，蜜浸一会儿后炙干，再浸，再炙，反复数次，但不可过焦。细细嚼后用盐开水服下，每日三服。

治偏正头痛：生萝卜汁放入一个蚬壳里，患者仰卧，将萝卜汁注入左右鼻孔中，神效。

治哮喘遇过敏原即发者：萝卜籽淘干净，蒸熟后晒干研细，加姜汁浸后蒸成饼，制成绿豆大小的丸。每服30丸，用唾液咽下。

治年久头痛：萝卜籽和生姜各等份，捣后取汁，再加入少量麝香后，滴入鼻孔中，马上就可以止住头痛。

治牙齿疼痛：生萝卜籽14颗研细，加乳调和，左痛点右鼻，右痛点左鼻。

治小儿盘肠气痛：萝卜籽炒黄后研成末，用乳香汤送下半钱。

芜菁

【释名】它的根圆，也有长的，有红、白两种颜色。它的味辣而带甜，叶面粗糙，也有花、叶。夏初起苔，开淡紫色的花。结的角像虫一样，腹部大尾部尖。它的籽像葫芦籽，大小不均匀且不圆，呈黄赤色。又叫蔓菁。

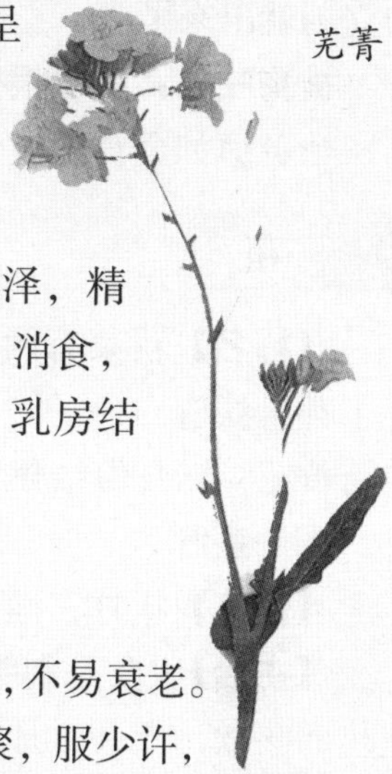

芜菁

根叶

【性叶】味苦，性温，无毒。

【主治】利五脏，使人耳聪目明、轻身，肌肤润泽，精力旺盛，不易衰老，益气。经常吃通中焦，令人健壮。消食，下气疗咳嗽，清热解渴，去胸腹冷痛，以及热毒风，乳房结块和因产后乳汁积累过多而致乳房胀硬致痛。

籽

【性味】味辛、苦，性平，无毒。

【主治】使人耳聪目明、轻身，肌肤润泽，精力旺盛，不易衰老。疗黄疸，利小便。加水煮汁服用，可以除腹内痞块积聚，服少许，可治霍乱引起的胸腹胀闷。研成末服用，主治视物模糊不清。榨成油调入石膏中，可以去脸上的黑斑和皱纹。籽和油敷，可治蜘蛛咬伤。把籽作为药丸服用，令人健壮。妇女尤其适用。

花

【性味】味辛，性平，无毒。

【主治】治虚弱，疲劳，视力差。久服使人长寿，夜间可看书。

它的服法是：每年的三月三日采花，阴干后，研为末，每服两钱，空腹用井水服下。

【附方】预防疫病：在立春的庚子日那天，用蔓菁煎成汁，全家大小趁温服下，不拘多少，可一年不犯疫病。

治鼻中流血不止：用生蔓菁捣汁饮，立刻就能止血。

治一切肿瘤：用生蔓菁一把，加入少量盐一同捣碎封贴在患处，非常有效。

治眼外观没有异常但逐渐失明：用蔓菁籽 10800 克，蒸透后，立即用锅中的滚水淋，然后晒干，如此反复 3 次，再将它杵成末。每天用酒下服。

治乳房肿块：用蔓菁根和叶，去掉泥土不要用水洗，直接加盐捣烂后，涂抹在患处。药热要重新换，三五次就能治愈。十一二月份就只用蔓菁根，很见效。

治疝肿如斗：将蔓菁根捣烂后，封贴在患处，大效。

治异物入目：蔓菁菜捣烂后，拿手帕包好，挤汁滴入两三点到眼中，异物立刻就出来了。

被狗咬伤：蔓菁根捣烂，取汁服用。

治黄疸如金：生蔓菁籽研为末，顿服。

菘

【释名】菘菜有两种：一种茎圆厚，微青；一种茎圆薄，白色。它们的叶子都是淡青白色的。菘菜籽是灰黑色的。八月以后下种，第二年二月份开四瓣黄花，三月份结角，也像芥角。这种菜做腌菜最好。菘就是现在的白菜。

茎叶

【性味】味甘，性温，有小毒。

【主治】主要是利肠胃，除胸中堵塞烦闷，解酒后口渴。消食下气，治瘴疟，止热邪咳嗽，十一二月份的菘菜汁更好，可和中，利大小便。

籽

【性味】味甘，性平，无毒。

【主治】可榨油，涂在头上可利于长头发，涂在刀剑上，刀剑不生锈。

芥

【释名】味辛烈，样子像白菜，菜叶上有柔毛。也叫芥菜。

茎叶

【性味】味辣，性温，无毒。

【主治】可通鼻，祛肾脏经络邪气，利九窍，明耳目，安中。常吃温中。止咳嗽上气，除寒冷气。去头痛，通肺消痰，利膈开胃。叶子大的好，叶子小且有毛的对人有害。

籽

【性味】味辛，性热，无毒。

【主治】主通鼻，祛一切邪恶疰气，咽喉肿痛。治疰气发没有定处，及被毒箭伤，做成药丸或捣为末服，治胃寒吐食，肺寒咳嗽，伤风受寒引起的胸腹腰痛，口噤，消散痈肿瘀血。芥籽的

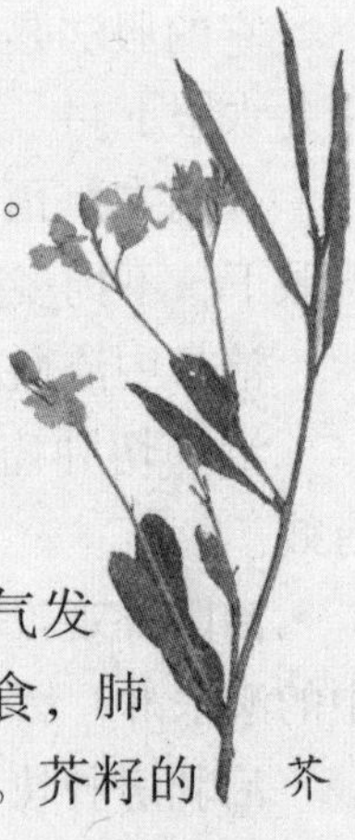

芥

功用与芥菜相同。它的味辣能散发，利九窍，通经络，治口噤、耳聋、鼻出血的病症；又能消瘀血，疗痈肿，祛痛痹的邪气。它的性热而且温中，因而又能利气化痰，治咳止吐，主胸腹各种疾病。白色的芥籽更加辛烈，治病尤为好。

【附方】治伤寒没有汗：用水调芥籽末填入肚脐内，然后用热药物隔着衣服熨肚脐处，直至出汗为止。

治身体麻木：芥菜籽末加醋调和后，涂在身体麻木的地方。

治牙龈溃烂出臭水：把芥菜杆烧存性，研细为末，频敷患处就可以治疗。

治飞丝入目：用青芥菜汁滴入眼中，功效神验。

治漆疮搔痒：用芥菜煎汤洗患处。

治咽喉肿痛：用芥菜籽末加水调好后，敷咽喉部，等到药干了再换。又方：将芥菜籽研细成末，调醋取汁，点入喉内。等到喉内有响声，再用陈麻杆点烧，烧烟吸入喉内，立即见效。

治夜盲：用紫芥菜籽炒黑研成末，用羊肝一具分作八服。每服用芥籽 15 克捻在羊肝上，再用竹笋皮裹好，煮熟冷却后服用，并用煮它的水送下。

治妇女闭经不行已有一年的，脐腹痛，腰腿沉重，寒热往来：用芥菜籽 100 克，研成末。每次用 10 克，空腹用酒服下。

治阴证伤寒引发，腹痛呕逆：用芥菜籽研成末，加水调和后贴在肚脐上。

治颈淋巴结结核：用芥制成末加醋调和后，贴患处。

白芥

【释名】这种菜虽然属于芥类，但它和其他的芥类有很大区别。又叫胡芥，也叫蜀芥。

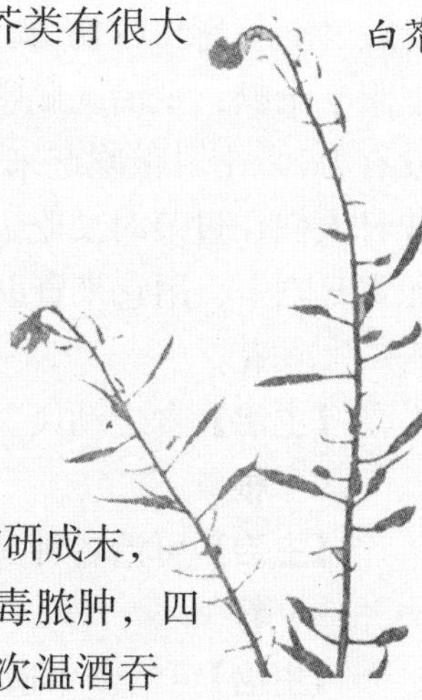

白芥

茎叶

【性味】味辛，性温，无毒。

【主治】可驱冷气，安五脏，它的功用与芥菜相同。

籽

【性味】味辛，性温，无毒。

【主治】可发汗，治胸膈痰冷，气息急促，将它研成末，加醋调和后敷可治毒箭伤。用熨的方法可除恶气风毒肿肿，四肢疼痛。对患咳嗽不止，胸胀气喘且多唾的人，每次温酒吞下7粒。它还能利气化痰，除寒暖中，消肿止痛，治咳嗽翻胃，下肢麻木，筋骨腰各种痛。如果痰在胁下及皮里膜外，非白芥籽不能治。

【附方】防痘疮（天花）余毒未尽，复受风邪，治眼中作痒，眼睑红赤溃烂等：用白芥籽末，加水调和后涂足心中，引毒气下行，使疮疹不进入眼中。

治胸胁水饮，皮肤苍白或肿而不红及胸痛：用白芥籽25克，白术50克，研为末，加入枣肉捣烂后，做成梧桐子大的药丸，每服用50丸白开水下。

韭

【释名】只要种一次便长期生长，所以叫韭。一年可割三四次，只要不伤到它的根，到十一二月份用土盖起来，三四月份来临之前又开始生长，一丛一丛地生长，叶长得茂盛，韭叶颜色翠绿。又名起阳草。

【性味】味辛、微酸，性温、涩，无毒。

【加工】叶子长到10厘米长时就可以收割，如果要收种子就只收割一次。八月份开一丛丛花，收取后腌藏作为菜，叫做长生。说的是割后又能长，久久不衰。九月份收种子。它的种子呈黑色，形状扁平，需放在通风的地方阴干，不要放在潮湿的地方。

【主治】主治归心，安抚五脏六腑，除胃中烦热，对患者有益，可以长期吃。另可归肾壮阳，止泄精，温暖腰部、膝部，可治吐血、咳血、鼻血、尿血，及妇女月经失调，跌打损伤和呃噎病。和鲫鱼一同煮来吃，可治急性痢疾。将生韭菜捣汁服，可治胸部疼痛。煮来吃，可以使肺气充沛，除心腹陈寒痼冷和腹部包块，治肥胖人中风后失音。还可解各种药物的毒性，治疗狂犬咬伤，毒蛇、蝎子、毒虫咬伤，捣烂后，局部外敷，解它的毒性。把韭菜炸熟和上盐、醋，空腹吃十顿，主治胸膈噎气。三四份月吃起来香，五月份间吃了则使人疲乏没有力，六七月份吃起来臭，十一二月份吃起来则小便频繁。不能与牛肉同食。昔日人们在过节时要吃五种荤辛类食物来驱除邪气，这五种荤辛就有韭菜，元宵日吃辛，用它来资助人的正气。

花

【主治】食之动风。

根

【主治】可治各种癣症。

籽

【主治】可治梦中遗精、便血。可暖和腰膝，驱除鬼气附身，补肝脏及命门，治小便频繁，遗尿，可治妇女白带量过多。将其研成末，拌入白糖可治腹泻；拌入红糖则可治腹泻便血。用陈米汤服下，有神效。

【附方】服食方：有位贫穷的老人患上了消化道肿瘤，一吃食物马上就呕吐，而且胸中像针刺一样痛。有人叫他用韭菜汁，加入少量盐、梅和卤汁，先细细呷一点，再渐渐加量，吐出数升浓痰后明显好转。

治产后大量出血而晕倒：将韭菜切碎装入瓶中，再倒入热醋浸泡，使气吸入患者鼻中，就能苏醒。

治鼻出血不止：将韭菜根、葱根一起捣碎，捏成枣子一般大小，塞入鼻孔中，不时更换，两三次就能止住流血。

治夜有噩梦不止：发生恶梦引起的昏死，不要点灯，只要痛咬他的拇指指甲并将唾沫吐在他脸上就能使他苏醒，再取韭菜捣成汁，吹进他的鼻孔中，十一二月份没有韭菜时就用韭菜根。

二、柔滑类

菠菜

【释名】叶子是绿色，细腻而且柔厚，它的茎柔脆而且是空心的。它的根有数寸长，大如桔梗而且是红色的，味道甘甜香美。

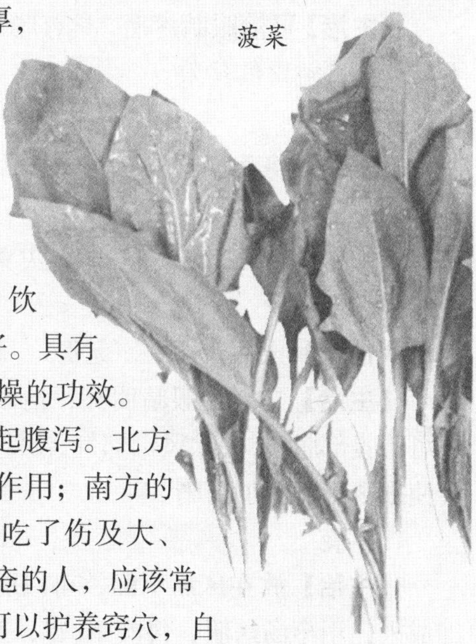

菠菜

菜及根

【性味】味甘，性冷、滑，无毒。

【主治】利五脏，去除肠胃的热，饮酒过量而中毒。服用丹石的人吃它更好。具有疏通血脉，开胸下气，调涩，止口渴润燥的功效。但它不能和各种鱼一同煮来吃，容易引起腹泻。北方人吃肉、面食时，吃菠菜就会起平衡的作用；南方的人吃鱼、虾米时，吃它便于降温。但多吃了伤及大、小肠，使人生病。大便涩滞不通或有痔疮的人，应该常常吃菠菜、葵菜之类的食物。它的性滑可以护养窍穴，自然通利肠道，而没有枯涸的害处。

东风菜

【释名】它的茎有 60 ~ 100 厘米高，它的叶像杏叶，但比杏叶长，而且叶片厚软，叶上有细毛，煮吃时味道很美，这种菜在三四月份来临之前生长，所以叫东风菜。生在沼泽地里。

【性味】味甘，性寒，无毒。

【主治】治风毒积热，头痛目眩，肝热眼赤，可以把它和肉在一起，煮到成羹状再吃，味佳。

荠

【释名】它的茎坚硬而且有毛，不好吃。开白色的小花，许多小花集在一起。结出的荚只有三只角。四月收摘。因为它的茎能避蚊子和飞蛾，所以又叫护生草。

荠菜

【性味】味甘，性温，无毒。

【主治】可利肝和中，益五脏。

根

【主治】可治眼睛疼痛，具有聪耳明目、轻身，使人肌肤润泽，精力旺盛，不易衰老，益胃的功效。

根叶

【主治】将荠菜的根叶烧成灰后饮用，治赤白痢非常有效。

实

【加工】每年四月八日采摘。灾荒年采摘它的籽和水调成块状，或煮成粥。做成饼都很黏滑。

【性味】味甘，性平，无毒。

【主治】它能使眼睛明亮，治眼痛、青光眼，同时可以滋补五脏不足。也可治腹部胀痛，去除风毒邪气，治疗眼内积尘，白翳并解热毒。如果长期服用，会使眼睛看物更加清晰。

花

【主治】放在床席下面，可以驱臭虫。又能避蚊子、飞蛾。把花阴干研细成末，用枣汤送服，每次 10 克，可以治慢性腹泻。

繁缕

【释名】它的草茎非常繁茂，中间有一缕主茎，所以叫繁缕，俗称鹅肠菜。它的形状与鹅肠十分相似，又容易滋生，所以又名滋草。

【性味】味酸，性平，无毒。

【主治】治多年的恶疮，痔疮不愈之病。利于破除瘀血，催乳汁，产妇适宜多吃。产后腹部有宫缩疼痛，就用酒炒繁缕出的汁水温服。又可以把繁缕晒干研细为末，加醋调和糊成丸，每次空服 50 丸，可排恶血。做成菜吃，对人有益，必须是五月五日采摘的繁缕才有效。但是不可长久吃，避免让体内的血液流尽，同时繁缕不可以同鱼、腌菜一起同食，有使人产生口渴、令人健忘的不良反应。

【附方】治男子阴茎溃烂，疼痛难以忍受，长久不愈：五月五日采摘的繁缕烧焦 2.5 克，放入蚯蚓刚刚拉的屎 1 克，加入少量水调和研细做成饼状，贴在患处，干了又换，但是禁止吃酒、面、五辛和热物，十分有效。

马齿苋

【释名】在田园野外都有生长。它的茎柔软并且铺在地上，叶子很小，对称性地生长。六七月份开小花，结小的尖形果实，果实中有籽。它的苗煮熟晒干食用。另一种叫水马苋，生长在水中，形状和马齿苋相似，也可以洗干净后生吃。也叫长命菜。

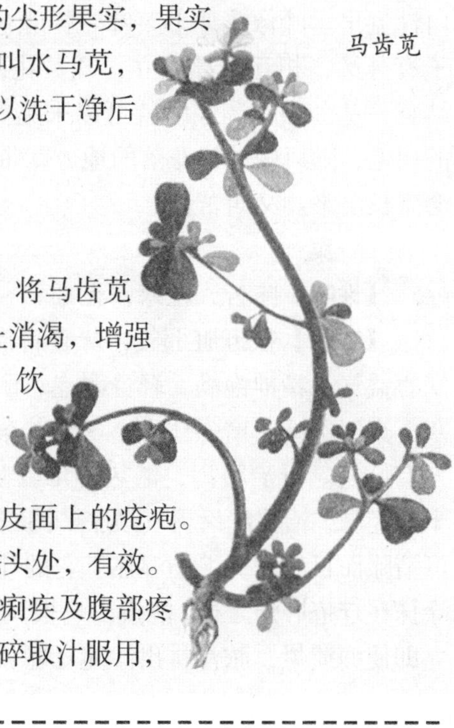
马齿苋

菜

【性味】味酸，性寒，无毒。

【主治】治各种肿瘘疣结。方法是：将马齿苋捣碎后涂在患处。又能消除腹部包块，止消渴，增强肠道功能，令人不饥饿。治女人赤白带。饮用马齿苋汁水，可以治反胃和各种淋症，止金疮流血，破除局部瘀血，尤其对小孩效果较好，汁水还可以治口唇紧闭和皮面上的疮疱。将它制成膏，可以涂抹在湿癣、白发、秃头处，有效。又主治 36 种风症。将它煮成粥，可以治痢疾及腹部疼痛。使人头发长年不白。用生的马齿苋捣碎取汁服用，还可治痈疮，杀灭各种肠道寄生虫。它的汁加梳子上的污垢，调后封贴在疔疮处，有消肿的作用。可以将马齿苋烧成灰加入陈醋浸泡，先烤一下后再封贴在疔疮处，有消肿的作用。马齿苋还有散血消肿，利胸滑胎，解毒通淋，治产后出虚汗的功能。这种菜受阴气很多，所以吃它时应该加蒜调和。马齿苋的节叶间粘有白灰的，是最好的一种。

籽

【主治】可使眼睛明亮，具有聪耳明目、轻身，使人肌肤润泽，精力旺盛，不易衰老的功效。

【附方】多年恶疮，各种药方都治不愈，或者皮肤发炎肿胀疼痛不止：捣马齿苋敷于患处，两三次即愈。

治妇女产后血痢，小便不通，肚脐腹部疼痛：将马齿苋用木棒捣取它的汁 300 毫升，煎到沸腾时加上蜂蜜 100 毫升，调和匀后服用。

治小便淋沥不畅：用马齿苋汁服用。

治中毒生命垂危：用马齿苋捣碎后取汁饮用。

苦菜

【释名】春无生长幼苗，有红茎、白茎两种。苦茎中空而脆，折断后有白汁流出。叶像花萝卜菜叶一样颜色，绿中带碧。叶柄依附在茎上，每片叶子有分叉，相互交撑挺立，开黄花，像野菊。一枝花结籽一丛。当花凋谢时就可以采集。苦菜籽上有茸茸的白毛，随风飘动，花落的地方就带有籽落地，就会生长出来。又叫苦苣。

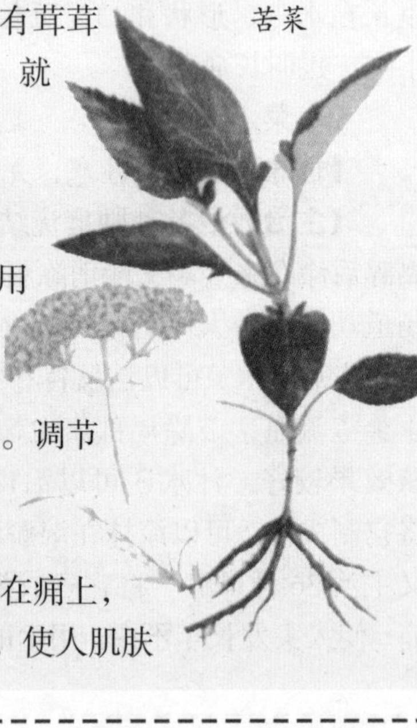

苦菜

菜

【性味】味苦，性寒，无毒。

【主治】祛五脏邪气，厌食胃痛。经常服用安心益气，精神饱满，轻身耐老，耐饥饿和耐寒，豪气不减，增强体力。虽然苦菜性冷但对人有好处。可治腹泻，清热解毒以及恶疮疾病。调节十二经脉，治霍乱后胃气烦胀。捣它的汁饮用，可清除面目和舌头下的湿热。它的汁是白色的，涂抹在疔疮肿痛之处，能拔出病根。把苦菜汁滴在痈上，立即使痈溃烂，脓汁排出。能耳聪目明、轻身，使人肌肤润泽，精力旺盛，不易衰老，治各种痢疾和血淋痔瘘疾病。野苣不能和蜂蜜一起吃，容易使人患内痔，脾胃虚寒的人不可以食用。凡是患痔疮的人，适宜用苦菜，新鲜或晒干的都可以，放入锅中煮到熟烂的程度，把热的苦菜汤放入器皿中，人横坐在凳上，先用热苦菜汤熏，再用苦菜汤洗，直到汤冷，每天洗数次，数日后见效。

根

【主治】治赤痢、白痢和骨结核，三种病都可以煮汁服用。同时苦菜根还能治血淋，利于小便的排泄。

花、籽

【加工】主治黄疸病时，可用苦菜籽加上莲子一起研细，每次取10克加水煎服后服用，每天两次，效果良好。

【性味】味甘，性平，无毒。

【主治】祛中暑，安定神志。

【附方】治口腔恶疮：用野苦苣捣烂取汁水一盅，加入姜汁一匙，调和后用酒服用，用渣敷患处，一两次即可。

治喉痹肿痛：用野苦菜捣烂后取汁半盅，再用灯芯加热浸泡，捻灯芯汁水半盏，与野苦菜汁调匀拌和后服用。

白苣

【释名】像莴苣但叶子是白色的，折断叶子后有白汁流出。又名生菜。

菜

【性味】味苦，性寒，无毒。

【主治】壮筋骨，利五脏，开利胸膈，疏通经脉，益脾气，吃了令人牙齿变白，精神饱满，减少睡眠。煮来吃，具有解热毒、酒毒，止消渴，利大小肠的作用。妇女产后不宜食用，否则令人脾胃受寒，小肠疼痛。患有寒病的人吃了白苣，就会感到腹冷。白苣不能和奶酪同吃，易生肠虫。

苜蓿

【释名】结圆扁形的小荚，周围有刺，结的荚非常多，老了就变成黑色。荚内有像米的籽，可以做饭吃，也可以用来酿酒。

【性味】味苦，性平、涩，无毒。

【主治】可安中调脾胃，有益于人，可以长期食用，轻身健体。祛脾胃间的邪热气，祛小肠各种热毒，可以加酱油煮吃，也可煮成羹吃。对大小肠有利，把苜蓿晒干来吃对人有益，其功能与新鲜时相同。

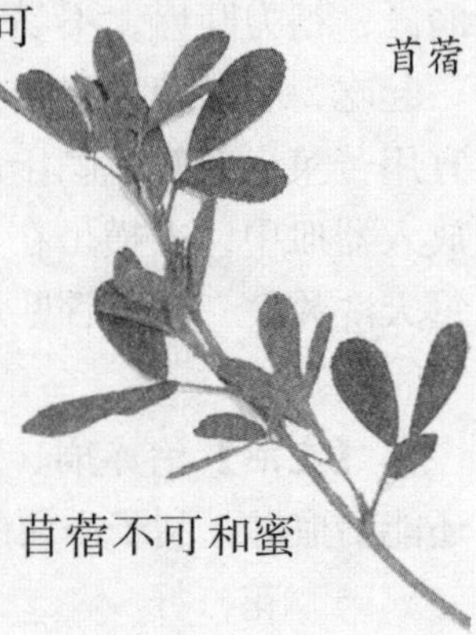
苜蓿

根

【性味】性寒，无毒。

【主治】治热病烦闷，眼睛发黄，小便呈黄色，酒精中毒，捣碎后服1升，让人呕吐后就可把病治好。也可以把它捣碎取汁煎来服用，治结石引起的疼痛。苜蓿不可和蜜同吃，令人腹泻。

苋

【释名】苋都是三月份撒种，六月份以后就能吃。长老了能抽出很高的茎，开小花结成花穗，穗中有细籽，籽呈扁形，有黑色的光泽。苋有六种：赤苋、白苋、人苋、紫苋、五色苋和马苋。又名苋菜。

【性味】味甘，性冷利，无毒。

【主治】白苋补气、除热，使九窍畅通。

赤苋

【主治】治赤痢、箭伤和虱病。

紫苋

【主治】消除虫毒，治气痢。

六苋

【主治】利大小肠，治初痢、滑胎。苋动气，所以令人烦闷，性寒损伤脾胃，不能和鳖一起吃，容易产生结石。五月五日收苋菜籽，和马齿苋一起研为末，两者分量相等，孕妇常服，容易分娩。

苋实

【性味】味甘，性寒，无毒。

【主治】治青光眼，并可使人聪耳明目、轻身，令人肌肤润泽，精力旺盛，不易衰老。除眼中邪恶之物，利大，小便排泄，去除寒热。经常服用增加元气和体力，使身体感觉轻松，不容易饥饿。又可治眼疾，杀死蛔虫，增加精气。

根

【主治】捣烂外敷可治下腹及阴部疼痛。

地瓜

【释名】又名土蛹，也叫甘露子。二月份生苗。苗长30厘米左右；茎是方的，对节而生；叶上有鸡冠似的齿。四月份开小花，根相连，五月份掘它的根来蒸吃煮吃，味道像百合。既可做菜，又可当果品。又名草石蚕。

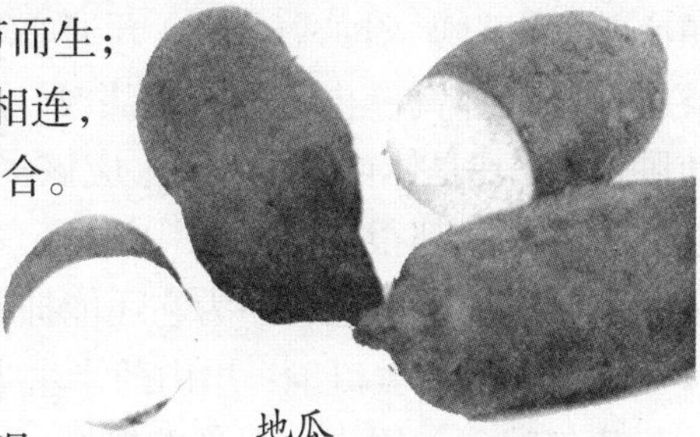
地瓜

根

【性味】味甘，性平，无毒。

【主治】和五脏，下气，清神。泡酒喝，除风破血。煮食，治水中恶虫之毒。焙干吃，散血止痛。茎叶上的节也可捣成末和酒服。但不宜生吃或多食，否则生寸白虫。如果与各种鱼同食，会使人呕吐。

水蕨

【释名】和蕨是一类，生长在水中。

【性味】味甘、苦，性寒，无毒。

【主治】治腹中积块，清淡地煮食，一两天即下恶物。同时忌吃杂食一个月为好。

鹿藿

【释名】它的苗、叶都像绿豆苗、绿豆叶，只不过要小一些，茎蔓延长。生黑色。又名野绿豆。

【性味】味苦，性平，无毒。

【主治】治血吸虫，女子腰腹痛，肠和颈淋巴结结核，止头痛。

薯蓣

【释名】薯蓣在四月份蔓延生苗。在五六月份开花成穗，淡红色，结一簇一簇的荚，荚都由三个棱合成，坚硬没有果仁。子则长在一边，大小不一。山药子皮色土黄，肉是白的，非常甘滑，同山药根一样。

根

【性味】味甘，性温、平，无毒。

【主治】治伤中，补虚羸，祛寒热邪气，补中，益气力，长肌肉，强阴。久食薯蓣，令人耳聪目明，轻身不饥，延年益寿。还可以治头晕目眩，祛头面游风，下气，止腰痛；治虚劳羸瘦，充五脏，除烦热，补五劳七伤；祛冷风，镇心神，安魂魄，补心气不足，开通心窍，增强记忆；还可强筋骨，治泄精健忘。益肾气，健脾胃，止泄痢，化痰涎，润肤养发。把薯蓣捣碎后贴硬肿毒，能使肿消散。凡是体虚羸弱的人，应该多吃薯蓣。将薯蓣和蜜一起煮熟，或煎汤，或做成粉吃，都很好，可壮阳滋阴。把晒干的薯蓣拿来入药更妙。只有把薯蓣和面做成汤饼来吃，因为它还能抑制面毒。另外，吃山薯可以避雾露。

【附方】治噤口痢：用山药半生半炒，捣为末，每次服 10 克，用饭送下。

痰气喘急：用生山药半碗捣烂，加甘蔗汁半碗，和匀，热饮立止。

手足冻疮：用一截山药磨烂，敷冻疮。

山丹

【释名】它的根味稍差，不如开白花的百合。山丹的根似百合，但小而瓣少，茎也短小；它的叶子很像柳叶，与百合的叶有别。四月份，山丹开红花，花有六瓣但不向四面垂下，也结小的籽。开红花的百合叫山丹。

山丹根

【性味】味甘，性凉，无毒。

【主治】治肿疮、惊邪、女子非经期大量持续出血。

花

【主治】可活血。

蕊

【主治】敷疔疮恶肿。

金针菜

【释名】有点像黄花菜，长有 3 厘米左右，且直而尖锐，所以用“金针”来命名。金针菜产于北方。

【性味】味甘，无毒。

【主治】能利肠胃，滑大小便，去火除热。

油菜

【释名】二三月份抽嫩心，开黄花。也可折菜苔。春末夏初，结菜角，角内有黑色的籽，可以榨油，它的味道比其他菜好。

【性味】味甘，性平，无毒。

【主治】可滑胃，通结气，利大小便。

白菜

【释名】茎扁阔而颜色雪白；叶青，面上有许多细白茎；冬种春长，高可达 30 ~ 60 厘米，开黄色，味道很美。

【性味】味甘，性温，无毒。

【主治】可通利肠胃，除胸烦，解酒毒。

水苦荬

【释名】它的叶子厚而且有光泽，它的根像白术但比白术软。适宜生长在小溪山游览涧边。又名谢婆菜。

根

【性味】味苦、辛，性寒，无毒。

【主治】治风热上涌，咽喉肿痛，以及头顶上的风疬。它的方法是：用酒磨水苦荬根，取它的药酒服用。

菁菜

【释名】生长于湖泽中，又称“马蹄草”。

【性味】味甘，性寒、滑。

【主治】治热渴、热痹、热疸，逐水湿，解各类药中毒、蛊毒，顺气止呕，治各类疮疸肿毒。

鸡肠草

【释名】生在低洼潮湿的地方。结出小果实，果实中有细籽。它不如鹅肠味美。生嚼时有滑腻感，所以可以用来捕捉飞虫。然而鹅肠菜生嚼没有黏性，这样自然就可以分辨。又名鸡肠菜。

【性味】味辛、苦，性平，无毒。

【主治】治毒肿和小便次数过多。治疗昆虫引起的疮病。主治遗溺，洗手脚因水毒而糜烂。五月五日将它晒干研成末加入盐调和混匀，可以治疗一切疮和风丹导致的遍身瘙痒症；也可以取它的汁液加蜂蜜调和服用，治小儿红、白痢疾，治疗效果非常好。把它研成末或者烧成灰，擦在牙齿上，具有洁齿、去牙垢的功效。

茅膏菜

【释名】有30厘米高，菜上有油腻粘手的细毛，它结的籽像角，它生长在茅草中。

【性味】味甘，性平，无毒。

【主治】煮食，主治赤白久痢。

灰涤菜

【释名】四月份生苗，茎上有紫红线棱。叶尖而有齿，叶面青色，叶背白色。茎心、嫩叶背面都有白灰，在原野生长。

【性味】味甘，性平，无毒。

【主治】 治恶疮，虫、蚕、蜘蛛等咬伤，可将灰涤捣烂后和油敷搽。也可将它煮来食用，或做汤，洗浴治疥癣风瘙。把灰涤烧成灰后放入牙缝中，可消炎。如用来漱口，去痟疮。用灰涤的灰淋汁，可蚀息肉，除白癜风、雀斑。而皮肤接触了生灰汁，会生疮。

子仁

【性味】味甘，性平，无毒。

【主治】做成饭或磨成面食，可杀虫。

土芋

【释名】叶像豆叶，像鸡蛋大小。南方人叫做香芋，北方人称为土豆。又名土豆。

【性味】味甘、辛，性寒，有小毒。

【主治】解诸药毒，如生研水服，吐出恶物就止。煮熟了吃，则味道甘美，养人肠胃，治热嗽。

百合

【释名】百合只有一茎向上，叶向四方伸长。五六月份时，茎端开出大白花，花瓣有16厘米长，花有六瓣，红蕊向四周垂下，颜色也不红。开红花的叶子像柳叶，叫做山丹。

根

【性味】味甘，性平，无毒。

【主治】治邪气所致的心痛腹胀，利大小便，补中益气。除水肿胪胀，胸腹间积热胀满、阻塞不畅全身疼痛、乳难和咽喉肿痛，吞口涎困难，止涕泪。辟百邪鬼魅，涕泣不止；除膈部胀痛，治脚气热咳。还可安心、定神，益志，养五脏，治癫邪狂叫惊悸，产后大出血引起的血晕，杀血吸虫，胁痛、乳痈发背的各种疮肿。也可治百合病，温肺止嗽。如心下急黄，宜将百合同蜜蒸食。

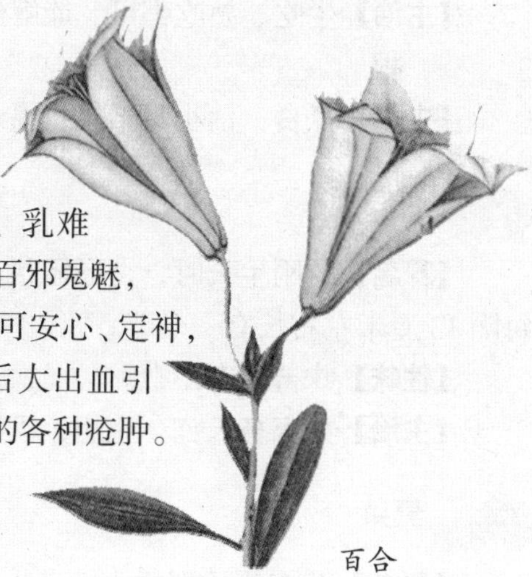

百合

花

【主治】将百合花晒干后研成末，和入菜油，可涂天气引起的小儿湿疮，治疗效果非常好。

籽

【主治】加酒炒至微红，研成末用汤服，可治肠风下血。

【附方】治天泡湿疮：生百合捣烂涂搽，一两日即安。

治肺病吐血：将新鲜的百合捣成汁，和水饮或煮食。

治百合病：可用百合知母汤。因为此病是因伤寒引起的，百脉一宗，全身受邪，行、住、坐、卧不安，像有鬼神附身似的。如已发汗的，可将百合七枚，用泉水浸泡一夜，次日凌晨再取泉水 2 升煮至 1 升，然后将知母 100 克，同泉水 2 升煮取 1 升，再同百合汤煮取 1.5 升，分次服下。百合鸡蛋汤：可治百合病已经呕吐的人。用泉水将百合 7 枚浸泡一夜，次日凌晨再用泉水 2 升，煮取 1 升，加入鸡蛋黄一个服用。百合代赭汤：治百合病已经恶化的。用百合 7 枚，按上面的方法浸泡后煮取汁，然后将代赭 50 克，滑石 150 克，水 2 升，煮取 1 升后，再同百合汤煮取 1 升，分次服下。百合地黄汤：治百合患者未发汗、呕吐泻泄的。依照上述方法，加入地黄汁 1 升，同百合汤煎取 1.5 升，分次服下。

藕丝菜

【释名】藕丝菜又名鸡头菜，也就是芡茎。

【性味】味咸、甘，性平，无毒。

【主治】生吃、熟吃都可。能解烦止渴，除虚热。

根

【主治】煮食，治小腹结气胀痛。

桃竹笋

【释名】竹刚生长时，奇形怪状。竹皮黄色，光滑；竹茎很细，有犀纹，每隔13厘米左右长有一个节。

【性味】味苦，有小毒。

【主治】如家畜长疮，生蛆，可把笋肉捣碎入进去，蛆就会全部爬出。

莫菜

【释名】茎有筷子那样大，茎上有红色的节，每一节上长一片叶子，叶子像柳叶却更厚长，有毛刺，可做羹。初生的莫菜还可以生吃。它生长在潮湿的地方。

【性味】味酸，性滑。

【主治】可去皮肤风热。

黄芽菜

【释名】与各种荤、素之物同煮食都很好。同萝卜相似。

【性味】味甘，性平，无毒。

【主治】可益元气，补胃，悦容颜。

竹笋

【释名】竹笋10天之内为笋，嫩而能食，而10天之后则成竹了。各种竹笋中，苦的味道也特别苦，也有不好吃的。

诸竹笋

【性味】味甘，性寒，无毒。

【主治】主治消渴，利尿，益气，可经常食。还利膈下气，清热消痰，爽胃口。

苦竹笋

【性味】味苦、甘，性寒。

【主治】 治失眠，去面目及舌上热黄，消渴，聪耳明目、轻身，使人肌肤润泽，精力旺盛，不易衰老，解酒毒，除热气，使人健康。理心烦闷，益气力，利尿，下气化痰。理风热脚气，治出汗后伤风失音。将干的苦竹笋烧研后加盐，可擦牙疳。

淡竹笋

【性味】味甘，性寒。

【主治】治化痰，除狂热壮热，头痛头风，及妊妇头晕，颠仆惊悸，瘟疫迷闷，小儿惊痫天吊。

冬笋

【性味】味甘，性寒。

【主治】可解毒，治小儿痘疹不出。

青笋

【性味】味甘。

【主治】可以治愈慢性肺病、吐血和出血。还可治五痔及妊娠反应。

菰笋

【释名】它生长在水中，叶子很像蒲苇，春末、秋仲时白如笋，又名茭白，可生吃、熟吃。

【性味】味甘，性冷、滑，无毒。

【主治】和盐、醋煮食，利五脏邪气，红脸酒糟鼻，白额，颈淋巴结肿大溃烂，目亦热毒风气，突发心痛。又可去烦热止渴，除目黄，利大小便。同鲫鱼做羹食，可开胃口，解酒毒，压丹石毒发。

蕨

【释名】二月份生芽，形状卷曲。长成后则像展开的风尾，有1.0 ~ 1.3米高，生长在山中。

【加工】蕨茎嫩时可采，在石灰汤里煮去涎滑，然后晒干作蔬菜，味道甘美滑。也可以和醋食用。蕨的根呈紫色，皮内有白粉，捣烂后再三洗净，待沉淀后，取粉做饼，或刨掉皮做成粉条吃，粉条颜色淡紫，味道非常滑美。

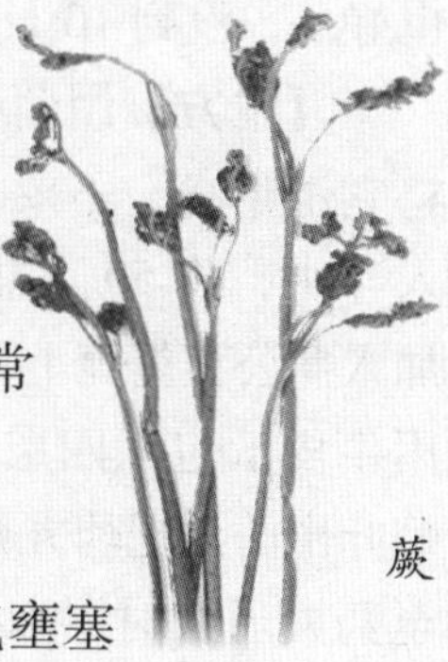
蕨

【性味】味甘，性寒、滑，无毒。

【主治】去暴热，利水道，令人睡，补五脏不足，气壅塞在经络和筋骨间。

蕨根

【主治】烧成灰后和油调匀，敷蛇咬伤。但不能经常食用，否则令人目暗、落发。小儿食后，会脚软没有力，不能行走。而且长期吃会使妇女脐下长硬块。吃得过多，消阳气，使人昏昏欲睡，脚软无力。

蒲公英

【释名】蒲公英生长在平原沼泽的田园之中。它的茎、叶都像莴苣，折断后有白汁流出，可以生吃，花像头饰金簪头，也叫金簪草，形状像一只脚立地的样子，也叫黄花地丁。

苗

【性味】味甘，性平，无毒。

【主治】治妇女乳房痛和水肿，方法是：煮汁饮用和封贴在患处，立刻消肿。解食物中毒，驱散滞气，化解热毒，消除恶肿、结核及疔肿。放入牙中，可以使胡须、头发变得乌黑，滋壮筋骨，用蒲公英的白汁涂在恶刺上立即治愈。这草属土，开黄花，味道甘美。可进入阳明和太阴经，所以能滋阴壮阳。对化解热毒，消肿核有奇妙的功用。蒲公英加忍冬藤煎汤，再混入少量的酒调佐服用，可以治乳腺炎。服用后想睡，这是它的一个作用，入睡后感觉出汗，病就治愈了。

【发明】主治恶刺的方法，出自孙思邈的《千金方》。书中序上说：孙思邈在贞观五年七月十五日夜，因左手中指触碰了庭木，到天亮时已疼痛难忍了。十几天过去后，伤处痛得更加厉害，疮一天天地肿大。经常听长辈说有这个药方，于是用了这个药来治疗。疼痛被止住，疮也好了，没到10日，手就恢复了原状。

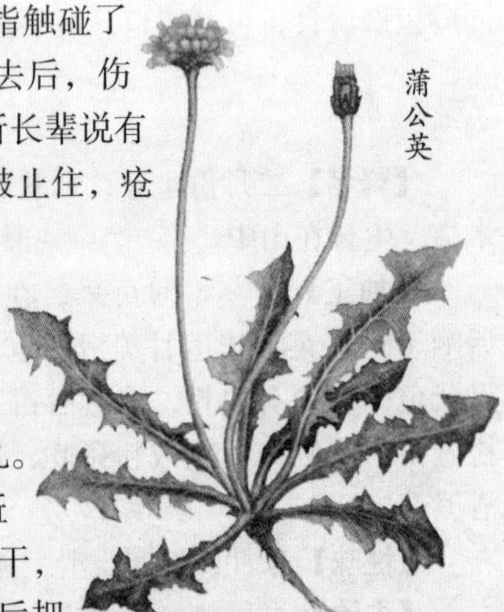
蒲公英

【附方】用蒲公英500克，连根带叶将它洗干净，不要让它见阳光，阴干后放入斗中，将50克盐、25克香附研细成末，加入蒲公英里腌上一夜，然后做成20个药丸。用牛皮纸包三四层，捆好扎紧，用61条蚯蚓吐出的泥把药丸敷贴牢固，再放入灶内烘干，至药丸通红时再取出来，去掉表面蚯蚓泥后把药丸研细为末，早晚用来擦牙漱口，吐出来，咽下去长期使用才有效。此方能稳固牙齿，强筋壮骨，滋润肾脏。

治肠痈：用蒲公英100克、忍冬藤100克，将它们捣烂，加两盅治背脊肿痛，用蕺菜捣汁涂肿痛处，留一小孔宣泄热毒，待冷后即换掉。

治小儿脱肛：先用朴硝水洗脱出的肛肠，然后将鱼腥草捣烂，用芭蕉叶托住药，再让小儿坐在上面，脱肛便自然缩回。

治虫牙痛：用鱼腥草、花椒、菜籽油各等份，捣匀，加入泥少许，做成豆子大的小丸。随左右牙痛塞入相应的耳内，两边轮换，不可一起用，恐闭耳气。塞一日一夜，取出看，如有细虫，就有效。

治疟疾：紫蕺一把，捣烂用绢布包裹，抹擦全身，睡觉时得汗即愈。每次发病前1小时实施。

治蛇虫咬伤：用鱼腥草、皱面草、槐树叶、决明草，一同捣烂，敷伤处甚有效。

翻白草

【释名】生在沼泽水田的地方，高不足30厘米。三四月份长出幼小的根，一枝茎上有三片叶子，叶子长而厚，叶子上有皱纹，边上有锯齿，叶面呈青色，叶背呈白色。四月开黄色小花。又名鸡脚根，也叫天藕、鸡腿根。

根

【性味】味甘、微苦，性平，无毒。

【主治】治吐血、阴道流血，以及疟疾、痈疮等症。

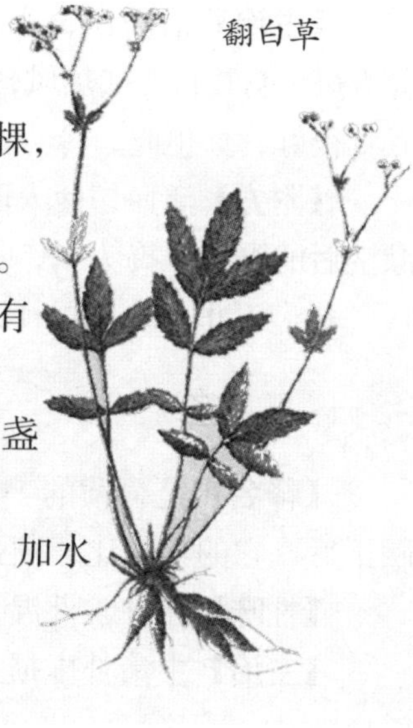
翻白草

【附方】治疔毒，不论成熟与否：用翻白草十棵，加酒煎服，直到出汗即可以治疗。

治臁疮溃烂：端午节采翻白草，洗净后收藏。每次要用时拿一把，煎水后用盆子装，先熏后洗，有效果。

治女子阴道流血：用鸡腿根50克捣碎，酒两盏一起煎，煎到酒只有一盏时再服用。非常有效。

治吐血不止：翻白草每次用5 ~ 7棵，嚼烂，加水两盅煎，直煎到水一盅时，空腹服用，立刻见效。

鸡侯菜

【释名】像艾草，二月份生苗，适于同鸡肉煮羹吃，所以命名。

【性味】味辛，性温，无毒。

【主治】长期食用，可温中益气。

孟狼菜

【释名】叶的形状像升麻叶，茎是方的，冬季常有。

【性味】味苦，性温，无毒。

【主治】治妇女阴内结血，羸瘦；男子阴囊湿痒，壮阳道。令人行走矫健，补虚。去痔漏，颈淋巴结结核和单纯性甲状腺肿大。

薇

【释名】薇的茎蔓、茎、叶的气味都同豌豆的一样，所以又叫野豌豆。

【性味】味甘、苦，性寒，无毒。

【主治】治久食不饥，调中，利大小肠，利尿，去水肿，润大肠。

翘摇

【释名】因它的茎叶柔轻，有摇动之状，所以得名。又名野蚕豆。

【性味】味辛，性平，无毒。

【主治】治破血，止血生肌。捣汁服用，疗五种黄病，以病好为宜。利养五脏，明耳目，祛热风，令人轻健，久食不厌，很补人。止热疟，活血平胃。煮食很好，如生吃，令人吐清水。

【附方】活血，使人聪耳明目、轻身，肌肤润泽，精力旺盛，不易衰老：漂洗后的野蚕豆捣为末，每次用甘草汤服10克，每日两次。

热疟不止：取翘摇汁，口服。

零余子

【释名】是薯蓣的一种零余，它的形状像鸡蛋大小，生长在叶下。把它晒干后，它的功用比薯蓣强。

【性味】味甘，性温，无毒。

【主治】主治补虚损，强腰脚，益肾，吃了不饥饿。

甘薯

【释名】二月份栽种，十月份收采。甘薯的根似芋根，头很大。大的像鹅蛋，小的像鸡蛋、鸭蛋。

【加工】把它的紫皮剥去，里面的肉则纯白如脂肪。南方人把它当作粮食、水果，蒸烤后味道十分香美。

【性味】味甘，性平，无毒。

【主治】补虚乏，益气力，健脾胃，强肾阴，功效同薯蓣一样。

豆芽菜

【释名】在夏秋两季之间，将绿豆浸泡3天，绿豆便发3厘米左右长的芽，它是蔬菜中最清洁的。

【性味】味甘，性凉，无毒。

【主治】可解毒，清脏腑积热，利肠胃。脾胃虚寒的人不宜常食。

睡菜

【释名】叶子像慈姑，根像藕条，夏天生长在池塘沼泽中，据说人吃了常觉思睡，所以也叫冥菜。又叫醉草。

【性味】味甘、苦，性寒，无毒。

【主治】治心膈邪热不能入眠。

藏菜

【释名】在八九月份长得特别茂盛，胜过冬仲。它的茎是白色，如果茎是青色，那么味则更香美。

【性味】味甘，性平，无毒。

【主治】调和脾胃，利于脏腑，把它煮吃或腌制食用，即使吃多了也不会伤害身体，因为它在生长之时已得阳气，有的人把它蒸后晒干作干菜食用，更好。

蕹菜

【释名】它的叶子像菠菜，味不好，它的茎柔软像蔓一样，而且中间是空的，必须同猪肉一同煮成紫色才好。

【加工】煮熟了服用，也可以用生的捣碎来服。取蕹菜的汁加酒一起服用，可以治难产。南方人先吃蕹菜，再吃野葛，这两者的物性互相制约，所以没问题。

【性味】味甘，性平，无毒。

【主治】解胡蔓草，即野葛毒。

莴苣

【释名】正月、二月下种，它的叶像白苣呈尖形，颜色比白苣稍轻点，折断后有白汁流出粘手。四月份抽苔，苔有 1.0 ~ 1.3 米高，削去莴苣的皮生吃，味像胡瓜。也可以腌制食用。又名莴菜。

【性味】味苦，性冷，微毒。

【主治】利五脏，通经脉，开利胸膈。种气，壮筋骨，去除口臭，使牙齿变白，使眼睛明亮。又有催乳汁的作用。利小便排泄，解虫毒和蛇咬之毒。但经常食用又令人眼睛浑浊不清。患寒病的人不宜食用。莴苣有毒，食用害人，各种各样的虫不敢靠近它。

籽

【主治】催乳汁，又可利小便，治阴部肿胀、痔漏出血和扭伤。

醍醐菜

【释名】醍醐菜形状像牛皮蔓，掐它有乳汁出来。

【性味】味甘，性温，无毒。

【主治】将菜汁和酒煎服一杯，主治月经不调。治伤中崩赤，用醍醐杵汁拌酒煎沸，空腹服一盏。

芋

【释名】芋的种类很多，有水、旱两种：旱芋可种在山地上，水芋可种在水田中，叶都相似，但水芋的味更佳。芋茎也可以吃。芋不开花，有偶尔在七八月份间开的，抽茎开黄花，很像半边莲花。芋又名土芝。

芋头

【性味】味辛，性平、滑，有小毒。

【主治】可宽肠胃，养肌肤，滑中。吃冷芋头，疗烦热，止渴。令人肥白，开胃，通肠闭。破瘀血，祛死肌。产妇吃了芋头，破血；饮芋头汤，止血渴。和鱼煮食，很能下气，调中补虚。白色的芋吃来没有味，紫色的芋吃了破气。

煮汤饮，止渴。十月后将芋晒干收藏，到冬季吃不会发病。但在其他的季节却不能吃。

【附方】芋和鲫鱼、鲤鱼一同煮羹很好。但长期吃芋会令人虚劳、没有力。将煮芋的汤用来洗脏衣，会使衣服洁白如玉。

茎、叶

【性味】味辛，性冷、滑，无毒。

【主治】可除烦止泻，疗妊妇心烦迷闷，胎动不安。另外，将茎叶和盐一同研碎，敷蛇虫咬伤和痈肿毒痛及毒箭处。

梗

【主治】用来擦蜂刺毒特别有效。

汁

【主治】涂蜘蛛咬伤，有治疗效果。

【发明】处士刘汤隐居在王屋山时，曾看见一只大蜂误入蛛网，蜘蛛便过来想缚它，却反而被大蜂刺伤坠地，不久只见蜘蛛腹胀欲裂，便徐徐爬入草丛中，咬开芋梗，将伤处对着芋梗磨，磨了很久，腹胀才渐渐消散，最后恢复到原来轻盈的样子。从此以后，凡是有被蜂刺伤的人，将芋梗敷在伤处，即愈。

草石蚕

【释名】草石蚕花结的籽很像荆芥子。草石蚕的根就像珠子相连在一起，形状很像老蚕。草石蚕又名土蛹，也叫甘露子。

【加工】五月，掘它的根来蒸吃煮吃，味道像百合。或者用萝卜卤和盐菹水处理、收藏，使它的根不至变黑。也可用酱汁浸泡或掺入蜜后收藏。既可做菜，又可充当果品。

根

【性味】味甘，性平，无毒。

【主治】和五脏，下气，清神。泡酒喝，除风破血。煮食，治溪涧砂毒。焙干吃，主治走注风，散血止痛。茎叶上的节也可捣成末和酒服。但不宜生吃或多食，否则生寸白虫。如果与各种鱼同食，会使人呕吐。

萱草

【释名】五月抽茎开花六瓣。花有红、黄、紫三种颜色，结的果实有三个角，里面有籽，且有梧桐子那样大，黑颜色，有光泽。生长在潮湿的地方，一丛一丛的，叶子柔弱而且颜色翠绿，新旧不断相替，所以四季青翠。它也叫忘忧草。

苗花

【性味】味甘，性凉，无毒。

【主治】煮来食用，治小便赤涩，身体烦热，除酒疸，消食，利湿热。制成酸菜吃，利胸膈，安五脏，令人欢乐无忧，耳聪目明、身轻，使人肌肤润泽，精力旺盛，不易衰老。

根

【主治】主治砂淋，下水气。满身酒疸黄色的人，可将根捣汁服用。如大热而引起鼻出血，可研汁一大杯，加生姜汁半杯，细细咽下。将根捣碎后用酒送服，并将渣滓敷在乳头上，可催乳，治乳痈肿痛。

藜

【释名】也就是红心的灰涤。只不过藜的茎、叶稍微大一点。也叫胭脂菜。

【性味】味甘，性平，有微毒。

【主治】可杀虫。煎汤，洗虫咬，漱齿痛。把胭脂菜捣烂，可涂各种虫咬伤，去白癜风。

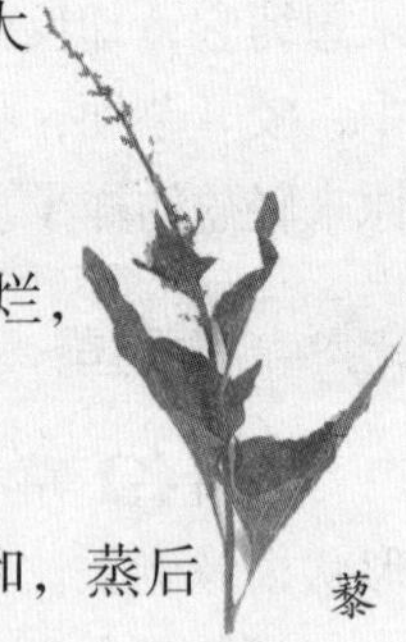

藜

茎

【主治】烧成灰，加入荻灰、蒿灰各等份，再用水调和，蒸后取汁煎成膏。点疣、雀斑，可脱去恶肉。

三、瓜菜类

壶卢

【释名】叶子像冬瓜叶而稍圆，有柔毛，嫩时可摘来食用。壶卢在正月、二月下种，生苗，引蔓延缘。它也叫瓠瓜和匏瓜。用途很广。

【性味】味甘，性平、滑，无毒。

【主治】主治消渴、恶疮，鼻口溃疡烂痛。利尿，消热，从事炼丹石的人宜吃。可除烦，治心热，利小肠，润心肺，治泌尿系结石。但多食令人吐痢。

患有脚气的人也不能吃。其中有一种瓜腰细的，也不能吃。

叶

【性味】味甘，性平，无毒。

藤、须、花

【主治】主解毒。

籽

【主治】主治牙齿肿痛或露出，以及齿摇疼痛，用壶卢子400克和牛膝200克，每服25克，煎水含漱，每日三四次。

【附方】主治腹胀黄疸：将壶卢的亚腰连子烧存性，每服一个，饭前温酒下。如不会饮酒的人，可用白开水下，治疗效果非常好。

预解胎毒：在七八月或三伏天或中秋日，剪掉根部像环子一样的壶卢须，阴干，在除夕之夜煎汤洗浴小儿，可免出痘。

瓠和籽

原种味道甘美，忽然变成像苦胆一样味道苦而不能吃。瓠和籽即苦壶卢。

苦瓠

【性味】味苦，性寒，有毒。

【主治】主治大水、面目四肢水肿，消水肿。令人呕吐，利尿路结石。煎汁浸洗阴部，可疗小便不通。将汁滴入鼻中，出黄水，可去伤冷引起的鼻塞，还可治痈疽恶疮、疥癣和龋齿有虫的。也可制汞。

【附方】治急黄病：用苦瓠1枚，在上面挖一个小孔，加水煮，搅取瓠瓜的汁滴入鼻中，可去黄水。

治黄疸水肿：将瓠炒黄为末，每服五份，每日服1次，10日后便愈。

治水肿、头面水肿：用晶莹、洁净的苦瓠白瓤，捻如豆粒大小，再用面裹后煮沸，空腹服下七枚，到中午时便出水10升，二日后水出不止而消肿。但三年之内切忌吃过咸的食物。另一方法：将苦瓠瓤50克，微炒后为末，每日和饭饮服5克。

治目中弩肉血翳：秋季取小柄壶卢或小药壶卢，阴干，在壶卢紧小的地方锯断，挖一个大如眼眶的小孔。如得此病，便将上下皮扳开、用壶起孔合定。开始时很痛苦，然而弩肉、血翳却都渐渐褪下，也不伤眼睛。

治死胎不下：将苦壶卢烧存性，研末。每服5克，空腹热酒下。

治膨胀神方：用三五年的陈壶卢瓢一个，再用糯米18000克造酒，做好后，将瓢放在炭火上烤热，然后用酒浸泡。反复做三五次后，将瓢烧存性，研末。每服 15 克，用酒下，大效。

治头面及颈下或腋下淋巴结肿大：将长柄壶卢烧存性，研末，搽患处，直到消散为止。

【发明】曾有一老妪，右腋下长了一个瘤，最后长到 30 厘米左右，形状像长瓠子，久而溃烂。有一个方士教给她这种方法，一试，果然出水，瘤也渐渐消散而愈。

冬瓜

【释名】它在冬月成熟，所以叫冬瓜。瓜嫩时绿色有毛，熟后发青色，皮坚厚有粉，瓜肉肥白。瓜瓤叫做瓜练，像絮一样白而虚松，可用来洗衣服。瓤中的籽叫瓜犀，排列生长。

【加工】在霜后摘下冬瓜，瓜肉可以蒸吃，也可加蜜糖制成果脯；籽仁也可食用。可兼蔬菜、果品用。凡收的瓜应避免接触酒、漆、麝香和糯米，否则必烂。

白冬瓜

【性味】味甘，性温，无毒。

【主治】主治小腹水胀，利小便，止渴。能益气耐老，除心胸胀满，去尖面热，利大小肠，压丹石毒。可消热毒痈肿、将冬瓜切成片摩擦痱子，治疗效果非常好。捣成汁服，可以治愈消渴烦闷，解毒。冬瓜热吃味佳，冷吃会使人消瘦。煮食养五脏，因为它能下气。想要体瘦轻健，可以多吃冬瓜；要想长胖的人则不要吃。凡是患有发背及一切痈疽的人，可以削一大块冬瓜贴在疮上，感到瓜热时就换掉。用冬瓜散热毒很好，但久病阴虚的人要忌吃。

【发明】孙真人说：九月份不要吃冬瓜，否则令人反胃。只有经霜后的冬瓜吃了最好。

瓜练

瓜练即瓤。

【性味】味甘，性平，无毒。

【主治】吃后令人面色悦泽，益气不饥。久服能轻身耐老，除烦闷不乐。可用来做面脂，去皮肤风及黑斑，润肌肤，还可治肠内结块。

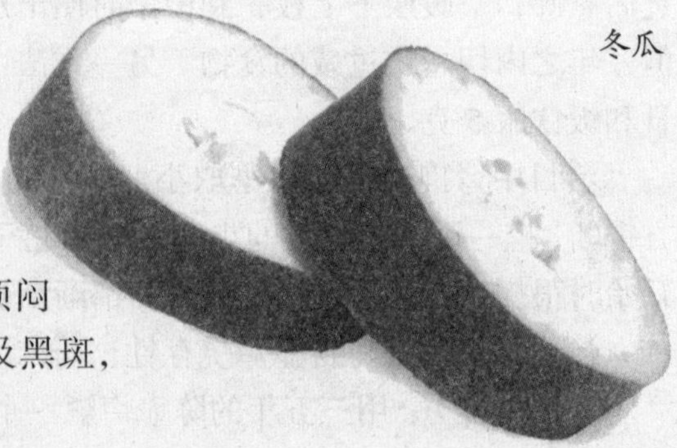
冬瓜

瓜皮

【加工】可制成丸服用，也可做面脂。

【主治】主治驴马汗入疮引起的肿痛，则将瓜皮阴干为末涂搽，还可治伤折损痛。

叶

【主治】能治肿毒，杀蜂、疗蜂叮。主糖尿病和尿崩症引起的消渴，治疟疾寒热。又可将瓜叶焙干研末，敷多年的恶疮。

藤

【主治】烧灰，可除文身。煎汤，可洗黑瘢及疮疥。捣汁服，能解木耳毒。煎水，洗脱肛。

【附方】 治消渴不止：将冬瓜去皮，每日饭后吃100～150克，5～7次就会有效。另一方法：将冬瓜一个，去皮后，埋在湿地中，一月份后取出，剖开取瓜中的清水，每日饮用。也可将冬瓜烧熟绞汁饮用。

治水肿危急：冬瓜不论多少，任意煮，神效无比。

治十种水气、水肿喘满：取大冬瓜一个，切盖去瓤，填满赤小豆，然后盖上瓜盖，用纸筋泥密封，放在阳光下晒。再将两大箩糯米的糠倒进瓜内，煨至火尽，取瓜切片，又同豆焙干为末，用水糊成梧桐子大小的丸。每服70丸，煎冬瓜籽汤服下，每日服3次，直至小便通畅为止。

治食鱼中毒：饮冬瓜汁，效果良好。

治男子白浊，女人白带：将陈冬瓜子仁炒为末。每日空腹用米饮下25克。

治多年损伤不愈：温酒服冬瓜籽末。

治腰损伤痛：将冬瓜皮烧研，用酒服5克。

南瓜

【释名】南瓜的茎，中间是空的，叶子的形状大如荷叶。八九月时开黄花，如西瓜花。结的瓜很圆，比西瓜更大，皮上有棱如甜瓜。南瓜三月份下种，四月份生苗，一根蔓可长到十余丈长，节节有根，附地而生。一根藤可结瓜数十颗，瓜的颜色或绿或黄或红。经霜后将它收置于暖处，可贮存到三四月份。南瓜籽也像冬瓜籽，肉厚色黄，可炒熟吃。它适宜种在肥沃的沙地。

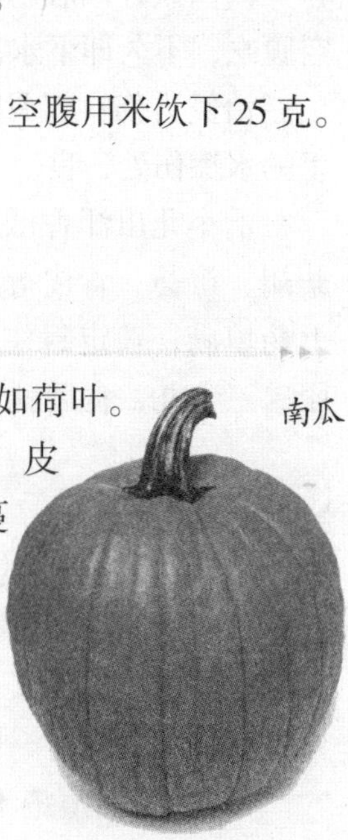
南瓜

【性味】味甘，性温，无毒。

【主治】能补中益气。但多食发脚气、黄疸，不能同羊肉一起食用，否则令人气壅。

胡瓜

【释名】二月份下种，三种生苗牵藤。叶像冬瓜叶，也有毛。四月份开黄花，结的瓜长的可达30厘米。瓜皮青色，皮上有小刺，皮到老的时候则变成黄色。胡瓜又名黄瓜。

【性味】味甘，性寒，有小毒。

【主治】能清热解渴，利水道。但不能经常吃，否则动寒热，多疟疾，积瘀热，发疰气，令人虚热上逆、少气，损阴血，发疮疥脚气和虚肿百病。患天行病后，也不能吃。小儿切忌，不然会滑中生疳虫。不能同醋食。

叶

【性味】味苦，性平，有小毒。

【主治】治小儿闪癖，每年用一张叶，生搓揉汁服，得吐、下则良。

根

【主治】捣碎后敷狐刺毒肿。

【附方】治小儿热痢：嫩黄瓜同蜜吃十余枚，好。

治水鼓，四肢水肿：将胡瓜一个破开，连同瓜子用醋和水各煮一半至烂，空腹吃，不久即下水。

治烫火伤：五月五日时，掐一只黄瓜放入瓶内，封后挂在屋檐下，取瓶里的水擦伤处，良。

治小儿出汗香瓜丸：用黄连、黄檗、川大黄（煨熟）、鳖甲（醋炙烤）、柴胡、芦荟、青皮等各等份，共捣为末，用黄色的大黄瓜一个，割下头，用上药填满，盖定封住，以慢火煨熟，同捣烂，加面糊做绿豆大小的丸，每次服二三十丸，食后就水下。

丝瓜

【释名】丝瓜的叶大如蜀葵却多叉，叶尖有细毛刺，它的茎上有棱。六七月开五瓣的黄花，有些像黄瓜花，丝瓜比黄瓜稍大些，因它老时丝很多，所以叫丝瓜。丝瓜又名天丝瓜，也叫天罗、布瓜、蛮瓜。

【性味】味甘，性平，无毒。

【主治】治痘疮不出，将枯丝瓜烧灰存性，加朱砂研末，用蜜水调服，很好。

同鸡、鸭、猪、鱼烹食也佳，能除热利肠。将老丝瓜烧灰存性服，可去风化痰，凉血解毒，杀虫，通经络，行血脉，下乳汁，治大小便带血、痔漏、崩中、黄积、疝痛卵肿、血气作痛、痈疽疮肿、龋病（龋齿）、痘疹胎毒。能暖胃补阳，固气和胎。

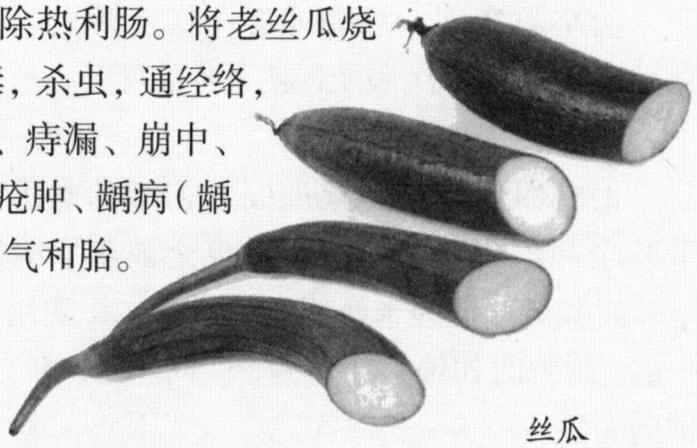
丝瓜

籽

【性味】味苦，性寒，有毒。

【主治】主治四肢水肿，消肿下水。令人呕吐。甜丝瓜籽，有毒。能除烦止渴，治心热，利尿，调心肺。治泌尿系结石，吐蛔虫，压丹石。如患脚气、虚胀和冷气的人吃了，病会加重。

叶

【主治】治癣疮，将叶在癣疮处频频揉搓。也可治痈疽疔肿。

藤根

【主治】治虫牙和鼻塞脓浊滴出，杀虫解毒。

【附方】治痘不起发，或未出的，令多的减少，少的变得稀疏：可用老丝瓜接近蒂的150克，连皮烧存性，研末，用砂糖调服。

治痈疽不敛，疮口太深：可用丝瓜捣汁频频抹擦。

治玉茎疮溃：将丝瓜连子捣汁，和五倍子末，频频擦涂。

治下血危急不可救的：将丝瓜一条烧存性，槐花减半，捣为末。每次空腹用米饭服10克，即愈。

治咽喉肿痛：用丝瓜研水灌进咽喉。

治咽喉骨鲠：七月七日，取丝瓜根阴干，烧存性，每服10克，用原鲠物煮汤服。立即有效。

治痔漏脱肛：将丝瓜烧灰，取25克，再用多年石灰、雄黄各25克，一同捣为末，和猪胆、鸡蛋清及香油调后贴用。

治水鼓腹胀：将老丝瓜一条去皮剪碎，同14粒巴豆一起炒，当豆变黄时铲去豆，再放入陈仓米一同炒熟，去掉瓜，磨米为丸，糊成梧桐子大的丸，每服100丸，白开水送下。

治肺经火热，面部痦疮：用丝瓜、牙皂各等份，烧灰，调油涂抹。

治冻疮：将老丝瓜烧存性，调腊猪油涂抹。

治下血不止：将老丝瓜和棕榈烧灰，各取等份，用淡盐水送服。

治乳汁不通：把丝瓜连子烧存性，研末，用酒服10克，盖被取汗即通。

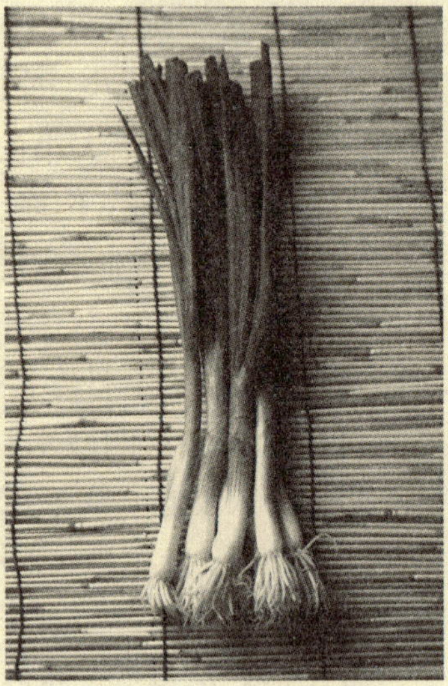

治小肠疝气，疼痛冲心：将连蒂老丝瓜烧存性，研末。每次服 15 克，热酒调下。严重的不过二三次即愈。

治丸卵偏坠：用丝瓜棚上初结的丝瓜，待瓜叶全部落完，其他的丝瓜也全被摘取时才取下，将其烧存性为末，炼蜜调成膏，每晚用酒服一匙。睡觉时如偏坠在左侧，就向左睡；在右侧，则向右睡。

治老人痰火：将丝瓜烧存性为末，同枣肉和成弹丸大的丸。每次服一丸，温酒化下。

预解痘毒：五六月份取丝瓜藤上的卷须，阴干，至正月初一子时，用 125 克煎汤。

治各种疮久溃：取丝瓜的老根熬水洗，如感到溃烂处清凉，即愈。

治咽喉肿痛：将丝瓜根放在盛有水的瓦瓶里浸泡，然后饮用。

治鼻塞，并时时流出臭水，脑痛，叫探脑砂，即鼻窦中有虫：用近根 100 ~ 160 厘米的丝瓜藤，烧存性。每次服 5 克，温酒送下，直到病愈为止。

治腰痛：将丝瓜根烧存性，为末，每次温酒服 10 克。

治风癣虫癣：每日清晨，采带露水的丝瓜叶 7 片，逐片擦癣 7 次，其效如神。但忌吃鸟、鱼等发物。

治刀疮：用陈石灰、新石灰、韭菜根、丝瓜根叶（要丝瓜刚起瓤，瓤内才长出两瓣如匙形的）各等份，捣一千下做成饼，阴干，临用时才研末揉搓刀疮，止血定痛生肌，其效如神。

治疔疮：取丝瓜叶、葱白、韭菜各等份，一同捣碎取汁，用热酒和服，将滓贴在腋下。如病在左手贴左腋，病在右手则贴右腋；在脚上贴胯，左右都一样；在身体中部贴脐心，用布缚住，待肉下红线处都变白了，疔疮就消散了。

苦瓜

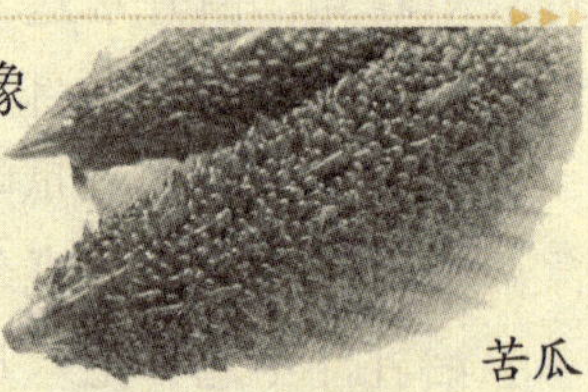
苦瓜

【释名】五月下种，生苗牵藤，茎叶卷须，都像葡萄却小。七八月份开黄色的小花，花有五瓣，是圆的。结青色的瓜，皮上有细齿，也像荔枝皮的形状，瓜熟时色黄而自裂，里面有红瓤黑子。瓤的味道甘美可食。苦瓜又名锦荔枝，也叫癞葡萄。

【性味】味苦，性寒，无毒。

【主治】除邪热，解劳乏，可使人清心，聪耳明目、轻身，让人肌肤润泽，精力旺盛，不易衰老。

籽

【性味】味苦、甘，无毒。

【主治】益气壮阳。

茄

【释名】从夏到秋，茄开紫花，五瓣相连，有青茄、紫茄、白茄。白茄也叫银茄，味道胜过青茄。茄又名落苏，茄的株有60～100厘米高，叶子大如手掌。

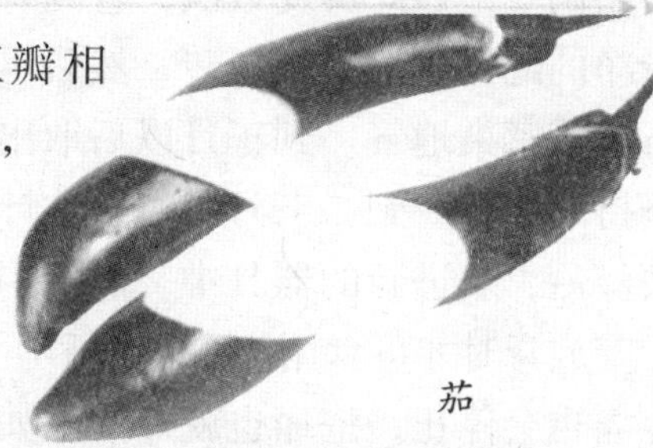
茄

【性味】味甘，性寒，无毒。

【主治】祛寒热，五脏劳损，及瘟病传尸劳气。也可用醋摩后敷毒肿。将老后裂开的茄烧成灰，可治乳裂。吃茄子，可散血止痛，消肿宽肠。但是长期受寒的人不能多吃，否则会损人动气，发疮及旧疾。

【发明】李时珍说：据《生生编》载：茄性寒利，人吃得过多会腹痛下痢，女人吃后则会伤害子宫。菜地中只有茄子对人没有养没有益。《开宝本草》中也没有记载它的主要功效，只说会损害人。朱丹溪认为：茄属土，所以味道甘美而喜降，大肠易动的人应忌吃茄子。老的茄子可治乳头裂，把茄根煮汤可治冻疮，把茄蒂摘下来烧成灰治口疮，都会获得奇特的效果，这与茄的甘甜能缓火有关。段成式在《酉阳杂俎》中说，茄子能厚肠胃，动气发疾。此说全不知茄子性滑，不厚肠胃。

蒂

【主治】把茄蒂烧成灰，和入饭中饮服10克，可治肠风下血不止及血痔。又可用来敷口齿疮。将茄蒂生切后，可用来擦白癜风。

花

【主治】可治金属锐器所致的金疮和牙痛。

根及枯茎叶

【主治】将根、茎叶煮成汤，浸泡冻疮皲裂，很有效，还可消肿，治血淋下血、血痢、子宫脱垂、齿痛和口腔溃疡。

【附方】治下腹硬块：用陈酱茄子烧存性，加麝香少许，轻粉0.5克，和脂调和后贴上。

治妇女血黄：用竹刀将黄茄子切开，阴干为末。每次服10克，饮酒送下。

治肠风下血：将经霜的茄子连蒂烧存性为末，每日空腹用温酒服下10克。

治咽喉肿痛：将糟茄或酱茄，细嚼后咽汁。

治跌倒重伤，散血止痛：在重阳日收老茄子100枚，去蒂后用刀破切为四块，再将硝石600克捣碎，接着在干燥的器具里先铺上一层茄子，再铺上一层硝石，如此反复数次，直到将茄子和硝石铺完，再用纸密封几层，放在干净的地方，垫上块新砖，然后再用一块新砖压在上面，使里面的茄子和硝石不能感染地气。到正月以后取出，撕掉两层纸，把它放在阳光下晒，每天坚持这样做。到二三月份时，估计茄已糜烂，便打开器具将茄子倒出，过滤去滓后，装进新的器具中，然后用薄绵盖住顶部，再拿到阳光下晒，直到茄汁变成膏时才可食用。每次用酒调半匙。空腹饮下，如此两天，恶血便会消散，疼痛也会停止，疮痛也就好了。如时间久了膏已变得干硬，可以用热饭饮化开后服用。

治发背：可用上方，用酒送服半匙，再用膏涂疮口周围，如感觉到冰冷，那么疮已干了，病也消了。如脓根在疮里面的，也能消除。

治肿毒：把生茄子一个切去1/5，剜去里面的瓤，使其像罐子的形状，然后将它扣在疮上，肿毒立即消散。如疮已出脓，可再做一次，以消除病根。

治齿痛：用隔年的糟茄子，烧成灰后频频干擦，立即有效。

治女人乳头燥裂：取秋季裂开的冷茄子，阴干烧存性研末，调水涂。

治血淋疼痛：将茄叶熏干研为末，每次服10克，温酒或盐汤送下。隔年的茄叶尤佳。

治久痢不止：将茄根烧灰，山石榴皮研为末，用砂糖水送服。

治牙疼：将秋茄花烧研后涂痛处，痛即止。

越瓜

【释名】夏秋之间结瓜，有青、白二色，大的如瓠子，有一种瓜有60厘米左右长。二三月份下种生苗，就地牵藤，叶青花黄，都像冬瓜的花和叶，只是稍小，它也叫梢瓜。

【性味】味甘，性寒，无毒。

【主治】主利肠胃，止烦渴，利小便，去烦热，解酒毒，宣泄热气。和饭做腌鱼，久食益肠胃。把它烧灰，能敷口角吻疮及阴茎热疮。但生吃多冷中动气，令人胸痛，脐下结块胀痛，发各种疮。

四、水菜类

鹿角菜

【释名】味道极其滑美。鹿角菜生长在海中的石崖间，长 10 ~ 13 厘米，紫黄色。如果让它在水里长时间浸泡或在开水里泡，就会深化成胶状。

【性味】味甘，性寒、滑，无毒。

【主治】能下热风气，疗小儿肺疾。从事炼丹的人吃后，能抵御丹石的侵害。解面热。但男子不可经常食，否则发旧病，损腰肾经络血气，令人脚冷痹痛，面色不好。

海藻

【释名】叶子像鸡苏，茎像筷子，长有 130 ~ 160 厘米。海藻生在海边。也可将它晒干后做菜，味道十分鲜美。

【性味】味咸，性寒，无毒。

【主治】 治甲状腺肿大、项下淋巴结肿大。散结气痈肿，腹内积块、胀痛、腹中空鸣。还可下 12 种水肿，疗皮间积聚暴溃，留气结热，利小便。

紫菜

【释名】紫菜生长在海中，附在石头上。纯青色，取来晒干后则变成紫色。

【性味】味甘，性寒，无毒。

【主治】将其煮汁后饮用，用治咽喉炎。患有甲状腺肿大结气的人适宜吃紫菜。但经常吃会令人腹痛发气，吐白沫。若饮热醋少许，即消。紫菜中有小螺蛳，误食后会损人，必须拣出。

石莼

【释名】石莼的形状像豆，叶子比铜钱大，像慈姑叶。石莼出自海边，附石而生。茎长6～10厘米，颜色青而滑，又很光莹。茎间有椏，椏中生花。

【性味】味甘，性平，无毒。

【主治】治下水，利小便；治风秘不通，五膈气，小腹结气，可煮汤饮用。所以人用它来治痔疾。

石花菜

【释名】石花菜，生长在海和沙石之间，有6～10厘米高，形状如珊瑚，有红、白两种颜色。它的枝上有细齿。如将它的根埋在沙地中，可再生枝，有一种稍粗像鸡爪的枝，叫鸡脚菜，味道更好。这两种如长时间浸泡，会化成胶而凝固。

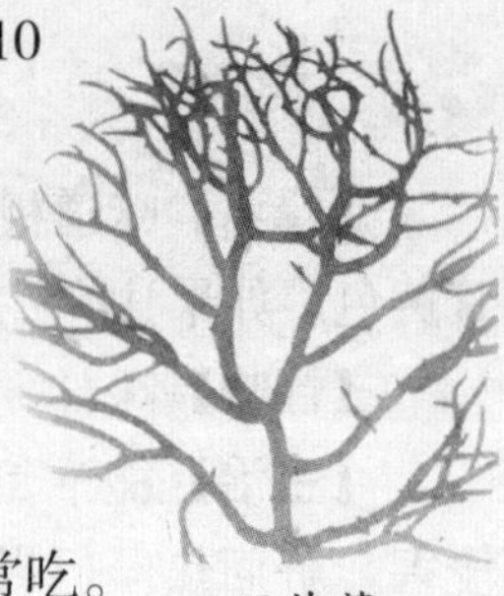
石花菜

【性味】味甘、咸，性寒、滑，有毒。

【主治】可去上焦浮热，发下部虚寒。孕妇不宜经常吃。

五、食用菌类

赤芝

【释名】赤芝又名丹芝。

【性味】味苦，性平，无毒。

【主治】益心气，补中。使人长智慧，聪明，行动敏捷。经常食用，使人轻身不老，延年益寿。

木耳

【释名】木耳生长在朽木上，没有枝叶，受湿热余气而生。各种树木都能生木耳，它的良毒也由木性而决定，不能不知道。木耳又名木菌。

【性味】味甘，性平，有小毒。

【主治】可益气不饥，轻身强志，还能断谷疗痔。生长在古槐、桑木上的很好，柘木上的其次。其余树上生的木耳，吃后令人动风气，发旧疾，肋下急，损经络背膊，烦闷。凡是有蛇虫从下面经过的木耳，有毒，尤其是枫木上生的木耳，有大毒，如误食会令人狂笑不止。采来的木耳如颜色有变，就有毒，夜间发光的木耳也有毒，欲烂而不生虫的也有毒，食用害人。如吃木耳中毒，可生捣冬瓜藤汁解。

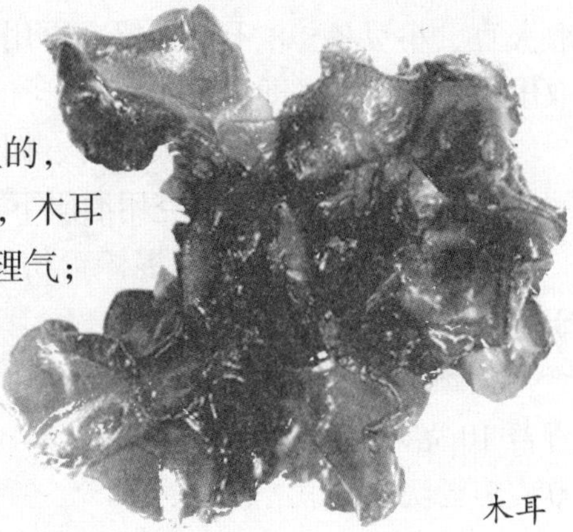

木耳

【发明】张仲景说：木耳赤色和仰生的，都不能吃。按《生生编》载：柳蛾补胃，木耳衰精。是说老柳树上的蛾，吃了能补胃理气；而木耳由朽木所生，得一阴之气，所以有衰精冷肾之害。

桑耳

【性味】味甘、性平，有毒。

【主治】治女子漏下赤白，血病腹内结块、肿痛，阴痛，阴阳寒热，不孕。疗月经不调。黄熟陈旧色白的，可以治愈久泄，益气不饥。金色的，可治饮食失节引起的两胁之间的结块，腹痛金疮。治女人崩中带下，月闭血凝，产后血凝，男子胸腹结块。还可以治愈鼻出血，肠风泻血，妇女心腹痛。利五脏，宜肠胃气，排毒气，压丹石热发，可和葱、豉做羹食。

槐耳

【性味】味苦、辛，性平，无毒。

【主治】能治五痔脱肛，下血疗心痛，妇女阴中疮痛。治风破血，益力。

柳耳

【主治】补胃理气。治反胃吐痰，取柳树上的耳五七个，煎汤服即愈。

柘耳

【主治】主治肺部痈疡，咳唾脓血，且脓血腥臭。

【附方】不论脓血形成与否，用50克柘耳研末，同百齿霜10克，糊成梧桐子大小的丸，和米饮下30丸，效果迅速。

杨栌耳

【性味】味甘，性平，无毒。

【主治】 治瘀血结块，可破血止血。煮来服用。

【附方】治女子崩中下血：将桑木耳炒黑为末，用酒送服，每日3次，有效。

治血崩：木耳不论多少，将其炒至见烟后，捣为末，每服10.5克，每日服后取汗。

治鼻出血：用桑木耳炒焦为末，塞入鼻中有效。

治痔疾：将桑木耳煮羹，空腹饱食，每三日一次。待患处痛如鸟啄时，取大豆、小豆各 1.8 千克合捣，再用布包好做成两个布囊，然后蒸到极热，取出来更换而坐，即愈。

治小便血淋疼痛：用桑木耳、槲白皮各 10 克，煎水服用。

治血痢：将木耳灰25克用酒服下。或将木耳煮熟后，和盐、醋吃，用汤送下。

治杖责棒伤：被官府棍棒责伤，可预先将木耳灰用酒服 15 克，便不至于危及生命。

治颈淋巴结肿大溃烂，日久不愈：用桑耳25克，水红豆50克，百草霜15克，青苔 10 克，冰片 0.5 克，共研为末，用鸡蛋清调敷后，再将车前草、艾叶、桑皮煎汤洗患处。

治脏毒下血：取槐树上木耳灰、干漆减半，每次 5 克，温酒服下。

去面上黑斑：将桑耳焙研，饭后用热汤送服 5 克，一日三服，有效。

治咽喉痹痛：在端午时，收桑树上木耳白如鱼鳞的，临时捣碎，用棉布包成弹丸子大小，放在蜜汤里浸泡后，取出来含在嘴里，立即有效。

天花蕈

【释名】天花蕈又名天花菜。

【性味】味甘，性平，无毒。

【主治】可益气，杀虫。

舵菜

【释名】舵菜即海船舵把上所生的菌。不多见。

【性味】味咸、甘，性寒，无毒。

【主治】治甲状腺肿大结气，水饮病。

石耳

【释名】它的形状像地耳。把石耳洗去沙土，做食，胜过木耳，是佳品。石耳也叫灵芝。

【性味】味甘，性平，无毒。

【主治】长期吃益人面色，到老时，容颜依旧。令人不饥，大小便少，聪耳明目、轻身，使人肌肤润泽，精力旺盛，不易衰老，益精。

【附方】 治泻血脱肛：取石耳 250 克炒，白枯矾 50 克，蜜陀僧 25 克，共为末，蒸饼丸如梧桐子大小，每次吃 20 丸。

青芝

【释名】 青芝又名龙芝。

【性味】 味酸，性平，无毒。

【主治】 可使人聪耳明目、轻身，让人肌肤润泽，精力旺盛，不易衰老，补肝气，安精魂，能使人具有宽容仁恕的胸怀。经常食用，可轻身不老、延年成仙，增强记忆力，增长志气，养筋。

紫芝

【释名】 紫芝又名木芝。

【性味】 味甘，性温，无毒。

【主治】 通耳聋，利关节，保精神，益精气，坚筋强骨，令人面色好。

葛花菜

【释名】 葛花菜又名葛乳。秋霜满地时，葛花菜便涌出地面，就像芝和蕈。它的颜色脆红，生长在山中。

【性味】 味苦、甘，无毒。

【主治】 能醒神，治酒积。

鸡菌

【释名】 因它的味道像鸡肉而得此名。是生长在沙地间的丁蕈。鸡菌的柄很高，顶部像伞。

【性味】 味甘，性平，无毒。

【主治】 主益胃清神，治痔。

地耳

【释名】 春夏在雨中生长，雨后应及时采取，因为它一见阳光就不能食用了。生长在地上，形状如木耳。

【性味】 味甘，性寒，无毒。

【主治】 可使人聪耳明目、轻身，让人肌肤润泽，精力旺盛，不易衰老，益气，令妇女有孕。

竹蓐

【释名】生长在朽竹的根节上，形状像木耳，红色。又名竹肉，也叫竹菰、竹蕈。

【性味】味苦、咸，性寒，无毒。

【主治】治一切赤白痢，可和姜、酱食用。

苦竹肉

【主治】经灰汁消过毒后吃，可杀三虫及毒邪气，破积血。

土菌

【释名】生在地上的为菌，生在木上的为耳。山间茅草中长期阴湿便会生土菌，极多。但它的良毒不可不知。土菌又名杜蕈。

【性味】味甘，性寒，有毒。

【主治】烧成灰，可敷疮疥。冬春两季没有毒，夏秋有毒，食用害人，因为夏秋有蛇虫从它下面经过。菌子有以下几种：槐树上的良；田野中的有毒，食用害人，能杀人；夜间有光的、欲烂没有虫的、煮不熟的、煮后浑浊照人没有影的、上面有毛下面没有纹理的、仰卷赤色的，都有毒，食用害人，能杀人。凡中土菌毒的人，可用地浆解。煮菌时，放入姜屑、饭粒，若姜屑、饭烂变黑则说明菌有毒，食用害人，反之，则无毒。

【发明】《菌谱》记载：杜菌生长在土中，与山中的鹅膏蕈混淆。民间说杜菌受毒虫之气而生，吃后会中毒。凡中毒的人，必定笑而不止。可将茶、白矾，同一勺刚从井里汲上来的水咽下，没有不立愈。因胡蔓草能毒死人，南方少数民族便将它悬挂在门外的树上，胡蔓草的汁滴到地上，不久便生菌。南夷人将菌收回，叫做菌药，有很强的毒性。

蘑菰蕈

【释名】长有 6 ~ 10 厘米，头小顶大，白色，柔软，中间空虚，形状如未开的玉簪花。它的味道很美。蘑菰蕈又名肉蕈。

【性味】味甘，性寒，无毒。

【主治】益肠胃，化痰理气。但也能发痼疾，不可经常食。

杉菌

【释名】形状像菌，时时均可采到。生长在老杉树上。

【性味】味甘、辛，无毒。

【主治】主治心脾气疼及心剧痛。

白芝

【释名】白芝又名玉芝。

【性味】味辛，性平，无毒。

【主治】治咳逆上气，益肺气，通利口鼻，使人意志坚强，勇猛决断，安魄。

灵芝

【释名】生长在坚硬地方的叫菌，生长在阴柔地方的叫芝。芝的种类很多，和菌类是一物，也叫瑞草。

黄芝

【释名】黄芝又名金芝。

【性味】味甘，性平，无毒。

【主治】祛心腹五邪，益脾气，安神，使人忠信和乐。

黑芝

【释名】黑芝又名玄芝。

【性味】味咸，性平，无毒。

【主治】可治尿闭或排尿困难、下腹胀满，利尿，益肾气。通九窍，使人聪明灵敏细心。经常食用，令人轻身不老，延年益寿。

香蕈

【释名】香蕈生在深山中的烂枫木上，比菌小而薄，黄黑色，味特别香美，可谓佳品。生在偏僻之地的，有毒，食用害人。

【性味】味甘，性平，无毒。

【主治】主治益气不饥，治风破血。

卷六　果部

李时珍说：树木的子实叫果，草的果实叫瓜。水果是我们喜爱的食品之一，它含有丰富的维生素，但因它是生冷食物，常吃可造成消化不良等症，尤其是小儿。如果我们了解了它的性味，就不会没有节制，纵情于它的口味了。

一、五果类

李

【释名】核小而肉厚，姑苏有南居李，还有绿李、黄李、紫李、牛李、水李都甘美好吃。山上的野李味道苦，但它的核仁能作药用。李时珍说：李，绿叶白花，树的存活期很长，有近百个品种。又名叫嘉庆子。

【加工】现代的人将李子用盐晒、糖藏、蜜饯等方法制成干果，唯有晒干的白李有益。制作方法：六七月份，李子色黄时摘下，加盐揉搓去汁，再和盐晒，最后剥去核晒干即可。用它来下酒和供陈设均佳。

【性味】味苦、酸，性温，无毒。

【主治】祛骨节间劳热。肝有病的人宜于食用。晒干后吃，祛痼热，调中。不能经常吃，会使人发热。喝水前吃李会使人发痰疟。不能与麻雀肉同时吃。合蜜吃，会损五脏。在水中不下沉的李有毒，食用害人，不能吃。

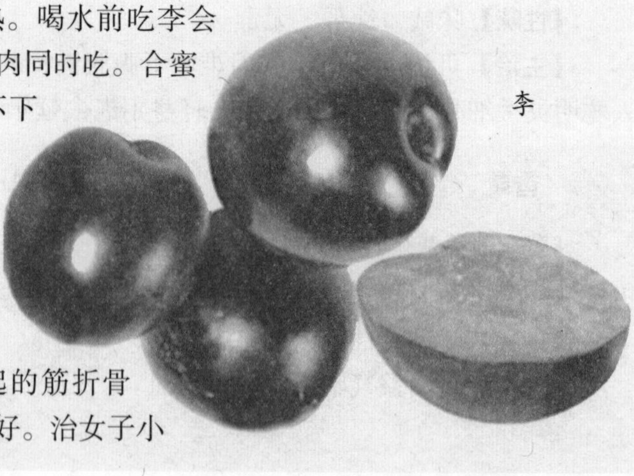
李

核仁

【性味】味苦，性平，无毒。

【主治】治摔跌引起的筋折骨伤，骨痛瘀血。使人颜色好。治女子小腹肿胀，利小肠，下水气，除水肿，治面上黑斑。

根白皮

【性味】性大寒，无毒。

【主治】治糖尿病和尿崩症引起的消渴，止腹气上冲引起的头昏目眩。治小儿高热，解丹毒。煎水含漱，治牙痛。煎汤饮服，治赤白痢。烤黄后煎汤，次日再饮，治女人突然带下赤白。

花

【性味】味苦、香，无毒。

【主治】将它制成末洗脸，使人面色润泽，去粉刺黑瘢。

叶

【性味】味甜、酸，性平，无毒。

【主治】治小儿壮热，疟疾引起的惊痫，则煎汤洗身，效果良好。

树胶

【性味】味苦，性寒，无毒。

【主治】治目翳，镇痛消肿。

【附方】治蝎子咬：将苦李仁嚼烂涂在伤口上，效果良好。

治女人面生黑瘢：用李核仁去皮后研细，以鸡蛋白和如饴后在黄昏涂上。次日清晨用浆水洗去。再涂胡粉。不过五六日便会有效。

治小儿丹毒，从双腿长到阴头：用李根烧成末，以田中的流水调和后涂。

治咽喉肿痛：用皂荚末吹鼻使人打喷嚏，再以李树靠近根的皮，磨水涂喉炎，效良。

治女人面黑粉刺：用李花、梨花、樱桃花、白葵花、白莲花、红莲花、旋复花、川椒各30克，桃花、木瓜花、丁香、沉香、青木香、钟乳粉各15克，玉屑10克，珍珠2.5克，黄豆1.26千克，一同研成细末用瓶装起来。每日用它盥洗手脸，百日后便洁白如玉。

杏

【释名】二月份开红花，叶子圆而尖，有很多种：黄色的金杏，还有梅杏等。又名甜梅。现在处处都有。

【加工】凡是杏熟时，都可榨出浓汁，涂在盘中晒干，再摩刮下来，和水调麦面吃，是五果类最常用的调味配料。

【性味】味酸，性热，有小毒。

【主治】 它是杏的果，有心病的人宜食用。但生吃太多，则伤筋骨。在杏类中像梅的味酸，像桃的味甜。凡杏的性都多热，多吃致疮疖膈热，动旧疾，使人眼盲、须眉脱落。生痰热，精神昏乏。产妇尤其要忌食。晒干作果脯吃，祛冷热毒。

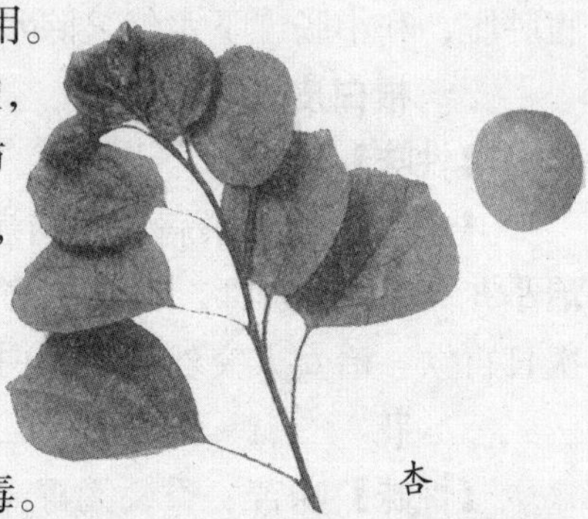

杏

核仁

【性味】 味甘、苦，性温、冷利，有小毒。

【主治】 治咳逆上气如同雷鸣，咽喉肿痛，下气，产乳金疮，寒心如奔豚。惊痫，心下烦热，风气往来，时节性头痛，解肌，消心下胀痛，杀狗毒，解锡毒。治上腹闷胀不通，发汗，主温病脚气，咳嗽上气喘促。加天冬煎，润心肺。和酪做汤，润声音。除肺热，治上焦风躁，利胸膈气逆，润大肠治便秘。杀虫，治各种疮疥，消肿，去头脸各种风气引起的水泡样小疙瘩。面粉、豆粉碰到杏仁则会烂。

【发明】 曾有一位官兵因吃面粉积食，医师用积气丸、杏仁各等份研成丸，用开水送下，数次即愈。

花

【性味】 味甘，性温，无毒。

【主治】 花主补不足，女子伤中，关节红肿热痛和肢体酸痛。

叶

【主治】 治急性肿胀，全身水肿，煮成浓汤热浸，也可口服少许。

枝

【主治】 治摔伤，取一把加1升水，煮至水减半，加酒300毫升和匀，分次口服有效。

根

【主治】 根治吃杏仁太多，以致迷乱将死，则将根切碎煎汤服，即解。

【附方】 治咽喉肿痛和突然声哑：杏仁去皮熬黄1.5克，和桂末0.5克，研成泥，口含，咽汁。

治瘫痪，半身不遂，失音不语：生吞杏仁7枚，不去皮尖，逐日加到49枚，周而复始。每次吃后，再喝竹叶上的露水。直到病愈。

治头面伤风，眼皮跳和歪嘴：杏仁研碎，加水煮后沐头，效果良好。

治破伤风，身体反张抽搐：杏仁杵碎，蒸令气溜，绞成汁服一大盏，同时擦些在疮上，效果良好。

治小便不通：杏仁 14 枚，去皮尖，炒黄研细，和米饭吃。

治血崩不止诸药不效时，服此方立止：用杏仁上的黄皮，烧存性，研成粉末。每次服 15 克，空腹用酒送服。

肠道有虫生疮，痛痒不一：杏仁杵成膏，常常敷搽。

治女人外阴生疮：杏仁半升，用面包好煨熟，去面后研烂，去油。每次服少许，加铜绿少许，研匀点在患处。

治小儿脐烂成风：杏仁去皮研后敷搽，效良。

治白癜风：每日早上嚼烂 14 枚杏仁，用来擦患处，使其变红。晚上睡觉时再擦 1 次。

治箭头射入肉中，或在咽膈等隐处：杵杏仁敷上，即出。

治面生黑痣：杏仁烧黑研成膏，将墨痣擦破，每天用膏涂。

治狗咬伤后不愈：捣烂杏仁涂在伤口上。

治吃咸肉太多，心速过快，口干发热乱语：用杏仁 1800 克去掉皮尖，和 2 升水煮沸，去渣取汁分两次服，直到排出肉为止。

治妇女不孕：二月份的丁亥日，取杏花、桃花阴干捣成末，然后在戊子日调井水送服，每日服 3 次。

治粉刺黑癍：将杏花、桃花各 1 升，用江河水浸 7 天后，用来洗脸 21 次，极巧妙。

巴旦杏

【释名】树像杏树但叶比杏树叶小，果实肉也很薄。它的核像梅核，壳薄且核仁的味道甘美。用它来泡茶，像榛子的味道，有人用它泡茶喝。也叫八担杏。

【性味】味甘，性平、温，无毒。

【主治】止咳下气，消胸腹逆闷。

梅

【释名】结的果很酸，人们叫它酸梅。和杏是一类，树、叶都很像，比其他很多果树先开花。

【加工】采半黄的梅子用烟熏制成即成乌梅，用盐腌青梅便成了白梅。也可将梅加以蜜煎、糖藏，当果品食用。熟了的梅榨汁晒成梅酱。乌梅、白梅可以入药，也可食用。

【性味】味酸，性平，无毒。

【主治】生吃能止渴。经常吃，损齿伤筋，蚀脾胃，使人发膈上痰热。服黄精的人忌食。吃梅后牙酸痛的人，可嚼胡桃肉止痛。

乌梅

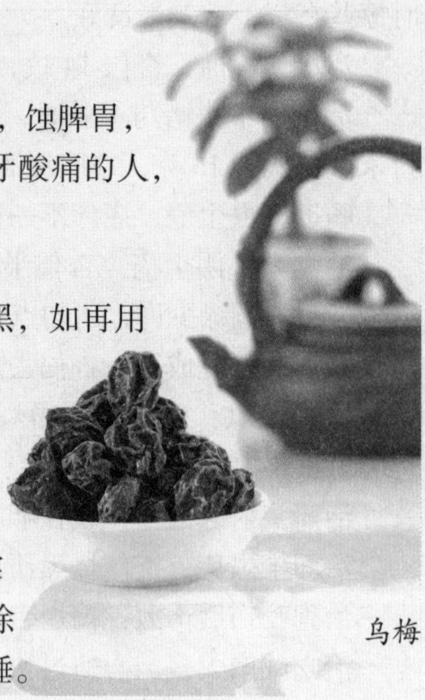
乌梅

【加工】用篮子装青梅，放在灶头上熏黑，如再用稻草灰水淋湿后蒸过，则饱满而不被虫蛀。

【性味】味酸，性温、干涩，无毒。

【主治】可下气，除热、安心，治肢体痛，偏枯不灵，死肌，去青黑痣，蚀恶肉，去痹，利筋脉，止下痢，好唾口干。泡水喝，治伤寒烦热，止渴调中，祛痰，治疟瘴，止吐泻，除冷热引起的下痢。治肺痨病，消酒毒，安神得睡。与建茶、干姜一起制成丸服，止休息痢最好。敛肺涩肠，止久嗽，反胃噎膈，蛔厥吐利，消肿涌痰。杀虫，解鱼毒、马汗毒、硫黄毒。

白梅

就是霜梅，又名盐梅。

【加工】将大青梅用盐水浸泡，白天晒晚上泡，十天使成。时间一长便会上霜。

【性味】味酸、咸，性平，无毒。

【主治】主要功效是和药点痣，蚀恶肉。有刺在肉中时，嚼烂敷上即出。治刀箭伤，止血，则研烂后敷搽。乳痈肿毒，则杵烂贴敷。治中风惊痫，喉痹痰厥僵仆。牙关紧闭的人，拿梅肉揩擦牙龈，口水出来牙便打开。又治泻痢烦渴，霍乱吐下，下血血崩，功效与乌梅相同。

核仁

【性味】味酸，性平，无毒。

【主治】可使人耳聪目明、轻身，让人肌肤润泽，精力旺盛，不易衰老，益气，不饥。除烦热。治手指忽然肿痛，则捣烂和醋浸泡。

花

【性味】味酸，性涩，无毒。

【主治】梅花汤：用半开的花，用溶蜡封住花口，投入蜜罐中，过段时间后，取50克朵加上一匙蜜用沸水快速服下。梅花粥：将飘落的梅花瓣放入米粥中煮来吃。

叶

【性味】味酸，性平，无毒。

【主治】治休息痢和霍乱，则将叶煮成浓汤喝。揉梅叶在清水中，用此水洗蕉葛衣，衣服经盛夏的阳光暴晒也不会坏，如六七月份的衣料长霉点，用梅叶煎汤洗，即去。

根

【主治】治肢体酸痛，痛而游来没有定处。刚生下来的小孩，用梅根和桃、李的根煮水洗身，以后便不会有疮热之患。煎汤喝，治霍乱，止休息痢。长在地面上的梅根毒人。

【发明】杨起在《简便方》中说：我的臂上长了一个疽，溃烂流脓百日才好。中间有块恶肉突出，如蚕豆般大，一个多月不消，医治也没有效。因读《本草》得一方：用乌梅肉烧存研细，敷在恶肉上。一试，一天一夜去掉一大半，再敷一天即好。

栗

【释名】栗树长得很高，树叶像栎树叶，四月份里开青黄色的花，每枝至少有四五个，苞的颜色有青、黄、红三种。子生时壳黄，熟时壳变紫，壳内有膜裹住，到九月份降霜时才熟。只有苞自己裂开掉出来的籽才能久藏，否则容易腐坏。

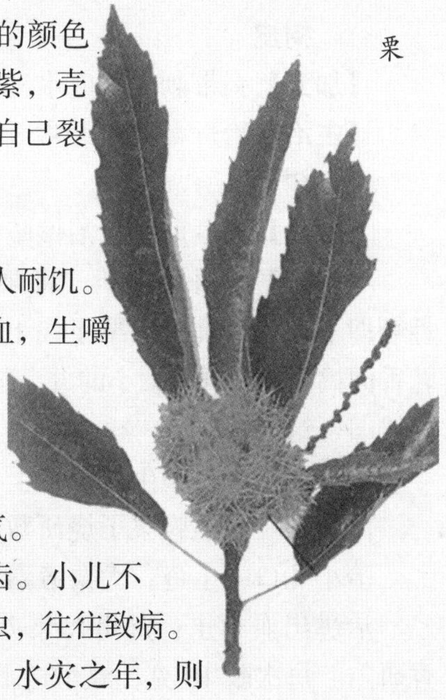
栗

【性味】味咸，性温，无毒。

【主治】可益气，厚肠胃，补肾气，令人耐饥。生吃可治腰脚不遂。疗筋骨断碎，肿痛瘀血，生嚼后涂上，立刻见效。吴栗虽大但味差，不如北栗。栗只要是晒干后吃，都能下气补益；不然仍有木气而失去补益。用火煨去汗，可除木气味，生吃则发气。蒸炒熟食也会胀气。用栗制成的粉喂养小儿，会使小儿不长牙齿。小儿不宜多吃，生的难消化，熟的则胀气，膈食生虫，往往致病。

【发明】李时珍说：栗在五谷中属水。水灾之年，则栗不熟，是物类相应的原因。有人内寒，腹泻如注，让他吃煨过的栗二三十枚后，顿愈。肾主大便，栗能通肾，由此可验证。《经验方》治肾虚腰腿没有力，用袋装生栗悬挂起来晾干，每天吃十余枚，再配以猪肾粥相助。久食必强健。风干栗比晒干的好，火煨油炒的栗比煮蒸的好。但仍须细嚼，连津液吞咽才有益。如快速吃饱，反伤脾。

栗楔

一个苞有3枚栗子，其中扁的1枚叫栗楔。

【主治】主治筋骨风痛，活血尤为有效。每天生吃7枚，破胸胁和腹中结块。将它生嚼，还可拔恶刺，出箭头，敷颈淋巴结肿痛。

栗壳

栗的黑壳。

【性味】气味同栗。

【主治】煮汤喝治反胃，消渴，止泻血。

毛球

栗外面的刺苞。

【主治】煮汤，洗火丹毒肿。

花

【主治】花治颈淋巴结结核。

树皮

【加工】剥带刺的皮煎水洗。

【主治】治丹毒五色无常。

树根

【主治】用酒煎服，治偏坠疝气。

【附方】治骨鲠在咽：将栗子内的薄皮烧灰存性，研末，吹入咽喉中，骨鲠即下。钓鲠丸：用栗子肉上的皮25克，制成末，与一个鲇鱼肝和7.5克乳香同捣，做成梧子大小的丸。视鲠的远近：用线将丸子系紧，喝少许水吞下，提线即可钓出鲠。

治小儿疳疮：嚼生栗子敷上。芦刺入肉，方法相同。

治被马咬：独颗栗子烧研敷。野兽爪抓伤，方法相同。

治小儿口中生疮：大栗煮熟，天天吃，甚效。

治鼻出血不止：宣州大栗7枚刺破，连皮烧灰存性，出火毒，加少许麝香研匀。每次服10克，温水送下。或者用栗子壳炭研成末，做粥吃。

治刀伤：大栗子捣烂敷。

治老人肾虚腰痛：栗子同公狗腰子、葱、盐煮吃，一个月即愈。

治小儿脚弱没有力，三四岁仍不能行走：每天给他生栗吃。

治跌打斗殴伤：生嚼栗子涂搽，良。

治栗子颈：用栗苞内隔断薄膜嚼烂敷。

治膈气：用煅烧过的栗子黑壳与等份的舂米槌上的糠，制成桐子大小的蜜丸。每次空腹服 30 丸。

治眼红疼痛，火气上升，眼球上血丝：用栗子 7 枚，同黑鱼煮成羹吃。

治颈淋巴结结核不愈：采栗花同贝一起制成末，每日用酒送服 5 克。

枣

【释名】枣树是红色的，长着小刺，四月份里长叶，五月开白带青的花，各处都有栽种，只有山西、山东的枣大。

【加工】干枣做法：需先清扫地面，铺上菰箔之类来承接枣，日晒夜露后，再拣除烂的，晒干后即可。切了晒干的叫枣脯。煮熟后榨出的汁叫枣膏。蒸熟的叫胶枣，加糖、蜜拌蒸则更甜。加麻油叶同蒸，颜色更润泽。胶枣捣烂后晒干则成了枣油，具体做法为：选红软的干枣放入锅中，加水至刚好淹平，煮沸后捞出，在砂盆中研细，用棉布包住绞取汁，涂在盘上晒干，它的形如油，刮摩成末后收取。每次用一匙放入汤碗中即成美浆，酸甜味足，用来和米粉，最止饥渴、益脾胃。

生枣

【性味】味甘、辛，性热，无毒。

【主治】多食令人寒热，腹胀滑肠。瘦人尤其不能吃。

大枣

大枣即晒干的大枣。

【性味】味甘，性平，无毒。

枣

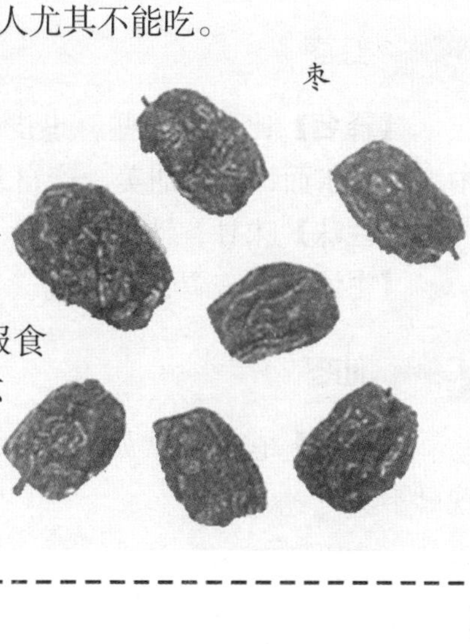

【主治】祛心腹邪气，安中，养脾气平胃气，通九窍，助十二经，补少气、少津液、身体虚弱，大惊，四肢重，和百药。长期服食能轻身延年。但有齿病、疳病、蛔虫的人不宜吃，腹中胀满的人不宜吃，小儿不宜多吃。忌与葱同食，否则令人五脏不和。如与鱼同食，令人腰腹痛。李时珍说：现在的人蒸枣大多用糖、蜜拌过，长期吃最损脾，助湿热。另外，枣吃多了，令人齿黄生虫。枣是益脾的，脾病宜食。

核仁

【主治】核仁存放三年的最好。主治腹痛邪气，恶气猝忤疰。

核

【主治】核烧研，掺胫疮很好。

叶

【性味】味甘，性温，微毒。

【主治】覆盖麻黄，能令发汗。和葛粉，擦痱子疮，效果好。

木心

【性味】味甘、涩，性温，有小毒。

【主治】治寄生虫引起的腹痛，面目青黄，淋露骨立。锉取木心一斛，加水淹过10厘米，煮至20升水时澄清，再煎至5升。每日晨服500毫升，呕吐即愈。另外煎红水服，能通经脉。

根

【主治】煎水洗浴，可治小儿赤丹从脚背发起。

皮

【加工】枣树皮与等量相同的老桑树皮烧研。

【主治】每次用180克，以井水煎后，澄清，洗目。一个月3次，眼昏的人会复明。但须忌荤、酒、房事。

【附方】调和胃气：将干枣肉烘燥后，捣成末，加少许生姜末，用白开水送服。

红枣

【释名】比黑枣小些，枣皮是红色，肉也有些微红，肉质酥松，放在水中多飘在水面，味也甜美。产自北方。

【性味】味甘，性平，无毒。

【主治】补脾胃，益元气，生津液，令人不饱。小儿出痘后，宜多吃。

仙枣

【释名】它的形状如大枣，长6厘米，纯紫色，纹细核小，味道甘美，现已不多见。

【性味】味甘，性温，无毒。

【主治】可补虚益气，润五脏，美容颜。

榔梅

【释名】是梅的一种。榔梅出自均州太和山。

【性味】味甘、酸，性平，无毒。

【主治】生津止渴，清神下气，消酒。

桃

【释名】桃树栽种五年后应当用刀割树皮，它流出脂液，就可多活数年。花有红、紫、白，千叶单瓣的区别；它的果子有红桃、碧桃、绯桃、缃桃、白桃、乌桃、金桃、银桃、胭脂桃，都是用颜色命名的。桃树很容易栽种，一般三年就结果。

【性味】味辣、酸、甜，性热，微毒。

【主治】作果脯食，益于养颜。它是补肺的果实，得肺病的人宜吃。桃吃得太多后立即洗浴，易使人患寒热病。多吃生桃，会发热膨胀，发丹石毒，以及长痈疖，有损没有益，桃被列为五果中的下品就是据此而来的。桃与鳖同食，患心痛。

冬桃

【主治】解劳热。

核仁

【性味】味苦、甘，性平，无毒。

【主治】治瘀血血闭，腹内积块，杀小虫，止咳逆上气，消心下坚硬，除卒暴出血，通月经，止心腹痛，治血结、血秘、血燥，通润大便，破瘀血，杀三虫。每夜嚼1枚和蜜，涂手和脸，效果良好。治血滞，肢体游移性酸痛，肺痨病，肝疟寒热，产后血病。疗崩中，破两肋间积块，祛邪气。

桃枭

又名桃奴。即在桃树上过冬不掉，正月采下来的桃。

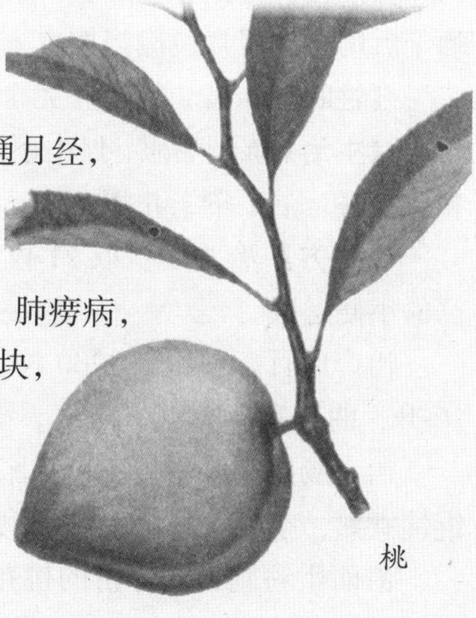

桃

【性味】味苦，性温，有小毒。

【主治】杀百鬼精物，祛五毒。和酒磨后热服，可疗心绞痛，治肺气腰痛，破血，疗心痛。治吐血，将它烧存性，研成末，用米汤调用，立即见效。还治小儿虚汗，妇女妊娠出血，破腹部气块，止邪疟。可烧烟熏痔疮，烧黑后用油调，敷在小儿头上可除疮疖。

花

【性味】味苦，性平，无毒。

【主治】杀疰恶气，使人面色润泽，除水气，破尿路结石，利大小便，下三虫，消肿胀，下恶气。治心腹痛及秃疮。利宿水痰饮积滞，治风狂。研成末，敷头上的肥疮，手脚疮。

叶

【性味】味苦，性平，无毒。

【主治】除尸虫，去疮毒。治恶气，小儿微热和突然受外界惊吓引起的面青、口涩、喘息、腹痛等症，疗伤寒，湿气，肢体游移性酸痛，治头风，通大小便，止霍乱腹痛。

茎及白皮

【性味】味苦，性平，无毒。

【主治】除腹痛，去胃中热，治心腹痛，解蛊毒，避疫疠，疗黄疸身目如金，杀各种疮毒。

桃胶

【加工】桃茂盛时，用刀割树皮，久了胶则溢出。采收下来用桑灰汤浸泡，晒干后用。如服食，应当按本方制炼，效果才妙。

【性味】味苦，性平，无毒。

【主治】炼制后服，保中不饥，忍风寒，下尿道结石，破血，治中恶疰忤，和血益气，治下痢，止痛。

【附方】治恶梦：取21枚桃仁炒后去掉皮尖，临睡时，朝着东方用自己的小便送服。

治产后百病：桃仁1200枚，去掉皮尖和双仁的，熬捣至极细后，加井水30升，曲6升，米10.8千克，煮熟。用常规方法酿酒，每天空腹时任意喝。

治大肠痞结，干粪不出，胀痛呻吟：用50克新鲜的毛桃花和100克面做馄饨煮熟，空腹吃。至正午腹鸣如雷，即可排出腹内恶物。

治面生粉刺：用等份的桃花、丹砂制成末。每次服5克，井水送服，每日3次。20天后小便当是呈黑色，但面色却莹白了。将三月三日收到桃花和七月七日取的鸡血，和涂在面上。二三天后剥下，则会使人面色光滑。

治痨肠瘀：桃叶加水煎服。

治女人阴中生疮，如虫咬痒痛一样：将桃叶捣烂，再用布裹好放入。

治黄疸：晴天的清晨，取朝东长的，大如筷子像钗股的桃根一把，切细。用一大杯水，煎至剩4/5，空腹服。三五天后，全身黄色自退，百天后完全恢复。

二、山果类

梨

【释名】梨树很高，叶子光滑，二月份开白色的花，梨的品种很多，有青黄红紫四种颜色。到处都有。

【加工】收藏，或削梨蒂插在萝卜上，就可以一年不烂。现在北方人每年在树上将梨包裹起来，过冬后才摘。

实

【性味】味甘、微酸，性寒，无毒。

【主治】治热嗽，止渴。治咳热，中风不语，伤寒发热，解丹石热气，惊邪。利大小便，除贼风，止心烦气喘热狂。润肺凉心，消痰降火，解疮毒、酒毒。

【发明】李时珍说：《别录》谈梨，只说它的害，不说它的功。古人说到病大多与风寒有关，用药都是桂、附，却不知梨有制风热、润肺凉心、消痰去火、解毒的功用。当今人们的病十有六七是痰病、火病。梨的有益之处肯定不少，但也不宜过量而食。遗憾的是，只有乳梨、鹅梨、消梨可吃，其他梨即使可以吃也不能治病。

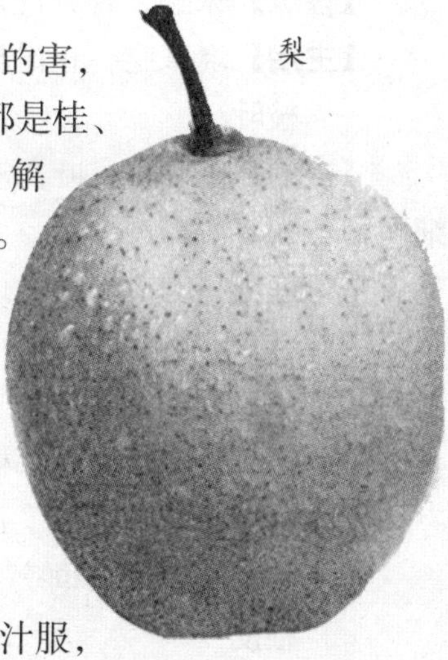
梨

花

【主治】治面黑粉刺。

叶

【主治】捣汁服，解菌毒。治小儿疝气。煮汁服，治霍乱吐利不止。煎服，治风。

【附方】治消渴饮水：用香水梨，或鹅梨，或江南雪梨都可以，取它的汁加蜜水熬成后，用瓶收藏。随时可用白开水调服。

治反胃吐食，药物不下：取一个大雪梨，将15粒丁香刺入梨内，再用湿纸包四五层，煨熟吃。

治痰火咳嗽，年久不愈：将好梨去核后捣成一碗汁，放入椒40粒，煎沸后去滓，放黑糖50克，细细含咽即愈。又方：用一个梨，刺上50个孔，每孔放椒1粒，用面裹好，柴灰火煨熟，待冷后去掉椒吃。又方：梨去核，加酥、蜜，裹上面烧熟，冷吃。又方：梨切成片，煎酥吃。又方：梨捣汁1升，加酥、蜜各50克，地黄汁1升，煎成后含咽。

治眼红肿痛：鹅梨一个捣汁。黄连末25克，腻粉50克，和匀后用布裹好浸入梨汁中，用此梨汁每天滴眼睛。

治中风失音：喝一杯生梨捣的汁，次日再喝。

棠梨

【释名】树比梨树小，叶边都有锯齿。二月份开白花，霜后可吃。棠梨树与梨嫁接最好。有甜、酸，红、白两种。李时珍说：棠梨，是一种野梨，处处山林都有。

【加工】它的叶味微苦，嫩时烘熟，用水淘净后，可加油、盐调食，或蒸晒后当茶。它的花也可烘熟吃，或晒干磨面做烧饼充饥。

【性味】味酸、甘，性寒、涩，无毒。

【主治】烧来吃，止滑痢。

枝叶

【主治】主治霍乱吐泻不止，转筋腹痛。将一把枝叶同100克木瓜煎汁，细呷。

鹿梨

【释名】又名山梨。

【加工】李时珍说：山梨，即野梨，到处都有。像杏那么大，可以吃。树叶像茶叶，根像小拇指那样细。当地人采八月的梨皮治疮。

【性味】味酸，性寒、涩，无毒。

【主治】煨来吃治痢疾。

根皮

【主治】煎汁治疮疥。

海红

【释名】又名海棠梨，二月份开红花，果子到八月份才熟。它的形状如梨，和樱桃一般大小，味道酸甜，到八九月份可吃。

籽

【性味】味酸、甘，性平，无毒。

【主治】能治泄痢。

木瓜

【释名】树木的形状像柰。春末开花，深红色。果子大的像西瓜，小的像拳头，皮黄色。木瓜很多，但宣城出产的最佳。

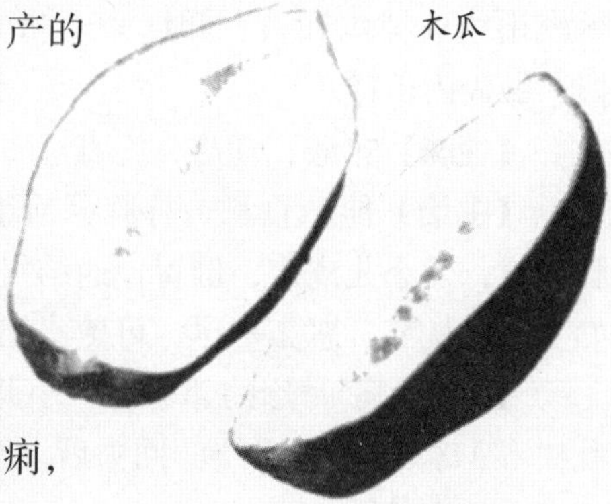
木瓜

【性味】味酸，性温，无毒。

【主治】治肌肤麻木，关节肿痛，脚气，霍乱大吐，转筋不止。治脚气剧痒难忍，用嫩木瓜一个，去籽煎服。另外作饮料喝，可以治愈呕逆，心膈痰唾，消食，止水痢后口渴不止。止水肿冷热痢，心腹痛。

【发明】俗话说梨有百损而一益，木瓜有百益而一损。所以古诗说，投之以木瓜，报之以琼浆。

木瓜核

【主治】主治霍乱烦躁气急，每次嚼7粒，温水咽下。

枝、叶、皮、根

【性味】味酸，性温、涩，无毒。

【主治】煮水喝，都止霍乱吐下转筋，疗脚气：枝作拐杖，利筋脉。根叶煮水洗足胫，可以防止脚软跌倒。木材作桶洗脚，对人有益。

花

【主治】治面黑粉刺。

【附方】治霍乱转筋：用木瓜50克，酒1升，煎服，不饮酒的人，用水煎服。再用布浸水裹脚。

治脐下绞痛：用木瓜3片，桑叶7片，大枣3枚，水3升，煮至半升，一次服下即愈。

治翻花痔：木瓜研成末，用鳝鱼身上的黏涂调后，贴在痔上并用纸护住。

山楂

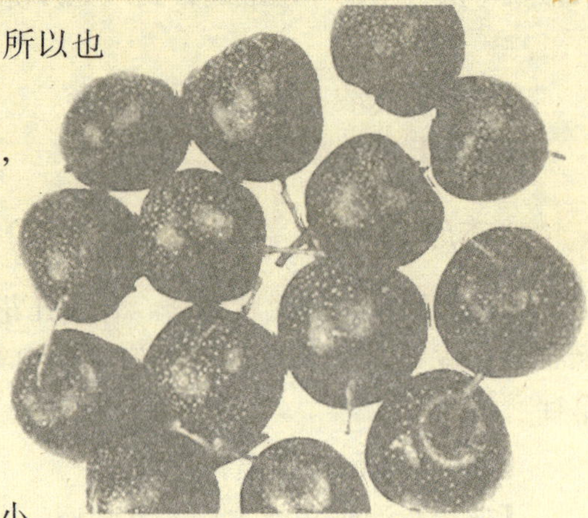

山楂

【释名】因它的味道像楂子，所以也叫楂。

【加工】李时珍说：山楂树很高，叶有五尖，丫间有刺。三月份开五瓣小白花。果实有红、黄二种，像花红果，小的如指头，到九月熟后，将熟山楂去掉皮和核、和糖蜜一起捣，做成山楂糕。

【性味】味酸，性冷，无毒。

【主治】能消食积，补脾，治小肠疝气，发小儿疮疹，健胃，通结气。治妇女产后枕痛，恶露不尽，可煎水加砂糖服，立即见效。

【发明】李时珍的邻家有一小儿，因积食而黄肿，腹胀如鼓。偶然到羊丸树下，将羊丸吃了个饱。回去后大吐痰水，病也就好了。羊丸与山楂是同类，它的功效也相同。

核

【主治】核吞下，化食磨积，治睾丸肿硬，坠胀麻木和妇女小腹肿大。

赤瓜木

【性味】味苦，性寒，无毒。

【主治】治水痢和头风身痒。

根

【主治】消积，治反胃。

茎叶

【主治】煮水，洗漆疮。

楂子

【释名】和木瓜是一类，味道酸涩，比木瓜色微黄，蒂、核都粗，核中的籽小而圆。楂子又名木桃。

【性味】味酸，性平、涩，无毒。

【主治】断痢，治恶心反酸，止酒痰黄水。煮水喝，治霍乱转筋，功效与木瓜相近。但经常吃则伤气，损齿和筋。

金橘

【释名】它的树像橘，不太高大。五月份开白花，到秋冬果黄就成熟了，大的 3 厘米多，小的如指头，长形而皮厚，肌理细莹，生时是深绿色，熟后则是金黄色。它的味酸甜，而且芳香可爱，糖造、蜜煎都很好吃。又名金柑。

【性味】味酸、甜，性温，无毒。

【主治】治下气快膈，止渴解醉酒，辟臭。皮的效果更好。

柑

【释名】是南方果，它的树与橘没有区别，只是刺少些，柑皮比橘皮稍厚、颜色稍黄，纹理稍粗且味不苦。柑不好保存，容易腐烂。柑树比橘树怕冰雪。这些是柑、橘的区别。

【性味】味甘，性寒，无毒。

【主治】利肠胃热毒，解丹石，止暴渴，利小便。

皮

【性味】味辣、甘，性寒，无毒。

【主治】可下气调中。皮去白后焙研成末，加盐做汤喝，可解酒毒及酒渴。

山柑皮

【主治】治咽喉肿痛，有效。

核

【主治】做涂脸药。

叶

【主治】治耳内流水或成脓血，取嫩叶尖 7 片，加几滴水，杵取汁滴入耳孔中即愈。

【附方】治妇女难产：柑瓤阴干，烧灰存性，研末，温酒送服 10 克。

橙

【释名】橙是橘类中最大的，熟得晚能存放很久；柚是柑类中最大的，黄得早而不好收藏。它们都有大小二种。橙树的枝很高，叶不太像橘树叶，也有刺。产于南方，果实像柚而香，也有一种味很臭。

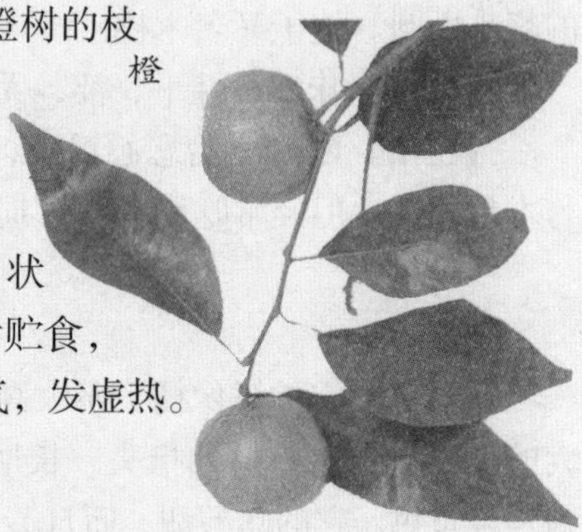
橙

【性味】味酸，性寒，无毒。

【主治】行风气，疗颈淋巴结核和甲状腺肿大，杀鱼蟹毒。洗去酸水，切碎和盐煎后贮食，止恶心，祛胃中浮风恶气。吃多了会伤肝气，发虚热。与肉一起吃，会使人头眩恶心。

橙皮

【性味】味苦、辛，性温，无毒。

【主治】做酱、醋很香美，食后可散肠胃恶气，消食下气，去胃中浮风气。和盐贮食，止恶心，解酒病。加糖做的橙丁，甜美，而能消痰下气，利膈宽中，解酒。

核

【主治】浸湿研后，夜夜涂可治面皯粉刺。

【附方】香橙汤：宽中下气，消酒。用橙皮 1 千克切成片，生姜 250 克切焙擂烂，加烤过的甘草末 50 克，檀木 25 克，和后做成小饼，用加盐的肥肠送下。

治闪挫腰痛难忍：橙核 15 克炒研后，用酒送服，即愈。

杨梅

【释名】二月份开花结果，果子的形状像楮实子。五月份才成熟，有红、白、紫三种颜色，红的比白的好，紫的又比红的好，因为它肉多核小。

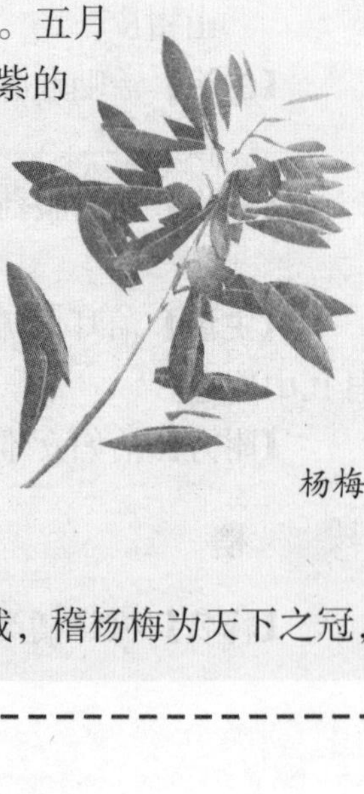
杨梅

【加工】盐藏、蜜渍、糖收都很好。

【性味】味酸、甜，性温，无毒。

【主治】止渴，和五脏，能涤肠胃，除烦溃恶气。烧成灰服，断下痢。盐藏而食，去痰止呕吐，消食下酒。常含一枚咽汁，利五脏下气。干后制成屑，喝酒煎服，止吐酒。

核仁

【主治】治脚气。李时珍说：据王性之《挥录》载，稽杨梅为天下之冠，童贯苦于脚气，听说杨梅仁可以治，郡守王嶷便送了2500千克，童贯用后便好了。取仁法：用柿漆拌核而晒，核会自己裂开。

树皮及根

【主治】煎汤，洗恶疮疥。煎水，漱牙痛。口服，解砒霜毒。烧成灰调油，涂烫伤烧伤。

【附方】治中砒霜毒，心腹绞痛，欲吐不吐，面青肢冷：用杨梅树皮煎汤二三碗，喝下即愈。

核桃

【释名】现在陕西、商洛一带很多。核桃树大，叶厚而枝叶茂盛，三月份开像栗花一样的花，结果到八九月份成熟，形状像青桃。果实有壳，秋冬成熟时采摘。又名羌桃。

【加工】熟时用水泡烂皮肉，取果核。

【性味】味甘，性平、温，无毒。

【主治】 吃了使人健壮，润肌，黑须发。多吃利小便，去五痔。将捣碎的桃核肉和胡粉放入毛孔中，会长出黑毛。核桃烧灰存性和松脂研，可敷颈淋巴结核溃烂。另外吃核桃使人开胃，通润血脉，骨肉细腻。补气养血，润燥化痰，益命门，利三焦，温肺润肠，治虚寒喘嗽、腰脚重痛、心腹疝痛、血痢肠风，散肿痛，发痘疮，制铜毒。同破故纸蜜丸服，补下焦。治损伤、尿道结石。吃酸导致牙酥的人，细嚼胡桃便可解。小儿痧疹后不能吃，必须忌半年，不然则会滑肠，痢不止。多食动痰饮，令人恶心、吐水、吐食物。还会动风，脱人眉。同酒吃得过多，会使人咯血。

油核桃

【性味】味辛，性热，有毒。

【主治】杀虫攻毒，治痈肿、麻风、疥癣、梅毒、白秃等疮，润须发。

树皮

【主治】治水痢。春季研皮汁洗头，可黑发。将皮煎水，可染粗布。

壳

【主治】烧灰存性，可投入下血、崩中的药。

【附方】吃核桃的方法：核桃绝不能暴食，必须渐渐地吃。第一天吃一颗，每过五天加1枚，到每天20枚时止，周而复始。常吃能使人胃口大增，肌肤细腻光润，须发黑泽，血脉流通，延年不老。

治尿路结石疼痛，便中有石子：核桃肉1.8千克，细米煮的粥1升，相和后一次服下即愈。

治女子血崩不止：用核桃肉15枚，在灯上烧灰存性，空腹用温酒一次送服，有效。

治一切痈肿、背痈、附骨疽未成脓：核桃肉寸10个煨熟后去壳，加槐花50克研磨杵匀，热酒送服。

治白癜风：用一个核桃壳外的青皮，与一皂荚子大的硫黄，同研匀。每天敷患处。

樱桃

【释名】树不太高，初春时开白花。樱桃树大都枝繁叶茂，绿树成阴，熟得早，它的果熟后，颜色深红色；芒作朱樱；紫色，皮中有细黄点的，称作紫樱，味最甜美；还有红黄光亮的，叫做蜡樱；小而红的樱珠，味都不如紫樱。最大的樱桃，像弹丸，核小而肉肥，十分难得。又名含桃、莺桃。

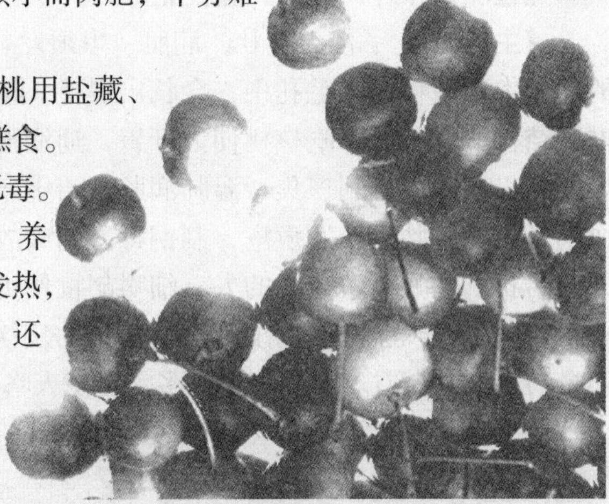
樱桃

【加工】三月份熟时，樱桃用盐藏、蜜煎都可以，或者同蜜捣烂做糕食。

【性味】味甘，性热、涩，无毒。

【主治】可调中，益脾气，养颜，止泄精、水谷痢。但多食会发热，有暗风的人不能吃，吃后即发。还会伤筋骨，败血气。

叶

【性味】味甘，性平，无毒。

【主治】治蛇咬，将叶捣成汁喝，并敷。另外，煮老鹅时，放几片叶在锅中，容易煮烂。

花

【主治】治面黑粉刺。

枝

【主治】治雀斑，将枝同紫萍、牙皂、白梅肉研和，每日用来洗脸。

东行根

【主治】煮水喝，即下寸白虫。

柚

【释名】它的果有大小两种：小的像柑和橙；大的像瓜和升，甚至有围大超过 30 厘米的，也属橙类。它的皮很厚，但味道甘美，它的肉有甜有酸。李时珍说：柚的树、叶似橙。

【性味】味酸，性寒，无毒。

【主治】可消食，解酒毒，治饮酒的人口臭，祛肠胃恶气，疗孕妇厌食、口淡。

皮

【性味】味甘、辛，性平，无毒。

【主治】可治下气，消食快膈，散愤懑之化痰。

叶

【主治】同葱白一起捣烂，贴在太阳穴上，可治头风痛。

花

【主治】与麻油一起蒸成香泽的面脂，可长发润燥。

枸橼

【释名】属柑、橘之类。李时珍说：它生岭南，树像朱栾，叶子尖长，枝间有刺。种在靠近水田的地方容易存活。果子形状像人的手，有指，所以俗称佛手柑。有长 40 厘米的，皮像橙柚，厚皱有纹和光泽。果的颜色像瓜，没熟时是绿的，熟后是黄色。味道甘甜而带辛味，清香袭人。

皮瓤

【性味】味辛、甘，无毒。

【主治】可下气，除心头痰水。煮酒喝，治痰气咳嗽。煎水，治心下气痛。根叶皮相同。

枇杷

【释名】隆冬开白花，到三四月份结出像球一样的果，熟时颜色像黄杏，有小毛，皮肉很薄，核大像茅栗。树高 3 米多，枝叶茂盛，叶背面有黄毛，四季都不凋谢。

【性味】味甘、酸，性平，无毒。

【主治】止渴下气，利肺气，止吐逆，退上焦热，润五脏。多吃发痰热，伤脾。与烤肉和热面一起吃，会使人患黄病。

叶

【性味】味苦，性平，无毒。

【主治】煮水喝，主治猝不止，下气，嚼叶咽下也可治呕吐不止，妇女产后口干，还治渴疾、肺气热嗽及肺风疮、胸面上疮。能和胃降气，清热解暑毒，疗脚气。

花

【主治】治头风，鼻流清涕。花和辛夷各等份研末，用酒送服 5 ~ 10 克，每天服 2 次。

木白皮

【主治】生嚼咽汁，止吐逆而不下食，煮汁冷服更好。

银杏

【释名】树高 6 ~ 10 米，叶子像鸭掌形，二月份开青白花，在夜间开花。最早出产于江南，因为它的形状像小杏，而核是白色的，所以改叫银杏。又名白果，也叫鸭脚子。

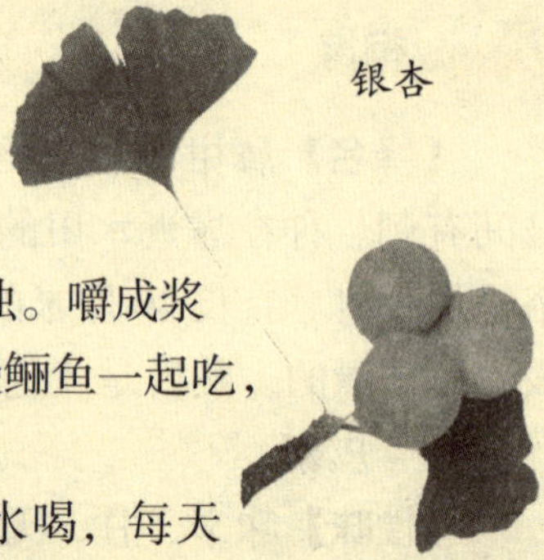

银杏

核仁

【性味】味甘、苦，性平、涩，有小毒。

【主治】生吃引疳解酒，降痰，消毒杀虫，熟后吃益人，温肺益气，定喘嗽，缩小便，止白浊。嚼成浆涂鼻脸和手足，治疱黑皯皴裂及疥癣疳阴虱。与鳗鲡鱼一起吃，会患软风。古人说不可多吃。

【附方】治小便白浊：用生白果 10 个，擂水喝，每天喝 1 次，有效即停止。

治赤白带下，下元虚惫：白果、莲肉、红米各 25 克，胡椒 7.5 克，制成末。用一只乌骨鸡，把内脏取出后装上药，放在瓦器中煮烂，空腹食用。

治阴虱作痒，阴毛间生虫如虱，或红或白，痒不可忍：生白果嚼细后，频频擦上。

治手足皴裂：生白果嚼烂，每晚涂。

治狗咬：嚼生白果涂上。

治水疔暗疔：先刺患处的四周，再取浸在油中多年的银杏去壳后捣烂敷上。

榛

【释名】榛树是矮小的。丛生植物。冬末开花，成条下垂 6 ~ 10 厘米。二月份长叶，皱纹多，有细齿和尖，它的果实成苞，一苞一果。它的果如栎果，底大顶尖，没熟时是青色，熟时则变成褐色。

仁

【性味】味甘，性平，无毒。

【主治】可益气力，实肠胃，使人不饥健走。

橡实

【释名】木质坚硬却不能作木材用，做成烧炭，其他树木却不如它。就是橡斗子，又名柞子或栎木子，许多山谷中都有生长。

【加工】四五月份开出像栗花一样的花朵，黄色。结的果实像荔枝核。它的果实的蒂如斗，包着半截果实。它的仁像它的嫩叶可以煎水当茶。

【性味】味苦，性温，无毒。

【主治】治下痢，厚肠胃，肥健人。

斗壳

【性味】性温、涩，无毒。

【主治】止肠风下痢，崩中带下。并可用来染棉布和须发。

木皮、根皮

【性味】木皮、根皮，性温、涩，无毒。

【主治】治恶疮。因犯露引起的水肿，可每天煎水洗，直到脓血排尽后为止。又止痢，消颈淋巴结结核。

【附方】治下痢脱肛：橡实烧灰存性，研末，用猪脂调后敷患处。

治风虫牙痛：橡实五个加盐在内，皂荚一条加盐在内，同煅研末。每日擦三五次，再用荆芥汤漱口，效果好。

石榴

【释名】单叶的结果；多叶的不结果，结果也没有子。果实有甜、酸、苦三种。李时珍说：石榴五月开花，有红、黄、白三色。

甘石榴

【性味】味甜、酸，性温、涩，无毒。

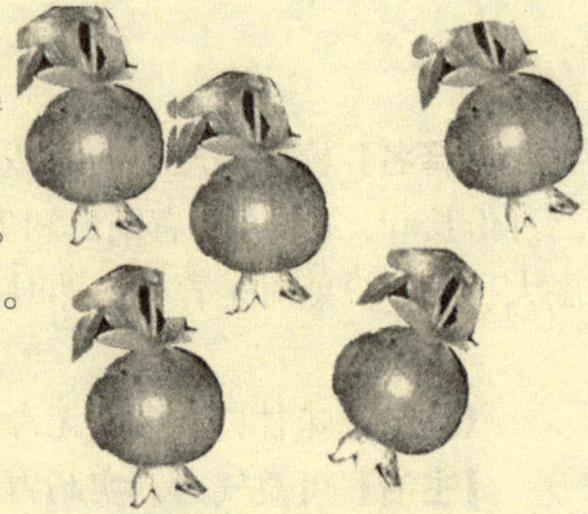

石榴

【主治】甜的治咽喉燥渴，理乳石毒，制三尸虫。酸的治赤白痢、腹痛，同籽一起捣成汁，每次服1枚。又止泻痢，崩中漏下，却不可经常吃，否则损人肺，损人齿，使人黑。凡是正在吃药的人忌食。丹溪说：榴即是留。它的汁酸性滞，会恋膈成痰。

酸石榴

【性味】味酸，性温、涩，无毒。

【主治】治赤白痢、腹痛，连同籽一起捣成汁，顿服1枚。还可以治愈泻痢崩带下。

酸榴皮

【主治】治筋骨风，腰脚不遂，步行挛急疼痛，涩肠。止下痢和滑精。用汁点目，止泪下。煎服，下蛔虫。止泻痢，便血脱肛，崩中带下。

东行根

【主治】治蛔虫、寸白。青的可以染发。治口齿病。止涩泻痢、带下。功效与皮相同。

花

【加工】阴干成末，和铁丹一起服，一年变白发如漆。铁丹，能飞的铁称为丹，也即铁粉。

【主治】千叶石榴花治心热吐血。另外，研成末吹入鼻中，止鼻出血，立效。也可敷金疮血。

【附方】

治滑肠久痢黑神散：用酸石榴一个，煅烧至烟尽，泄出火毒一夜后研成末，再与一个酸石榴煎汤，神效无比。

治鼻出血不止：酸石榴花15克，黄蜀葵花5克，制成末。每次用末5克，水一盏，煎服。

橘

【释名】树高几米，茎上长刺。夏初开白花，六七月份结果，到十一二月份才熟，变成黄色的。扒皮后，内分几瓣，瓣中有核。内瓣甘润香美，是果中的贵品。

【性味】味甘、酸，无毒。

【主治】甘的润肺，酸的消渴，开胃，徐胸中膈气。都不可经常吃，否则恋膈生痰，滞肺气。忌同蟹吃，会使人患软痈。

黄橘皮

【性味】味苦、辛，性温，无毒。

【主治】祛胸中结块结热逆气，利水谷，下气，治呕咳，治气冲胸中、吐逆霍乱，疗脾不能消谷，止泄，除膀胱留热停水、五淋，利小便，去寸白虫。清痰涎，治上气咳嗽，开胃，治气痢，胸腹结块肿痛。疗呕哕反胃嘈杂，时吐清水，痰痞痎疟，大肠秘涩，妇女乳痈。久服去臭，下气通神。做调料，解鱼腥毒。

青橘皮

【性味】味苦、辛，性温，无毒。

【主治】治气滞，消食，破积结和膈气，去下焦部等各种湿，治左胁肝经积气。小腹疝痛，消乳肿，疏肝胆，泻肺气。

瓣上筋膜

【主治】治口渴、呕吐。炒熟后煎汤喝，很有效。

橘核

【性味】味苦，性平，无毒。

【主治】治腰痛、膀胱气痛、肾冷，将橘核炒研，每次温酒送服5克，或用酒煎服。治酒风鼻赤，则炒研，每次服5克，胡桃肉1个，擂烂用酒送服，以病情而定量。

橘叶

【性味】味苦，性平，无毒。

【主治】治胸膈逆气，人厥阴，行肝气，消肿散毒，乳痈胁痛，还可行经。

【附方】治突发性心痛：如果在旅途中，用药不便，只要用橘皮去白后煎水喝，效果好。

治嵌甲作痛，不能走路：用浓煎陈皮浸泡很久，甲和肉便自己分开，轻轻煎去甲，并用虎骨末敷上即可。

治肾经气滞腰痛：橘核、杜仲各50克，炒后研成末。每次吃10克，盐酒送服。

治肺痈咳脓血：绿橘叶洗净

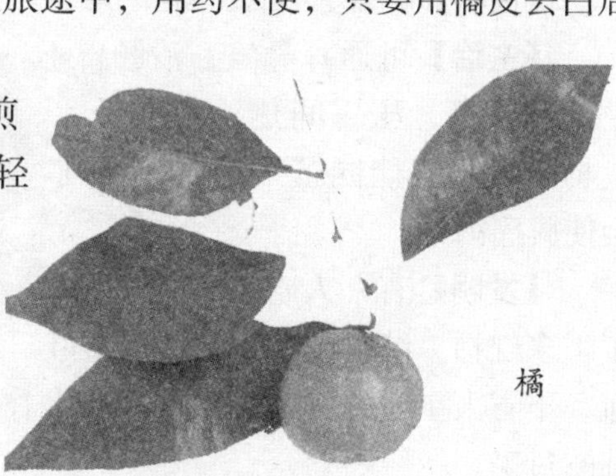

橘

后，捣绞出一盏汁，服下，吐出脓血即愈。

林檎

【释名】林檎味道甘美，能招很多飞禽来林中栖落，所以叫林檎。李时珍说：林擒的果实小而圆。其中美味酸的是楸子。其他还有金林檎、红林檎、水林檎、蜜林檎、黑林檎，都是用其具有的色和味来命名的。另有颜色像紫柰，到冬季才结果的。也叫文林郎果。

【加工】林檎熟后，晒干研成末点汤甚美，称作林檎粉。林檎树长毛虫，埋吞蛾在树下或用洗鱼的水浇树即解防治。

【性味】味酸、甘，性温，无毒。

【主治】可下气消痰，治霍乱腹痛。患消渴的人宜吃，疗水谷痢、泄精、小儿闪癖。经常吃会发热和生疮疖，闭百脉。

东行根

【主治】东行根治白虫、蛔虫，消渴好睡。

柿

【释名】四月份开黄白色小花。结的果实为青绿色，八九月份才成熟。生柿收藏后自行变红的，叫烘柿；晒干的叫白柿；用火熏干的叫乌柿；水泡储藏的叫酸柿。柿有核呈扁状，像木鳖子仁而坚硬。柿根很牢固，叫做柿盘。李时珍说：柿，树高叶大，圆而有光泽。

烘柿

【加工】烘柿不是指用火烘，是说将青绿的柿放在器具中自然变红熟，像火烘出来的一样，而且涩味尽去，味甜如蜜。

【性味】味甘，性寒、涩，无毒。

【主治】可通耳鼻气，治肠胃不足，解酒毒，压胃间热，止口干。生柿性冷，不能同蟹一起吃，否则会使腹痛泻痢。

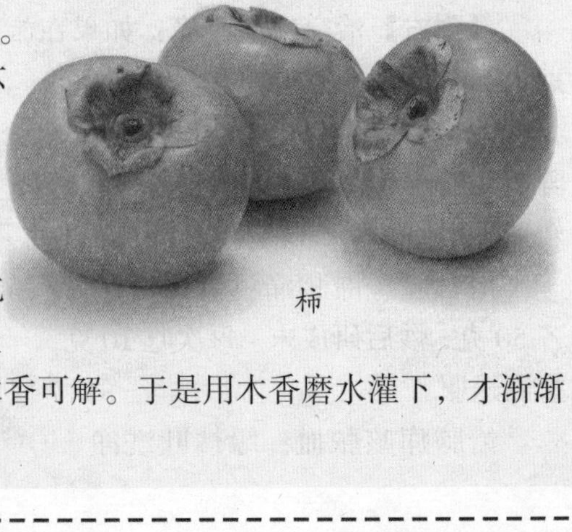
柿

【发明】有一人吃了蟹后，又吃了很多红柿，结果整夜大吐，以致吐血，不省人事。一位道士讲：只有木香可解。于是用木香磨水灌下，才渐渐苏醒过来。

白柿、柿霜

白柿，即干柿长霜。

【加工】去皮捻扁，日晒夜露至干，放入瓮中，等到生白霜时才取出。现在人们叫它柿饼，也称柿脯，又名柿花。它的霜叫做柿霜。

【性味】味甘，性平、涩，无毒。

【主治】补虚劳不足，消腹中瘀血，涩中厚肠，健脾胃气。能化痰止咳，治吐血，润心肺，疗慢性肺疾引起的心热咳嗽，润声喉，杀虫，温补。经常吃可去面瘢。治反胃咯血，肛门闭急并便血，痔漏出血。

霜

【主治】清心肺热，生津止渴，化痰平嗽，治咽喉口舌疮痛。

乌柿

火熏干的。

【性味】味甘，性温，无毒。

【主治】主治杀虫，疗金疮，烧伤感染，可长肉止痛。治狗啮疮，断下痢。服药口苦和呕吐的人，吃少许即止。

柿糕

【加工】用糯米和干柿做成粉，蒸来吃。

【主治】治小儿秋痢、便血。

柿蒂

【性味】性平、涩，无毒。

【主治】煮水服，治咳逆哕气。

木皮

【主治】治便血。晒焙后研成末，吃饭时服10克。烧成灰，和油调敷，治烫火烧伤。

根

【主治】治血崩、血痢、便血。

【附方】解桐油毒：吃干柿饼即愈。

治小儿秋痢：用粳米煮粥，熟时加入干柿末，再煮二三沸后吃。乳母也吃。

治小便血淋：用3个干柿烧灰存性，研末，用陈饭送服。又方：用白柿、乌豆、盐花煎汤，滴入墨汁服下。

治小便热淋涩痛：干柿、灯芯草各等份，煎水喝，效果良好。

治脾虚泄痢，食不消化：干柿1.5千克，酥500克，蜜250克。用酥、蜜煎匀，放入干柿煮沸10余次，再用干燥的器皿贮藏起来。每天空腹吃三五枚，效果良好。

治咳出血丝血屑：用青州出产的大柿饼，在饭上蒸熟后扳开。每次将1枚柿饼，掺青黛5克，临睡时吃下。

治妇女产后气乱心烦：用干柿切碎，加水煮成汁后小口小口地喝。

治小儿痘疮人目：白柿天天吃，效果好。

治骨长疮久烂不愈：用柿霜、柿蒂各等份烧研，敷止立即见效。

治面生黑点：天天吃干柿。

治耳聋：干柿3枚切细，加粳米540克，豆豉少许，煮粥，天天空腹吃。

治咳逆不止：用柿蒂、丁香各两钱，生姜5片，煎水服。治虚人咳逆，则再加人参5克；如胃寒，则加好姜、甘草各等份；如气虚，则加青皮、陈皮、半夏。

庵罗果

【释名】庵罗果树长得像花林树，而且极大。叶子像茶叶，形状像北梨，五六月份熟，多吃没有害。又名香盖。

【性味】味甘，性温，无毒。

【主治】可止渴。又可治妇女经脉不通，男人血脉不行。经常食，令人不饥。凡时疫流行病和吃饱后，都不能吃。

叶

【主治】煎水服，止渴疾。

柰

【释名】柰梵音又名频婆，树、果都像花红但比花红大，可栽种可嫁接。有白、红、青三种颜色。白的叫素柰，红的叫丹柰，青的叫绿柰，都在六七月份成熟。

【性味】味甘，性寒，无毒。

【主治】可补各脏腑气不足，和脾。捣成汁服，治暴食引起的饱胀和气壅不通。益心气，耐饥，生津止渴。常吃令人肺胀，患者更甚。

阿月浑子

【释名】跟胡榛子是同一树种。一年的叫胡榛子，二年的叫阿月浑子。

仁

【性味】味辛，性温，无毒。

【主治】治各种痢，去冷气，令人健壮，治腰冷阴，肾虚痿弱，房中术常用它。

木皮

【性味】味辛，性大温，无毒。

【主治】主治阴肾萎弱，囊下湿痒，煎汁洗浴，很好。

三、夷果类

荔枝

【释名】树木高大，树叶一年四季不落，果在五六月份成熟。又名离枝。诗人白居易曾描述：此果若离开枝干，一日则色变，二日则香变，三日则味变，四五日后色、香、味都已没有存，所以名离枝。

【加工】果鲜时肉白，经晒干后呈红色。日晒火烘，卤浸蜜煎，可以运到远方。成朵荔果晒干称为荔棉。

【性味】味甘，性平，无毒。

【主治】止渴，益人颜色，提神健脑。可治头晕心胸烦躁不安，背膊不适，颈淋巴结结核，脓肿和疔疮，发小儿痘疮。李时珍说：荔枝气味纯阳，新鲜荔枝食入过多，会出现牙龈肿痛、口痛或鼻出血。所以牙齿有病，及上火患者忌食。

核

【性味】味甘，性温、涩，无毒。

【主治】可治胃痛、小肠气痛、妇女血气刺痛。方法是将一枚核煨成性，研成末，以酒调服。

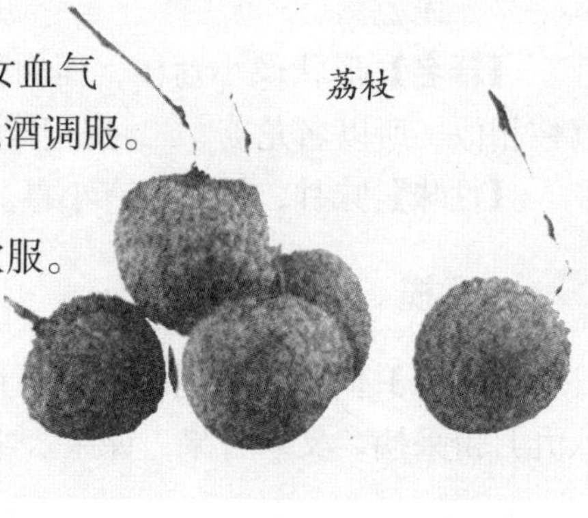
荔枝

壳

【主治】治小儿疮痘出不快，煎汤饮服。又解荔枝热，浸泡水饮服。

花、皮、根

【主治】治喉痹肿痛，用水煮汁，细

细含咽。

【附方】治水痘发出不畅：荔枝肉浸酒饮，并吃肉。忌生冷。

治疔疮恶肿：用荔枝三个或五个，不用双数，以狗粪中米淘净为末，与糯米粥同研成膏，摊在纸上贴。留一孔出毒气。或用荔枝肉、白霜梅各 3 枚，捣成饼子。贴于疮上，消除病根。

治呃逆不止：用荔枝 7 枚，连皮核烧灰存性，研成末，白汤调服，即止。

治疝气：荔枝核、青橘皮、茴香各等份，炒灰存性研开。用酒调服 10 克，每日 3 次。

治妇女血气刺疼，胃痛，腰腹背痛：用荔枝核烧存性，取 25 克，香附子炒 50 克，研成末，每次服 10 克，用盐汤、米汤调服均可。

治痢疾（赤白痢）：荔枝壳、橡斗壳、石榴皮、甘草各白炒后煎服。

龙眼

【释名】树木高 6 ~ 10 米，和荔枝相比荔枝叶子小些，冬季不谢，春末夏初开细白花，七月份果子成熟。又名圆眼。

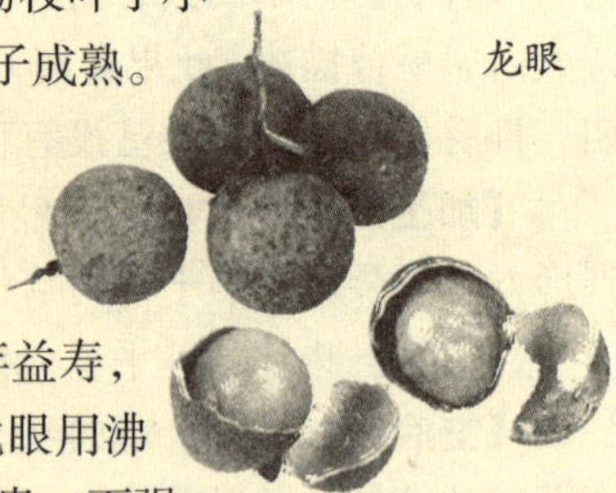
龙眼

【性味】味甘，性平，无毒。

【主治】祛五脏邪气，治厌食、食欲不振，驱肠中寄生虫及血吸虫。长期食用，强体魄，延年益寿，安神健脑长智慧，开胃健脾，补体虚。新鲜龙眼用沸汤淘过食，不伤脾。李时珍说：食品以荔枝为贵，而强身健脑则以龙眼为良。因为荔枝性热，而龙眼性平。可治思虑过度伤及心脾。

核

【主治】主治腋臭。用 6 枚，同胡椒 10 枚研，出汗时即擦患处。

龙荔

【释名】形状像小荔枝，而肉的味道如龙眼，它的树禾、枝叶都和龙眼荔枝相似，所以名龙荔。二月份开花，和荔枝同时熟。生长于岭南。

【性味】味甘，性热，有小毒。

橄榄

【释名】同吃时味道苦涩，可回味甘美。树高耸直挺。结子没有棱瓣，八九月份采摘。又名青果、谏果。

【加工】橄榄树高，在果子将熟时，用木钉钉树，再放少盐入树皮内，果实一旦成熟便自落。橄榄果生食甚佳，用蜜渍、盐藏后可运到远方。橄榄树枝如黑胶的，烧烤时气味清烈，称为榄香。

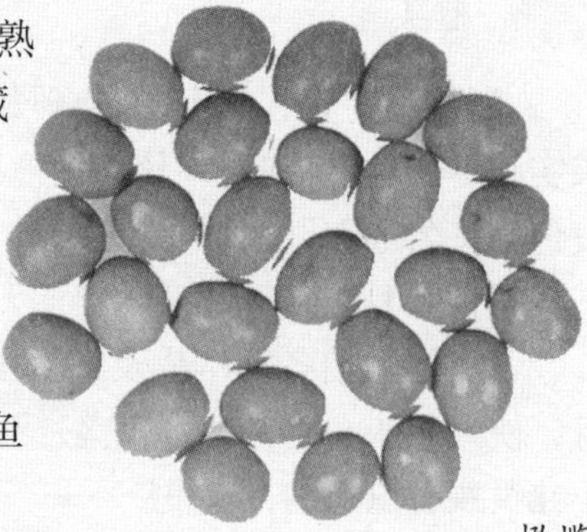

橄榄

【性味】味酸、甘，性温、涩，无毒。

【主治】生食、煮饮，都盯解酒醉，解河豚鱼毒。嚼汁咽下，治鱼骨鲠及一切鱼蟹毒。又有生津止渴的作用，治咽喉痛。

【发明】按《名医录》载：吴江一富人，食鳜鱼被鲠。鱼骨在胸中不上不下，疼痛无比，半个月后奄奄一息。忽遇渔人张九，告知取橄榄服食，当时没有橄榄，便用橄榄核研末，取急流水调服，骨遂下而愈。如今人们煮河豚和团鱼，都放入橄榄，因知橄榄能治一切鱼蟹之毒。

榄仁

【性味】味甘，性平，无毒。

【主治】治唇边燥痛，研烂敷于患处。

核

【性味】味甘，性温、涩，无毒。

【主治】磨汁服，治各种鱼骨鲠喉及食鱼过多，消化不良，又治小儿痘疮后生痣，烧后研末敷。

【附方】治下部疳疮：橄榄烧灰成性，研末，用油调敷，或加冰片、孩儿茶等份。

庵摩勒

【释名】它的味初食是苦涩，良久回味则变成甘甜，所以叫余甘。它的形状如川楝子，味道类似于橄榄。又名余甘子。

【加工】蜜渍、盐藏后作为土特产运各地。

【性味】味甘，性寒，无毒。

【主治】祛风虚热气，补益强气。合铁粉500克用，耐老。取子压汁，和油涂头，生发去风痒，黑发。又主治汞、硫黄、金属物伤肺，气喘咳嗽。可研末点汤服，解金石毒、硫黄毒。久服轻身，延年长寿。服乳石的人，宜常食用。

榧实

【释名】生长在深山中。有雌雄之分，雄的开花，雌的结实。冬季开黄圆花，果实和枣的大小相似。果核如橄榄核那样长，有尖和不尖之分，没有棱而壳薄，黄色。又名玉山果。

【性味】味甘，性平、涩，无毒。

【主治】治各种痔疮及寄生虫。助消化，益筋骨，可使人聪耳明目、轻身，使人肌肤润泽，精力旺盛，不易衰老、轻身。榧子能杀肠中大小寄生虫，小儿黄瘦有虫积的，宜食。

花

【性味】味苦。

【主治】治水气，去肠虫，使面色变好，但不可久服。

【附方】治好食茶叶，面黄生虫：每日食榧子 7 枚，自愈。

槟榔

【释名】穗下累生刺以护卫果实。槟榔树初生时引茎直上，一节一节的没有分枝，从心抽条，顶上的叶子像蕉叶笋竿，三月时叶子突起一房，自行裂开，出穗共数百颗，大如桃李。

【加工】五月份成熟，剥去皮，煮其肉而晒干。岭南人将槟榔当果食，说是南方地湿，不吃它没有法祛瘴疠。生食槟榔味道苦涩，但与扶留藤和蚶子灰一同咀嚼，则柔滑甘美。

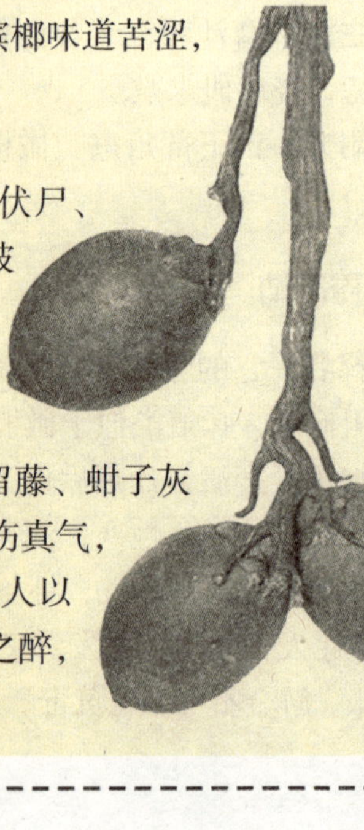
槟榔

【性味】味苦、辛，性温、涩，无毒。

【主治】可消谷逐水，杀肠道寄生虫、伏尸、寸白虫；除湿气，通关节，利九窍，除烦，破腹内结块；还可治脚气、水肿、胸痛、痢疾、腹胀腹痛、大小便不能、痰气喘急，疗恶性疟疾，抵御瘴疠。

【发明】李时珍说：生食槟榔，必同扶留藤、蚶子灰合嚼。俗称“槟榔为命赖扶留”。就是说槟榔能伤真气，不可多食。按罗大经《鹤林玉露》载，岭南人以槟榔代茶御瘴疠，它的功能有四：一是醒能使之醉，食后不久，则头晕颊红，似饮酒状。

【附方】 治蛔虫腹痛：用槟榔100克，酒二盏，煎取一盏，分两次服。

治腰垂作痺：槟榔子为末，酒服5克。

大腹子

【释名】 槟榔中一种腹大、形状扁、味道苦涩的，就是大腹槟榔、猪槟榔。

【加工】 当地人习惯用扶留藤、蚶子为壳灰拌和服食，以辟除瘴疠。

【性味】 味辣，性温、涩，无毒。

【主治】 与槟榔的功用相同。

皮

【性味】 味辣，性微温，无毒。

【主治】 治热气攻心腹、大肠蛊毒。止霍乱，健脾开胃，降逆气，消皮肤水肿，还可治脚气，疟疾痞满不舒，胎孕恶阻胀闷。

椰子

【释名】 树木没有枝条，高3米多，叶在顶端像一束蒲叶，果实很大，垂挂于枝间，果实外有粗皮，棕色。皮内壳很坚硬，圆而微长。又名越王头。

【加工】 壳内有肤，白如猪皮，厚有1.5厘米左右，味如胡桃。肤内裹有像乳汁一样的浆400～500毫升，饮来清凉可口，芳香溢人。壳可作器皿。肉可糖煎寄往远方，作果品甚佳。

【性味】 味甘，性平，无毒。

【主治】 可益气，治风。食后充饥。令人面色光泽。

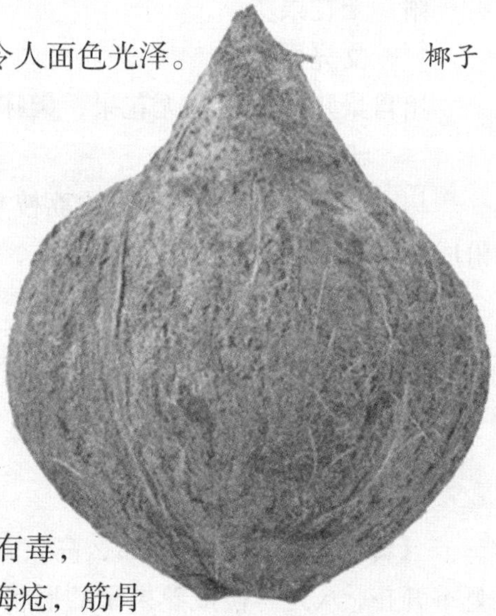
椰子

汁

【性味】 味甘，性温，无毒。

【主治】 消渴去风热，治吐血水肿。

皮

【性味】 味苦，性平，无毒。

【主治】 能止血，疗鼻出血，吐泻霍乱，可煮汁饮服。治心绞痛，烧灰存性，研末，以新汲水送服一盏。

壳

【主治】 可作盛酒的器具，若酒中有毒，食用害人则酒沸起或壳破裂。又可治杨梅疮，筋骨痛，烧灰存性，临用时炒热，以滚酒泡服 10 ~ 15 克，盖被取汗，疼痛即止。

附：椰子酒类

青田酒

【加工】《古今注》载：乌孙国有青田核，形状如桃核，核大数斗，剖开后用来盛水，则水变成酒味，非常醇美。饮尽随即注水，随尽随成。但不可久用，久则水变得苦涩。

严树酒

【加工】捣它的皮叶，用清水浸泡后，再和入粳酿造，或放入石榴花叶，数日便酿成酒，能醉人。

无花果

【释名】生长在扬州及云南，枝叶如枇杷树，三月份长叶，五月间不开花便结果实，果实出自枝间，形状似木馒头。因其没有开花就结果，所以叫无花果。

【加工】成熟时果实是紫色果肉软烂，味甜像柿子而没有核。

【性味】味甘，性平，无毒。

【主治】有开胃，止泄痢的功能。并可治各种痔、咽喉痛。

叶

【性味】味甘、微辛，性平，有小毒。

【主治】治痔疮肿痛，煎汤频频熏洗患处。

附：无花果类

文光果

出自景州。形状如无花果，肉味如栗子，五月份成熟。

天仙果

树高 2.6 ~ 3.0 米，叶子比荔枝小，无花结果，果子像樱桃大小，六七月份成熟，味极其甘甜。有很多分枝，很密地长在枝间上，果子味甜似蜜。

古度子

古度子出自两广各州。树叶如栗，无花结果，枝间生子，大如石榴及山楂。

【性味】色红，味酸。

枳具

【释名】树像白杨树那么高大，树枝是弯的，在树枝的尖上结出果来，夏季开花，八九月份成熟果子的形状像鸡爪子，是黄色的，味道像蜜一样甜。

又名木蜜、鸡爪子。

【发明】据传曾有一南方人用此木修舍，误落一片入酒瓮中，酒便化为水了。

【加工】将果实盐藏后用荷叶包裹，可以备冬储。

【性味】味甘，性平，无毒。

【主治】治头风、小腹拘急，可以愈渴除烦，去横膈燥热，润五脏，利大小便，解酒毒，止吐逆，避寄生虫。

【附方】治死胎不出：用枳具树叶 14 片，水、酒各一杯，煎至 4/5 有效。

治鼻孔生疮：吃木蜜子极妙。

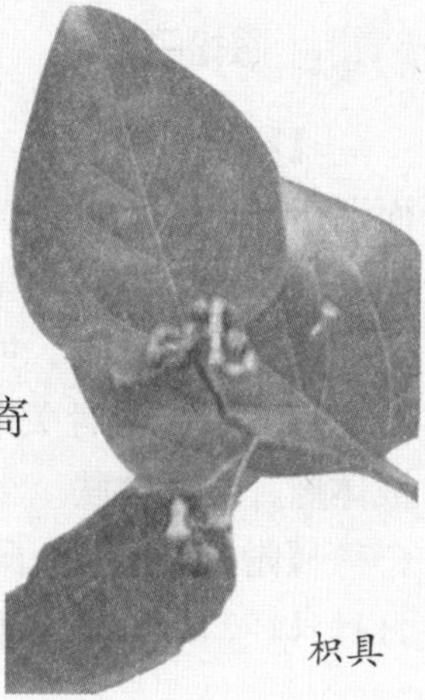

枳具

马槟榔

【释名】味道甘美。果内有核，圆长斜扁不等。核内有仁，也很甜。是紫色的，像葡萄。

果及核仁

【性味】味甘、苦，性寒，无毒。

【主治】治难产，临产时细嚼数枚，用井华水送下，不久即产。再用 4 枚去壳，两手各握两枚，恶水自下。欲断产的，可常嚼两枚，用水送下。久服则子宫冷，可致不孕。治伤寒热病，食数枚，冷水送下。治恶疮肿毒，内食 1 枚，冷水送下；外嚼涂于患处，即愈。

桄榔子

【释名】树木像棕榈而坚硬，砍掉皮可从树中取面，它的皮很柔，坚韧可以作绳用。结的果实，每条不下百颗，一树近百条。又名面木。

【性味】味苦，性平，无毒。

【主治】破瘀血。

桄榔面

【性味】味甘，性平，无毒。

【主治】做饼烤食肥美，令人不饥，补益体虚乏力，腰酸。

海松子

【释名】 久存生有油，肉很香美。中原松子，只可入药，不能当食品。而辽宁、云南产的海松子可食用。五叶一丛，球内结子，有3个棱，一头尖。

【加工】 七月份采摘松实，过后便落地难收。

【性味】 味甘，性小温，无毒。

【主治】 治骨关节风湿、头眩，祛风湿，润五脏。充饥，逐风痹寒气，被体虚，滋润皮肤。久服，轻身延年不老。另有润肺功能，治燥结咳嗽。

【附方】 服食松子法：去壳，捣如膏收贮。每次服一汤匙，酒调服，每日3次。百日身轻，久服益寿延年。

木威子

【释名】 树高达3米多。叶似楝叶，子像橄榄硬，也像枣，削去皮可作粽食用。生长在岭南山谷。

【性味】 味酸、辛，无毒。

【主治】 治胸中恶水气。

毗梨勒

【释名】 树像胡桃，果子的形状也像胡桃。核圆短没有棱。又名三果。

【性味】 味苦，性寒，无毒。

【主治】 主治风虚热气，功同庵摩勒。可暖肠腹，祛一切冷气，下气，止泻痢。研成浆染须发，可使其变黑。

五敛子

【释名】 每年五月份、十月份成熟两次。五敛子的果子如拳头，颜色青黄润绿，形状有些怪，皮肉脆软，初食时味酸而后味才甜美。一树可结果很多。果肉汁多，叶酸甜。

【性味】 味酸、甘，性平、涩，无毒。

【主治】 祛风热，生津止渴。

五子实

【释名】 像梨那么大，果肉有五枚核，所以名叫五子实。生长在福建潮州一带。

【性味】味甘，性温，无毒。

【主治】治霍乱及金属锐器损伤。

无漏子

【释名】树木很直，高几丈，顶端有十余枝，叶如棕榈，三五年一结果，每朵花结二三十颗，类似北方青枣。西南地区的人又名它苦鲁麻、千年枣、金果。

【性味】味甘，性温，无毒。

【主治】补中益气，除痰嗽，补体虚，好面色，令人肥健。

莎木面

【释名】树高30多米，有四五围那么粗，树梢生叶，两边排列如飞鸟的翅膀那么美。

【加工】皮中有白面180千克左右，捣筛后可做饼或磨屑做饭吃，当地人称为面，轻滑可口，胜过桃榔面。

【性味】味甘，性平、温，无毒。

【主治】可补益虚冷，消食，久食不饥，使人长寿。

菠萝蜜

【释名】叶极光滑，冬夏不凋枯。树身长至很大时才结果实，不需要开花，果实生长在枝间，多的有十几枚，少的五六枚，大如冬瓜，外有厚皮裹着，很像栗环，有软刺。五六月份成熟时，每颗重2.5 ~ 3.0千克。树高15 ~ 20米，形状像冬青颜色但更加黑润。

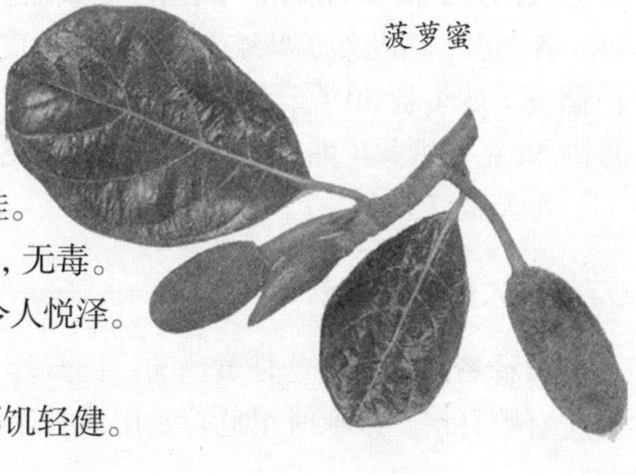
菠萝蜜

【加工】剥去外层皮壳，里面的肉重叠如橘瓣，吃来甘美如蜜，香气满室。一果有数百核，核大如枣。核仁如粟黄，煮炒食甚佳。

【性味】味甘、香、微酸，性平，无毒。

【主治】止渴解烦，醒酒益气，令人悦泽。

核中仁

【主治】可补中益气，令人不饥轻健。

卷七 虫部

李时珍说：虫是生物中的微者，其类甚繁。虫是生物中的一种，种类繁多，分为有毒、无毒两种，大多数都有毒。

蜜蜂

【释名】蜜蜂有三种：一种在林木或土穴中做房的，是野蜂；一种被人们用器具收养的，是家蜂，小而微黄，蜜都味浓甘美；一种在山岩高峻处做房的，叫石蜜，这种蜂黑色如牛虻，它的蜜味酸色红。

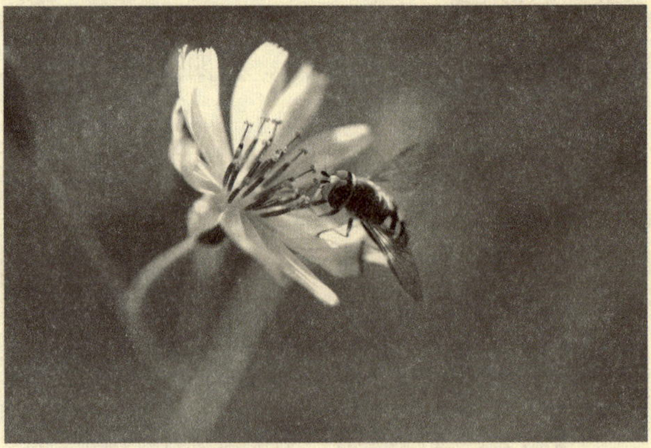

蜂子

【性味】味甘，性平、寒，无毒。

【主治】可除蛊毒，补虚弱伤中。久服让人光泽容美，延年益寿，轻身益气。治心腹漏，面目枯黄。治丹毒风疹，腹内留热，利大小便，治浮血，下乳汁，妇女带下病。

【附方】治须眉脱落，皮肉已烂成疮者：用蜜蜂子、胡蜂子、黄蜂子（并炒）各一份，白花蛇、乌蛇（并酒浸，去皮、骨，炙干）、全蝎（去土、炒）、白僵蚕（炒）各50克，地龙（去土、炒）25克，蝎虎（全、炒）各15枚，丹砂50克，雄黄（醋熬）一份，龙脑2克，研成末。每次服5克，温蜜汤调下，每天服三五次。

大黄蜂

【释名】它的颜色是黄色的，比蜜蜂大得多，在山林间结房，很大，它的房有数百层。采取时很危险，用草衣遮蔽身体以防被它毒螫，再用烟火熏散蜂母，才敢攀缘崖木断它的房蒂。

蜂子

【性味】味甘，性凉，有小毒。

【主治】治心腹胀满痛，干呕，可轻身益气。治雀卵斑，面疱。

土蜂

【释名】赤黑色，最大的土蜂，可以蜇死人，也能酿蜜，蜂子大而且很白，土蜂子，江东的人喜吃。又名马蜂。

蜂

【主治】烧成末，用油调和，敷在蜘蛛咬成疮的患处，效果好。

蜂子

【性味】味甘，性平，有毒。

【主治】治痈肿。利大小便，治妇女带下病。用酒浸泡后敷面部，可以美容。

蜂房

【主治】治痈肿不消。方法是：研成末，用醋调和涂抹患处，干后再换掉，不能口服。治疗肿疮毒。

【附方】治疗肿疮毒：用土蜂房一个，蛇蜕一条，用黄泥固济，煅成性，研成末。每服 5 克，空腹用酒冲服。轻的一服见效，重的二服即愈。

蜗牛

【释名】头有四个黑角，走动时头伸出，受惊时则头尾一起缩进甲壳中。蜗牛身上有唾涎，能制约蜈蚣、蝎子。六七月份热时会自悬在叶下，往上升高，直到唾涎完了后自己死亡。有甲壳，形状像小螺，颜色是白的。

【性味】味咸，性寒，有小毒。

【主治】治跌打损伤，大肠下脱肛，筋急和惊痫。生研饮汁，止消渴。治各种肿毒痔漏，蜈蚣、蝎毒，研烂涂敷。

蜗壳

【主治】治一切疳疾，面上赤疮，久痢脱肛。

【附方】治大肠脱肛：用蜗牛 50 克烧成灰，猪脂调和后涂敷，立缩。

蛤蟆

【释名】生活在池塘沼泽中，背部有黑点，体小，善跳起吃百虫，发出

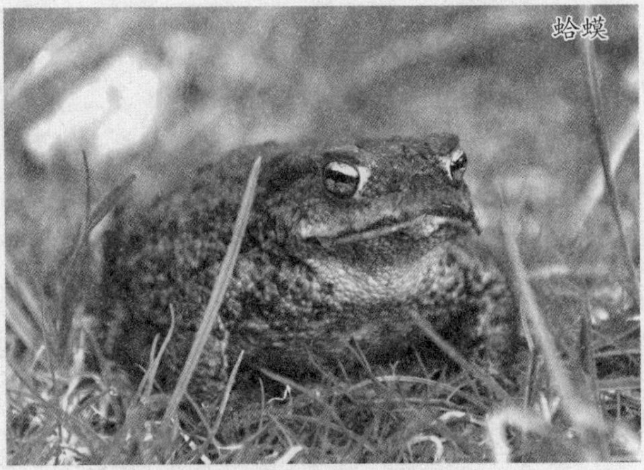

呷呷的鸣声，行动快速。

【性味】味辛，性寒，有毒。

【主治】祛邪气。破结石瘀血，痈肿阴疮。肝可治毒蛇咬人，牙入肉中，痛不可忍。将肝捣烂后敷患处，立出。

胆治小儿失音不语，取胆汁滴在舌头上，即愈。

【附方】治蝮蛇咬伤：取活蛤蟆一只，将其捣烂后敷患处，可拔蛇毒。

治喉痹：用癞蛤蟆的眉酥、草乌木末、猪牙皂角末等份，制成小豆大的丸，每次研1丸涂患处，有效。

治狂犬咬伤：吃蛤蟆肉，或者将它烤熟食用。不要让患者知道，则病就永不复发。

治小儿疳积腹大，体黄消瘦，头生疮结成麦穗状：将立秋后的大蛤蟆，去掉头、足、肠，用清油涂后，放在阴阳瓦内烤熟食用，连吃五六只，疳积自下，一月之后即恢复健康，妙不可言。

治小儿泄痢：将蛤蟆裹好煅烧，同黄连各12.5克，青黛5克。研末，加麝香少许，和匀敷用。

蛙

【释名】像蛤蟆而脊部呈青绿色，嘴尖腹细，俗称青蛙；也有脊部长黄路纹的，叫金线蛙。四五月份它的肉味最好，五月后的渐老，可采制入药。它的肉味像鸡，也叫田鸡。

【性味】味甘，性寒，无毒。

【主治】治小儿热毒，肌肤生疮，脐伤气虚。且能止痛，解虚劳发热，利水消肿。尤其对产妇有补益作用。捣汁服，治蛤蟆瘟病。南方人食蛙，认为能补虚损，尤益产妇。

【发明】李时珍说：按《三元延寿书》载，蛙骨热，食后可致小便苦淋。妊妇食蛙，会令胎儿夭折。多食幼蛙，令人尿闭，脐下酸痛，甚至死亡。捣车前草汁饮服可解。正月生长的黄蛙，不能食。

【附方】青蛙丸：治诸痔疼痛。用长脚青蛙一个，烧灰存性研末和上雪糕，制成的丸如梧桐子大。空腹吃两匙饭，再用枳壳汤冲服15丸。

蟾蜍

【释名】多在房屋下潮湿的地方，形体大，背上有层层叠叠的点，行动迟缓，不能跳跃，也不能鸣叫。也叫癞蛤蟆。

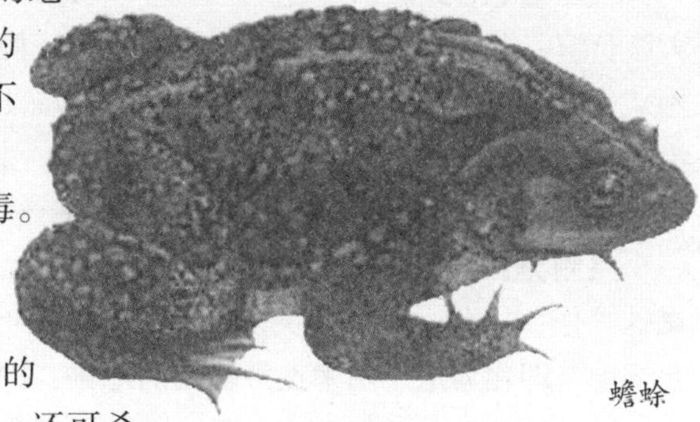
蟾蜍

【性味】味辛，性凉，微毒。

【主治】能治外阴溃烂、恶疽疮，疯狗咬伤。能合玉石。又治温病发瘢危急，去掉蟾蜍的肠生捣食一两只，没有不愈的。还可杀疳虫，治鼠瘘和小儿劳瘦疳疾，面黄，破腹内结块。

蟾酥

就是蟾蜍眉间的白汗。

【性味】味甘、辛，性温，有毒。

【主治】治小儿疳疾，脑疳。又可治背部疔疮及一切肿毒。

【加工】李时珍说：取蟾酥的方法不一。或用手理它的眉棱，取白汁于油纸上及桑叶上，放在阴凉处，一夜便干了，呈白色，然后将它盛放在竹筒内。真的蟾酥很轻、浮，入口味甜。或将蒜、胡椒等辣物放入蟾蜍口中，它的身上便渗出白汁，然后用竹篦刮下，和面调成块，阴干。这种汁不能入目，否则使眼睛红肿失明，但可用紫草汁洗眼、滴眼，即消。

【附方】治脱肛：将蟾蜍皮烧烟熏患处，治疗效果非常好。

蚯蚓

【释名】六七月份始出，冬月蛰伏。雨前先出，天晴则夜鸣。它与螽同穴才有雌雄。平原、水泽地、山地都有。因爬行时，先向后伸，垛起一丘再向前行，所以得名。

【发明】经验方说：蚯蚓咬人，形如大风，眉毛和胡须都要脱落，只有用石灰水浸敷，效果最良好。曾记载浙江将军张韶得了此病，每天晚上体内有蚯蚓的鸣声。有个僧人教他用盐汤浸敷的方法，几次后病就愈了。入药用白颈蚯蚓，因为它是老的。李时珍说：入药有为末的、或化水的、或烧灰的等各随此法。

白颈蚯蚓

【性味】味咸，性寒，无毒。

【主治】治蛇瘕，三虫伏尸，鬼疰蛊毒，杀长虫。将它化为水，治疗伤寒，大腹黄疸、温病、大热狂言，饮汁水皆愈。将它炒成屑，去蛔虫。将它去泥，用盐化成水，主天行诸热，小儿热病癫痫，涂丹毒，敷漆疮。将成与葱化成汁，治疗耳聋。治中风、喉痹。干的炒研成末，主蛇伤毒。治脚风、疟疾。可解蜘蛛毒。

【附方】治小便不通：将蚯蚓捣烂浸水，滤取脓汁半碗服食，即通。治蜘蛛咬伤：用葱一根去掉尖头，将蚯蚓放入叶中，紧捏两头，勿令泄气，频频摇动，即化为水，用来点敷咬伤的地方，治疗效果非常好。

雪蚕

【释名】雪蚕生长在阴山的北坡以及峨眉的北坡，两山的积雪长年不化，雪蚕就生在里面。雪蚕大如瓠，味极甜美。又名雪蛆。

【性味】味甘，性寒，无毒。

【主治】治内热渴疾，解毒。

蚕

【释名】喜欢干燥，不喜欢潮湿，三眠三起，27 天就衰老了。蚕吐丝成茧，茧里面的是蛹，蛹化为蛾，蛾产卵，凡是用蚕类作药，一定要用食桑叶的蚕。现在还有人喜食蚕蛹。种类很多，有大、小、白、乌、斑色的差异。

白僵蚕

【性味】味咸、辛，性平，无毒。

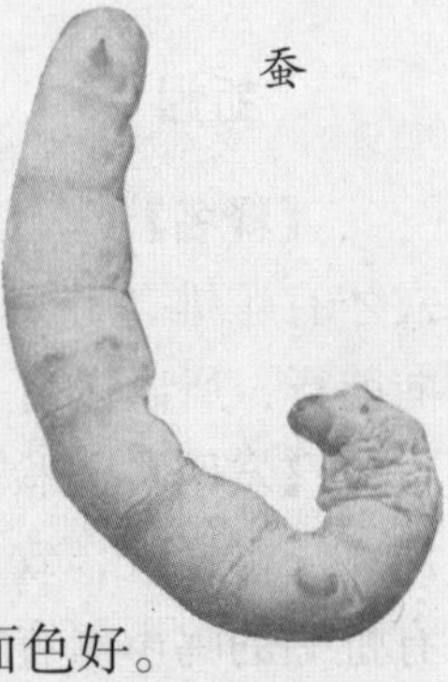
蚕

【加工】所有养蚕的地方都有。不拘早晚，但用白色而条直、食桑叶的最好。用时去丝棉及籽，炒过。蚕有两番，只是头番僵直的最好，大而没有蛆。使用时，先用淘糯米水浸一日，等蚕桑涎流出，如蜗涎浮水上，然后漉出，微火焙干，用布拭净黄肉、毛，并黑口干了，捣筛成粉末，入药。

【主治】治小儿惊痫夜啼，去三虫，灭黑黯，令人面色好。

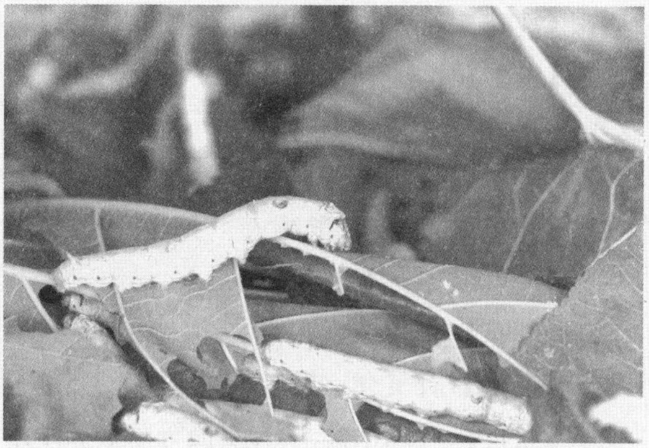

治男子阴痒病，女子崩中赤白、产后余痛。研成末，封疔肿，拔根极有效。

蚕蛹

【主治】炒食，治风及劳瘦。研成末饮服，治小儿疳瘦，长肌退热，除蛔虫。煎汁饮服，止消渴。

茧卤汁

【主治】即茧中蛹汁。主百虫入肉。用汤淋浴小儿，去疥疮，杀虫。

蚕茧

【性味】味甘，性温，无毒。

【主治】烧灰酒服，治痈肿没有头，次日即破。又疗诸疳疮以及下血、血淋、血崩。煮汁饮服，止消渴反胃，除蛔虫。

蚕蜕

【性味】味甘，性平，无毒。

【主治】治血风病，益妇女。

蚕连

【主治】治吐血、鼻出血、肠风泻血、崩中带下、赤白痢。治妇女难产及吹乳疼痛。

【附方】治小儿惊风：白僵蚕、蝎梢等份，天雄尖、附子尖共 5 克，微炮制为末。每次服 2.5 克，用姜汤调和服用，治疗效果非常好。

治酒后咳嗽：白僵蚕焙研成末，用茶服 5 克。

治口舌生疮：用五个蚕茧，包蓬砂，在瓦上焙焦成末，涂抹患处。

蛱蝶

【释名】像蛾，但不如蛾美丽，颜色鲜艳而多种。又名蝴蝶。

【主治】治小儿脱肛。将它阴干为末，用唾液调 2.5 克，涂于手心，直到病愈为止。

青蚨

【释名】形状像蝉，卵附在树上、草叶上。

【性味】味辛，性温，无毒。

【主治】主治补中，壮阳，去冷气，美容。且能固精，缩小便。

海参

【释名】海参很能补人，是菜中珍品。它的形状像蚕，色黑，身上凹凸不平。

【性味】味甘、咸，性平，无毒。

【主治】补元气，滋益五脏六腑，除三焦火热。同鸭肉烹食，可以治愈劳怯虚损等疾；同鸭肉煮食，治肺虚咳嗽。

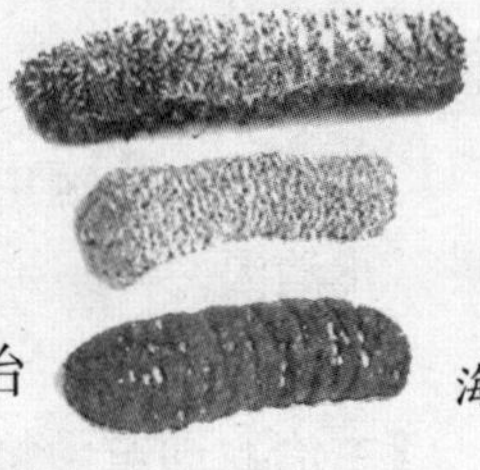

海参

蜻蛉

【释名】蜻蛉头大露目，短颈长腰单尾，翼薄如纱。食蚊虻，饮露水。水虿化蜻蛉，蜻蛉有五六种，只有青色大眼者或雄者，可入药。它爱在水上飞行。也叫蜻蜓。

【性味】性寒，无毒。

【主治】可强阴，止精。又可壮阳，暖肾。

蜚蠊

【释名】两翅能飞，喜欢灯火，发出的气味很臭，屎更臭。形状像蚕蛾，腹部红色。

【性味】味咸，性寒，无毒。

【主治】治瘀血结块、寒热，且能治咽喉肿胀，还能通利血脉。治内寒、没有生育力，可下气。

蚱蜢

【释名】五月份开始出来活动，到十一二月份藏入洞穴中。有人喜欢吃它。它的形状像蝗虫，大小不一，长角，脚长善跳跃，有青、黑、斑多种颜色，也能损害粮食。

【性味】味辛，有毒。

【附方】治三日疟，百药无效者：端午节收取，阴干研末。在病发的当天五更时用酒送服。病情严重的，用 3 次即可痊愈。

卷八 鳞部

李时珍说："鳞虫有水陆二类，类虽然不同，却同有鳞甲。"鳞部主要是鱼类和蛇类，它和我们的生活关系也很大，对人有利有弊，如果我们对它的性味和功能了解了，就可以掌握它的利弊了，进而很好地利用它为我们的健康服务。

一、蛇类

蚺蛇

【释名】就是埋头蛇。它的形状很是吓人。它的头是扁的，尾巴呈圆柱形，身上没有鳞，生命力强。身上有斑纹，如旧的丝织品。它常在春夏的山林中伺机捕食野鹿，羸瘦的蛇将鹿消化后才变得肥壮。

肉

【性味】味甘，性平，有小毒。

【主治】治流行病，喉中有毒，吞吐不出。除痞疮及瘟瘴气，手足风痛。可杀三虫，去死肌、皮肤风毒、疠风、疥癣、恶疮。四月份勿食。

胆

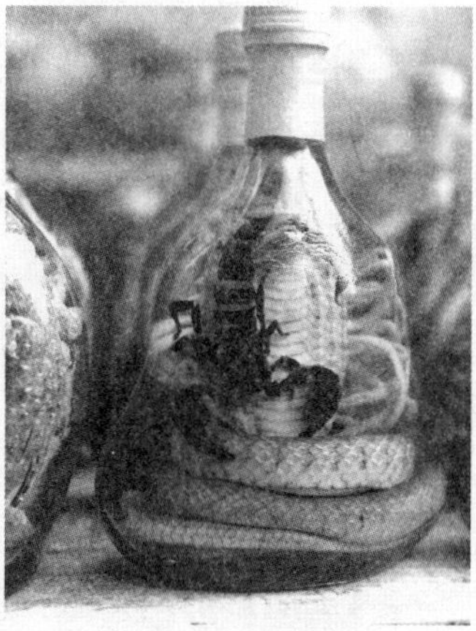

【性味】味甘、苦，性寒，有小毒。

【主治】治眼睛肿痛、心腹隐痛，下部暗疮。治小儿8种癫痫、疳疾。将胆水灌入小儿鼻内，可除脑热，治疳疮；灌下部，治小儿疳痢；和入麝香，可敷齿疳宣露。还能治大风，聪耳明目、轻身，使人肌肤润泽，精力旺盛，不易衰老，去翳膜。

【发明】唐慎微说：传说顾含的养嫂双目失明，须用蚺蛇胆医治，但顾含无从得到。有一个书童送一只小盒给他，顾含一看是蚺蛇胆。书童则化作青鸟飞去。顾含于是拿去给养嫂治病，养嫂的眼睛便复明了。

膏

【主治】治伯牛之疾。

【附方】蚺蛇酒：治疗中风瘫痪，筋脉拘挛骨病，肢体麻木，瘙痒。杀虫辟邪，治疗风疥癣恶疮。蚺蛇肉 500 克，羌活 50 克，用袋子装好。取糯米 36000 克蒸熟，把酒曲放在缸底，再将蛇盘在酒曲上，用米饭密盖，待酿熟时取酒。然后将蛇焙后研末，用它的酒随量温饮几杯，但应忌风及房事。

治狂犬咬人：将蛇脯为末，用水送服五分，每日 3 次。

金蛇

【释名】细如中指，长 30 厘米左右，常攀树饮露水，身体是金黄色的，在阳光下闪闪发光。色白的叫银蛇。都能解毒。生长在宾州、澄州。

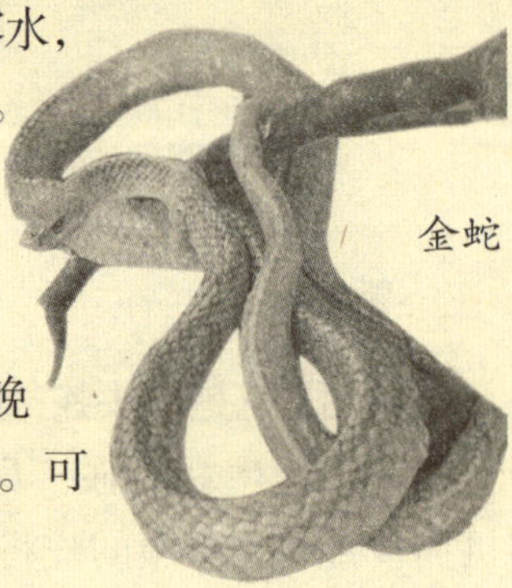
金蛇

肉

【性味】味咸，性平，无毒。

【主治】中金药毒，使人皮肉呈鸡脚裂，夜晚如银色，到次日早晨变为金色的，就是中金药毒。可取蛇 12 厘米炙黄，煮汁常饮，直到毒消为止。

乌蛇

【释名】背部有三条棱线，色黑如漆。性情温和，不乱咬物。还有一种能缠物至死，也是这一类。又名乌梢蛇、黑花蛇。

肉

【性味】味甘，性平，无毒。

【主治】治顽痹诸风、皮肤不仁、风瘾瘙痒、疥癣、皮肤生癞、眉毛胡须脱落。功效与白花蛇相同，而性善无毒。

膏

【主治】治耳聋，用棉花裹豆粒大的膏塞进耳朵，有神效。

胆

【主治】治大风疠疾、木舌胀塞。

皮

【主治】治风毒气、胆生翳、唇紧唇疮。

卵

【主治】治大风癞疾。

水蛇

【释名】生活在水中。体大，像鳝鱼，黄黑色，有花方，咬人但毒性不大。它能变成黑色。又名公蛎蛇。

肉

【性味】味甘、咸，性寒，无毒。

【主治】主治消渴、烦、热、毒痢。

皮

【性味】甘、平，无毒。

【主治】治手指天蛇毒疮。烧成灰用油调，敷小儿骨疽脓血不止。

【发明】治天蛇毒：刘松篁《经验方》载，会水湾陈玉田的妻子患了天蛇毒。一个老头用一条去除了头尾的蛇，取其中段，如手指长，剖去骨肉。不让患者看见，便用蛇皮包她的手指，束紧，外面用纸裹好。患者立即感到遍身清凉，病也就好了。过几天解开看，手指上有一条如小绳的浅沟，蛇皮内宛然有一条小蛇，头目俱全。

鳞蛇

【释名】长达3米多，有四只脚，鳞有黄、黑两种颜色，能食麋鹿。春、冬两季生活在山中，夏、秋则生活在水中，能伤人。当地人将其捕捉而食，取胆治病。它生在云南的边远地带。是巨蟒。

肉

【性味】味甘，性平，有毒。

【主治】可杀虫，去死肌，治大风。

胆

【性味】味苦，性寒，有小毒。

【主治】解药毒，治恶疮及牙齿疼痛。

白花蛇

【释名】身上的花纹呈方形，胜似白花。它喜欢咬人的脚。贵州人一旦脚被蕲蛇咬了，立即将此脚锯掉，接上木脚。此蛇有烂瓜气味，必须用韧带将它驱逐，以防它伤人。又名蕲蛇。

【加工】凡用白花蛇，春秋二季用酒浸三夜，六七月份浸一夜，十一二月份则浸五夜，然后取出用炭火焙干，如此3次；再用瓶装好，埋在地下一夜，消除火气，除去皮、骨，肉用。

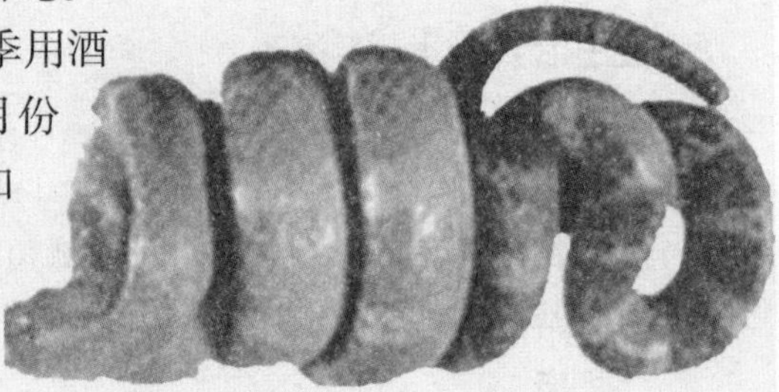

白花蛇

肉

【性味】味甘、咸，性平，有毒。

【主治】治中风及肢体麻木不仁、筋脉拘急、口眼㖞斜、半身不遂、骨节疼痛、脚软不能长久站立。瘙痒及疥癣。又能治肺风鼻塞、瘾疹、身上白癜风、疠疡斑点；破伤风、小儿风热及急慢惊风抽搐。李时珍说：风善行数变，蛇亦善行数蜕，又食石南藤，所以能透骨搜风，截惊定搐，为风痹惊、瘀癣恶疮之要药。

眼睛

【主治】治小儿夜啼。以一只为末，用竹沥调少许灌入。

【附方】驱风膏治风瘫疠，遍身疥癣。用白花蛇肉200克酒炙，天麻35克，薄荷12.5克，研末。放入好酒2升，蜜200毫升，用瓦器熬成膏。每天服一盏，用温汤送服，一日3次。

蝮蛇

【释名】黄黑色像土，有白斑，黄颔尖口的，毒最烈。众蛇之中，只有它是胎生的，它咬人着足断足，着手断手，一会儿全身就开始糜烂。七八月份毒盛时，啮树以泄它的毒，树一会儿就死亡；又吐涎沫在草木上，咬人成疮身肿，称为蛇谟疮，最不容易医治。又名鼻蛇。

肉

【性味】味甘，性平，有毒。

【主治】酿作酒，可治疗癞疾诸瘘，心腹痛，且可下气结，除蛊毒。

胆

【性味】味苦，性寒，有毒。

【主治】治各种漏疮，研成末涂抹患处。

皮

【加工】烧成灰。

【主治】治疔肿、恶疮、骨疽。

蜕

【主治】治身痒、疥癣。

骨

【主治】治痢。烧成灰，饮用 15 克。

黄颔蛇

【释名】以吞食老鼠及小鸡为生。身上的花纹黄黑相间，喉咙下呈黄色，大的近 3 米。毒性不大，有人喂养它来玩耍，死后即食。它大多生活在人们的房室里。俗名黄喉蛇。

肉

【性味】味甘，性平，有小毒。

【主治】治风癞顽癣恶疮。须酿酒服用，也可做羹。

蛇头

【加工】蛇头烧灰，治久疟，将其研末入丸散中。

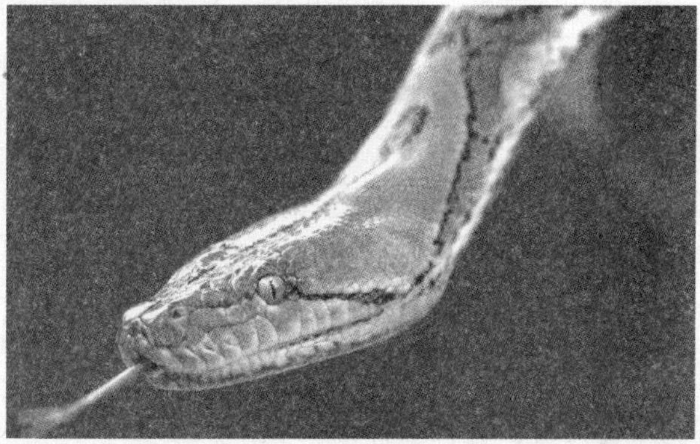

骨

【主治】治症同上。

蛇吞鼠

【主治】治鼠瘘、有细孔口针的蚁瘘。

【加工】用腊月的猪油煎焦，去滓涂用。

蛇吞蛙

【主治】蛇吞蛙治噎膈。

二、无鳞鱼类

鳢鱼

【释名】头有七颗星，夜间朝向北斗星，是自然界的规律，所以称为鳢鱼。形体长而圆，头尾相等，鳞细色黑，有斑点花纹，很像蝮蛇，有舌、齿及肚，背腹有刺连续至尾部，尾部没有分叉。它生长在北方。又名文鱼。

肉

【性味】味甘，性平，无毒。

【主治】能治疗各种痔及湿痹、面目水肿，利大小便。利气，可治疗妊娠有水气。制成鱼汤给有风气、脚气的患者食用，效果极佳。但不能多吃，否则会引发顽固性疾病。有疮者不能食，否则易留下白色的瘢痕。

肠及肝

【主治】治疮中生虫。

肠

【主治】用五味调料炙香研成粉末，贴于痔瘘及蛀骨干疮处，以诱虫出完为限度。

胆

【主治】绝大多数鱼胆味道苦，只有此胆甜而且可吃。治疗喉痹将死的患者，点入少许即可痊愈，病重的用水调后灌服。

【附方】治疗十种水气垂死：用鳢鱼500克重的，和冬瓜、葱白做汤食用。

浴儿洗痘法：除夕黄昏时，用鳢鱼一尾，小的二三尾，煮汤后，用汤汁沐浴小儿，浑身上下均要遍及，不能嫌它的腥味，再用清水洗净。若留一处不洗，遇到出痘时，则未洗处较多。

鳗鲡鱼

【释名】鳗鲡形态如蛇，背后部生有肉刺一直延续至尾部，没有鳞甲，有舌头，肚腹白。大的数尺长，油脂特别多。又名白鳝。

肉

【性味】味甘，性平，无毒。

【主治】治各种痔疮瘘和女人阴疮虫痒，暖腰膝，壮阳，又能治疗湿脚气，腰肾间湿风痹，用五味煮食，补益力极强。患各种疮瘘疬疡风的人，应经常食用。小儿营养不良及肠虫引起的腹痛，妇女带下，一切风瘙如爬行都可用它来治疗，一切草石药毒等都可运用它来解除。鳗鲡鱼中小的可以食用，体重达2500克及在水中游动时昂头的不能食，肚下有黑斑的，毒性很大。与银杏同食，易患风软病。背部有白点没有腮的，也不能食用。妊娠期食用，则易使胎儿患病。此鱼虽然有毒，但是用五味调料煎煮则能益五脏以及治疗肺结核。

骨及头

【主治】烤后研成末入药，治疗慢性腹泻引起的营养不良及白带过多。烧成灰后外用可治疗疮疡。

血

【主治】治疮疹入眼引起视物不清，用少量血液滴眼即可。

【附方】治疗结核等慢性消耗性疾病：用鳗鲡鱼1000克处治干净，酒两盏，煮熟，加入陈醋后食用。

脂

【主治】治白癜风生于头面上，像癣一样逐渐扩大者用刀刮去创面表皮，使之有燥痛感，然后取它的脂涂搽患部，不超过3次即可以治疗。

鳝鱼

【释名】像蛇，但没有鳞，肤色有青、黄2种。大的有60 ~ 100厘米长，夏季出来，十一二月份藏于洞中。又名黄鳝。

肉

【性味】味甘，性平，无毒。

【主治】作用是补中益血，治疗口中唾液过多。补虚损。妇女产后恶露淋沥、血气不调、消瘦均可食用。另可以止血，除腹中冷气肠鸣及湿痹气，驱除十二经的风邪。患有风恶气、体虚出汗、食肉后消化不良的人，可以食用。另外治各种痔、瘘、疮疡。过多食用也易诱发疮疡，损人的寿命。大的鳝鱼有毒，对人有害。鳝鱼不可与犬肉同食。

血

【主治】用以治疗疥癣及痔瘘。治口眼㖞斜，用少量麝香调匀，左歪涂右，右歪涂左，正后就洗去。治耳痛及鼻衄，分别滴数滴入耳、鼻。

头

【性味】味甘，性平，无毒。

【主治】烧成灰后研成末服用，止痢疾，治疗消渴症，除内脏冷气，及消化不良、食物积滞。同蛇头、地龙头一起烧成灰后用酒服下，治小肠痈。将它烧成灰研末包好塞耳，能治疗虫类入耳。

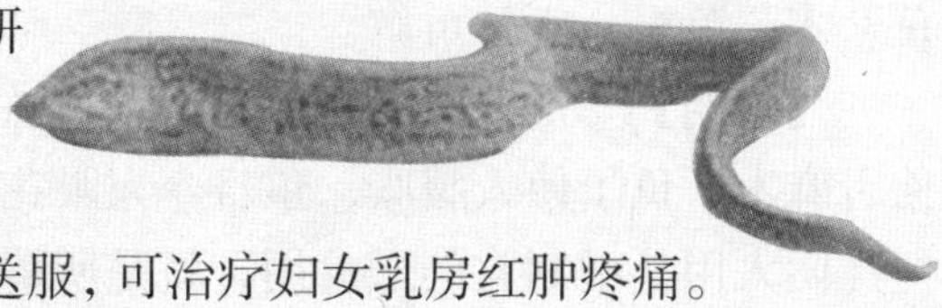
鳝鱼

皮

【主治】烧成灰后空腹以温酒送服，可治疗妇女乳房红肿疼痛。

【附方】治疗臁疮溃烂：取几条鳝鱼，打死，用香抹在腹部，将鳝环绕在疮上并用布带固定，马上就会痛不可忍，然后取下布带，看鱼腹部有针眼，那都是虫。如果虫还没有出完，再做一次，然后用人胫骨灰与油调和后涂搽。

鲵鱼

【释名】是一种人鱼，生活在山溪中，像鲇鱼，有四只脚，尾巴长，会爬树。

【加工】人们捕捉到鲵鱼后将它绑在树上，用鞭抽打，直至身上的白汁流尽，这样才可食用，不然，则有毒，不能食用。

肉

【性味】味甘，有毒。

【主治】可以治疗传染病。

河豚

【释名】没有鳞没有腮没有胆，腹部白但没有光泽。形状如蝌蚪，大的有 33 厘米长，背部呈青白色，有黄色条纹。江浙一带很多。

肉

【性味】味甘，性平，大毒。

【主治】功用是补虚，去湿气，利腰脚，去痔疮，杀虫。河豚鱼味虽美，如做法不当，也使人食后中毒。生长在海中的有大毒，江中的小些。煮时不要靠着锅，应当将它悬挂起来煮，以防中毒。陶九成在《辍耕孙》中记载：凡食河豚，一日内不能服汤药，尤其是荆芥、乌头、附子这类药。曾有人因此丧命。

肝及子

【性味】有大毒。

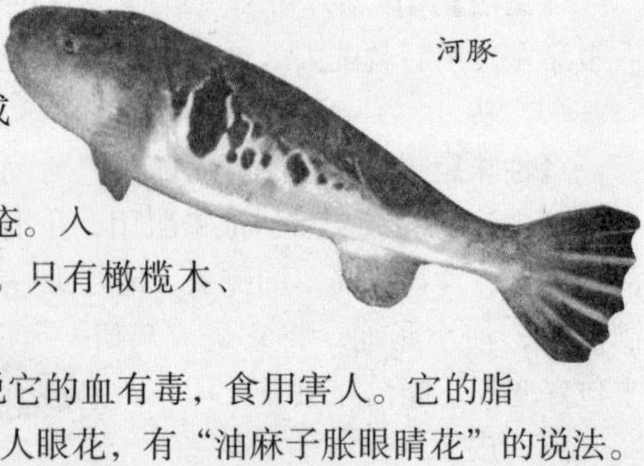
河豚

【加工】同蜈蚣一起烧后研成粉末，用香油调和涂抹。

【主治】可用以治疗疥癣虫疮。入口烂舌，入腹烂肚，没有药可解。只有橄榄木、鱼茗木、芦根、煮汁可解。

【发明】李时珍说：江浙人说它的血有毒，食用害人。它的脂使舌麻木，鱼子使人腹胀，鱼目令人眼花，有“油麻子胀眼睛花”的说法。但江阴人用盐糟制它的子食用，就是所谓的“舍命吃河豚”。粪、清水也可解它的毒。

海豚鱼

【释名】形态像河豚，鼻部在脑袋上方，能发出声音，且能喷水直上，每群海豚数鱼目都在百条以上。海豚鱼生活在海中，随着风潮出没。

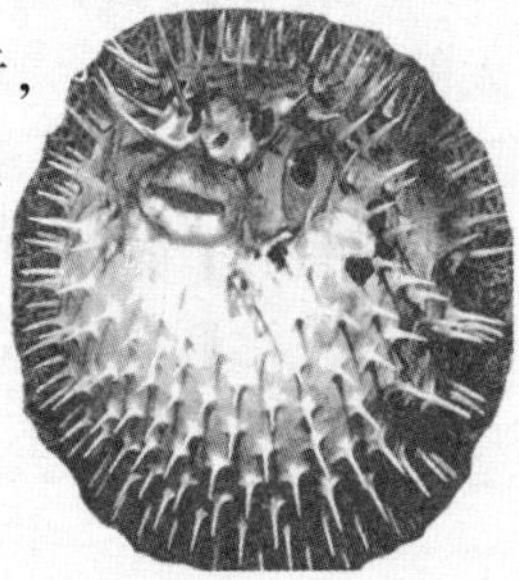

海豚鱼

肉

【性味】味咸、腥。

【主治】主治各种传染病。

脂

【主治】主治恶疮、疥癣、痔瘘，且能杀虫。

比目鱼

【释名】有呈紫白色的细鳞，两片合在一起才能行，它的结合部位半边平整而且没有鳞，口靠近颌下。生长在海中。形状像鞋底，也叫鞋底鱼。

肉

【性味】味甘，性平，无毒。

【主治】能补虚益气，多吃动气。

鲛鱼

【释名】形态都像鱼，眼青颊赤，背部有长毛，腹下有翅，味道肥美，南方人喜欢食用。又名沙鱼。

肉

【性味】味甘，性平，无毒。

【主治】能补益五脏，功效不及鲫鱼。

皮

【性味】味甘、咸，性平，无毒。

【主治】功效是治疗心神不定，惊恐，吐血及虫毒。烧成灰用水冲服，能解鱼毒，治吃鱼后不消化。

胆

【主治】主治喉痹，和白矾灰混合成丸，用布包好放入喉中，吐去恶涎，即可以治疗。

乌贼鱼

【释名】因它爱吃乌鸟，所以也叫乌贼鸟。乌贼没有鳞有须，皮黑而肉白，大的像蒲扇。

肉

【性味】味甘、咸，性平，无毒。

【主治】功用是益气，增志，通行月经。能动风气，不可长期食用。

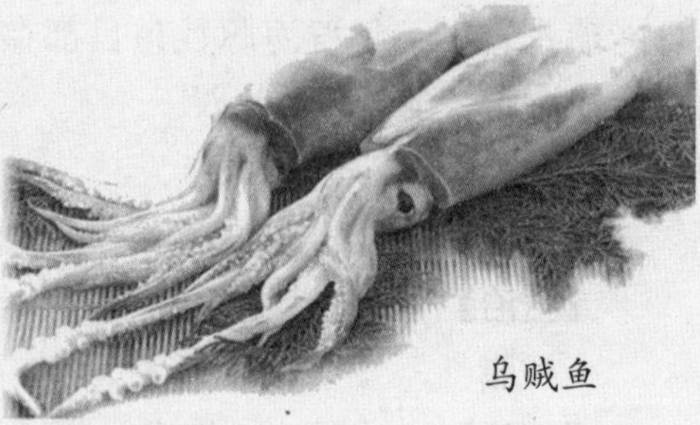

乌贼鱼

骨

骨又名海螵蛸。

【性味】味咸，性温，无毒。

【主治】治疗女子赤白漏下、闭经、阴痒肿痛、寒热往来、不孕、惊气入腹、腹痛绕脐、男子睾丸肿痛，杀虫，以及妇女下腹包块，大人、小儿腹泻。经常服用可补益精血，治疗女子血枯病以及肝伤咯血、尿血、便血、阴道流血疟疾和结核病。

研成末外敷，治疗小儿疳疮、痘疹臭烂、水火烫伤及外伤出血。烧存性，和鸡蛋黄一同研成外涂，治疗小儿鹅口疮。同蒲黄末外涂治疗舌体肿胀及出血。同槐花末一起吹入鼻，止鼻衄出血。同银朱一起吹入鼻，治疗喉痹。同白矾末一起吹入鼻，治疗蜂蝎螫咬疼痛。同麝香吹耳，治疗中耳炎及耳聋。

血

【主治】治耳聋。

腹中墨

【主治】治胸部刺痛。

【附方】治骨卡在喉：用海螵蛸、陈年橘红焙干，各等份制成末，再用冷面和饮，做成芡子大小的药丸。每次服用1丸，含服。

章鱼

【释名】形体都像乌贼，味都比乌贼好得多。形体比乌贼大，脚有八只，肉多。也叫章举。

肉

【性味】味甘、咸，性平，无毒。

【主治】养血益气。

鲍鱼

鲍鱼

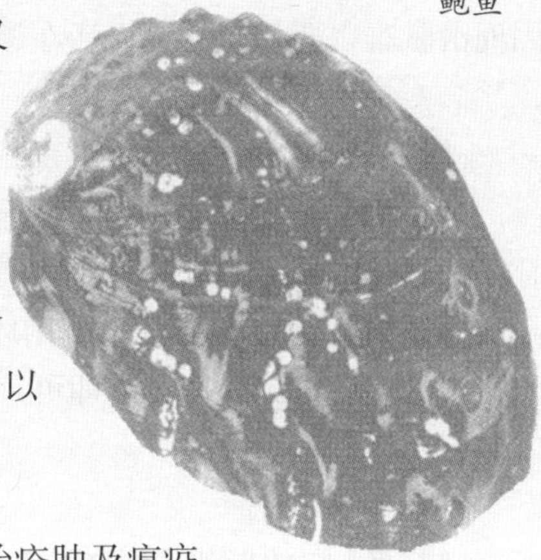

【释名】用盐腌压成的，称为腌鱼；未加盐者，称淡鱼；石首鱼晒干即称为白鲞。又名干鱼。

肉

【性味】味辛、臭，性平，无毒。

【主治】用以治疗骨折、扭伤、瘀血不散、女子阴道流血。煮汤可治疗女子贫血并利肠。同麻仁、葱、豉一起煎煮，可以通乳汁。

头

【主治】煮汁，治眼闭；烧成灰，可治疮肿及瘟疫。

【附方】治疗产后贫血：鱼胶烧存性，用酒和童子尿调和，每次服用15 ~ 25克。

海虾

【释名】它的头可作茶杯，胡须很硬。海中大红虾长达60多厘米。

肉

【性味】味甘，性平，有小毒。

【主治】做成汤可治疗蛔虫、传染病、口腔黏膜糜烂，龋齿、头疮和疥癣病症，有止痒作用。

水母

水母

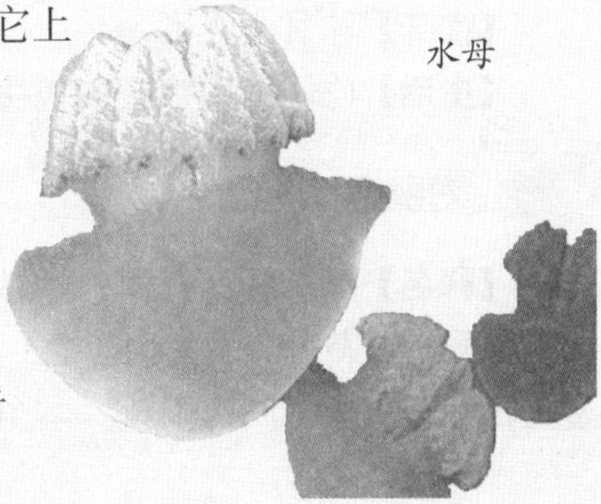

【释名】它的腹下有物体，虾子附在它上面吞食涎沫。水母形状完全像凝结的一样，它的颜色红紫，没有口、眼。

肉

【性味】味咸，性平，无毒。

【主治】治妇女劳损、积血带下；另可治疗小儿风疾丹毒，水、火烫伤。对因食河鱼引起的疾病也有作用。

泥鳅

【释名】它体形圆身短，没有鳞，颜色青黑，浑身沾满了自身的黏液，因而滑腻难以握住。泥鳅生活在湖池，且形体最小，只有 10 ~ 13 厘米。

肉

【性味】味甘，性平，无毒。

【主治】作用是暖中益气、醒酒，解除消渴症。同米粉一起煮食，可调补中焦脾胃，治疗痔疮。

【附方】治疗异物鲠喉：用线捆住活泥鳅的头，将它的尾巴朝里，先放入喉中，然后将泥鳅拉出来即可。

黄鱼

【释名】它的形状像鲟鱼，色灰白，它的背部有三行骨甲，鼻上长有胡须，它的嘴靠近颔下，尾部有分叉。它生长在深水处，是没有鳞的大鱼。

肉

【性味】味甘，性平，有小毒。

【主治】功用是通利五脏，健身美容。多吃，常很难消化。

肝

【主治】用于治疗瘀血疥癣。不要同盐一起烤来吃。与荞麦一起食用，可致人声音嘶哑。

人鱼

【释名】身有四条小足，声音像小孩。也叫孩子儿鱼。

肉

【性味】味甘，无毒。

【主治】吃了能治疗腹内包块，杀虫。

海鹞鱼

【释名】没有鳞没有脚，背部青色，腹部白色。海中多见，江湖里也有。形状如圆盘或荷叶，大的周长 2.3 ~ 2.6 米。口在腹下，目在额上，尾长有节，螫人毒性很大。也叫邵阳鱼。

肉

【性味】味甘、咸，性平，无毒。

【主治】对人没有益，男子阴茎涩痛，流白色脓液，比如性病，可以用它来治。

齿

【性味】无毒。

【主治】主治疗疟疾，烧黑后研成末，用酒送服10克。

尾

【性味】有毒。

【主治】可用来治疗牙齿疼痛。

文鳐鱼

【释名】它们常成群地在海上飞翔。大的长30厘米左右，翅膀与尾巴等长。它的形态像鲤鱼，鸟翼鱼身，头白嘴红，背部有青色的纹理，它常常夜间飞行。所以叫飞鱼。

肉

【性味】味甘、咸，无毒。

【主治】可治疗妇女难产，将它烧成炭石研成末用温酒送服5克。还能治疗癫狂症及痔疮。

虾

【释名】有大而色白的虾，也有小且色青的虾，生活在江湖中。都有胡须钩鼻，背弓呈节状，尾部有硬鳞，脚多善于跳跃。它的子在腹外。味很鲜，人们喜食。

肉

【性味】味甘，性平，有小毒。

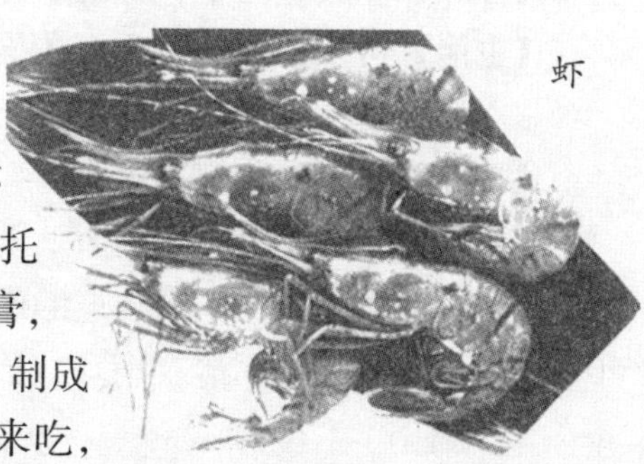
虾

【主治】主治小儿赤白游肿，将虾捣碎后敷贴于患部。做汤可治疗包块，托痘疮，下乳汁。煮成汁，治风痰。捣成膏，敷虫疽有效。生于水田及沟渠的虾有毒，制成腌制品更有害。和热饭盛于密器中腌制来吃，能将人毒死。没有须或腹下通黑的，煮后变为白色的，都不能吃。

三、有鳞鱼类

鲤鱼

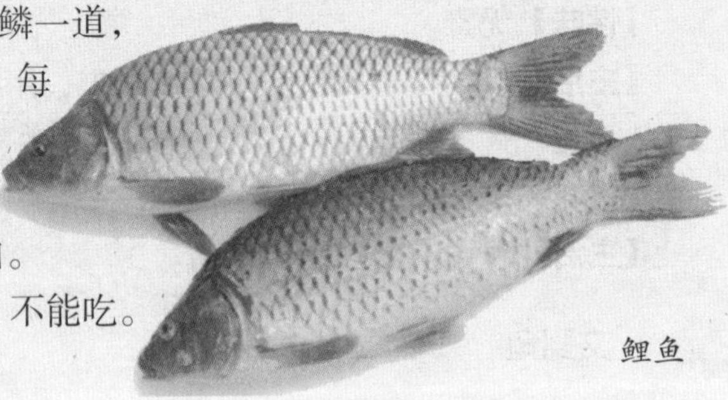

鲤鱼

【释名】有从头至尾的胁鳞一道，不论鱼的大小都有三十六鳞，每鳞上有小黑点。它味道最佳，现在各地均有生产。鳞有十字纹理，所以名鲤。死后鳞不反白。人很爱吃。但山涧水中的鲤鱼，不能吃。

肉

【性味】味甘，性平，无毒。

【主治】煮食，可治咳逆上气、黄疸、口渴，通利小便。消除下肢水肿及胎气不安。作鲙，有温补作用，去冷气、胸闷腹胀、上腹积聚不适等症。烧研成末，能发汗，治咳嗽气喘，催乳汁和消肿。用米饮调服，治大人小儿的严重腹泻。

【发明】李时珍说：按丹溪朱氏所言，诸鱼在水，一刻不停地游动，所以皆能动风动火，不单独指鲤鱼。鲤脊上两筋及黑血有毒，食用害人，山涧溪水中的鲤鱼脑中有毒，不可以食。凡烧烤鲤鱼，不可让烟入眼，否则损害视力。流行病后，痢疾腹泻后，皆不能吃，服天冬、朱砂者不能吃。也不能与狗肉及葵菜同食。

鲊

【性味】味咸，性平，无毒。

【主治】可杀虫，不可和豆藿同食。

胆

【性味】味苦，性寒，无毒。

【主治】治目热红痛等症状，还可治青光眼，有耳聪目明、轻身，使人肌肤润泽，精力旺盛，不易衰老的作用。久服使人强悍健壮，益志气。滴眼，可除红肿疼痛，视物不清。滴耳，治聋病。

脂

【主治】食服，治小儿惊厥和抽搐症状。

✻ 脑髓

【主治】治各种抽搐症状。煮粥食，治突然耳聋。和胆等份，滴眼，可治青光眼。

✻ 血

【主治】治小儿红肿疮毒。涂于患处立即见效。

✻ 肠

【主治】治小儿皮肤生疮。同醋捣烂，棉布裹后塞入耳内。治疗痔瘘时，切断鱼肠烤熟，棉布裹后坐贴于患处。

✻ 齿

【主治】治结石症及小便不利。

✻ 骨

【主治】治女性白带多、带血、阴部疮疖。又治鱼鲠不出。

✻ 皮

【主治】治瘾疹。烧研成灰，用水服，治鱼鲠六七日不出者。

✻ 鳞

【主治】烧研成灰后酒服，治产妇滞血腹痛。又可治吐血，崩中漏下和痔疮脱出。

【附方】治水肿及妊娠水肿：用大鲤鱼一尾，醋 3 升，煮干食用，即愈。又可用鲤鱼一尾，赤小豆 1.8 千克，水 20 升，煮食饮汁，一顿服完，即愈。

治咽喉麻痹疼痛：用鲤鱼胆 20 枚，和灶底土混合后涂抹在咽喉外，很快见效。

治阳痿：鲤鱼胆、公鸡肝各 1 枚研末，成雀蛋和豆子大的丸，每次吞 1 丸。

鳟鱼

【释名】形状似必鱼但小些，鱼身圆而长，有一条红色的脉纵贯全骨止于鱼目，鱼鳞细小，颜色方青底赤纹，就是必鱼和赤眼鱼。

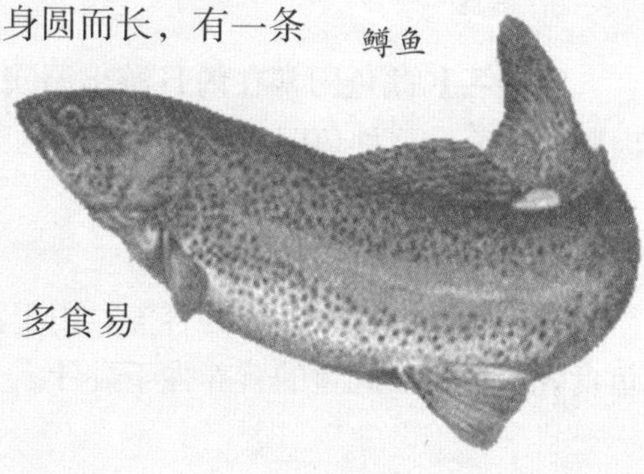
鳟鱼

【性味】味甘，性平，无毒。

【主治】它的作用是温补脾胃。多食易引起风热和疥癣。

鳙鱼

【释名】鳙鱼在所有的江河湖泊中都有，它的形状像鲢鱼，颜色呈黑色，它的头最大，有重 20000 ~ 25000 克的，味道不如鲢鱼好。这种鱼的眼睛旁有一种骨头称为“乙”，食鳙鱼时去除乙骨。今俗称皂鲢，又称为皂包头。

【性味】味甘，性平，无毒。

【主治】它的作用是温补脾胃强身，消除赘疣。食多易引发风热和疥疮。

鲢鱼

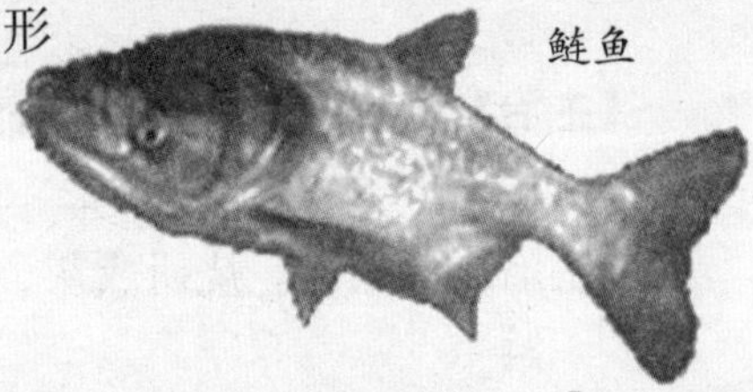

鲢鱼

【释名】它的形态像鳙鱼，鱼头小而形体扁，有细小的鱼鳞和肥大的肚腹。它的色彩最白，现在到处都有。

肉

【性味】味甘，性平，无毒。

【主治】它的作用是温中益气，多食会使人的中焦酿生温热，出现口干症状，又易生疮。

鲻鱼

【释名】有爱食泥的习性。它生长在浅水里。又名子鱼，体形圆而头扁。

肉

【性味】味甘，性平，无毒。

【主治】有开胃，通利五脏的作用，令人肥健。与任何药物同用无妨。

嘉鱼

【释名】此鱼因常在丙日游出洞穴而得名。形状像鲤鱼而鳞细如鳟鱼，肉肥而味美。这种鱼四川很多。又名丙穴鱼。

肉

【性味】味甘，性平，无毒。

【主治】食后令人体健容美。用于治疗肾虚消渴，身体劳瘦虚损。因此，鱼食乳水，所以此鱼的营养强于乳汁。

金鱼

【释名】金鱼的味道鲜美，肉也坚硬。金鱼有鲤、鲫、鳅、餐鱼数种，金鲫易找，鳅、餐鱼难寻。

肉

【性味】味甘，性平，无毒。

【主治】主治久痢，敷涂火疮。

青鱼

【释名】是一种颜色青的鱼。

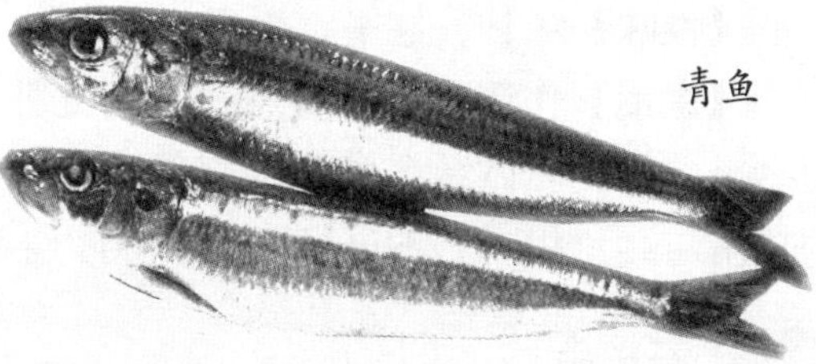
青鱼

肉

【性味】味甘，性平，无毒。

【主治】同韭菜一同煎煮，可治疗脚气和下肢弱无力，又能补气，解除烦闷。

头中骨

【主治】用水磨成粉服，可治心腹忽然气滞作痛，平抑水气。有解毒的功效。

眼睛汁

【主治】滴注入眼中，能夜视。

胆

【性味】味苦，性寒，无毒。

【主治】腊月收取阴干。滴眼，能消除眼睛赤红肿痛症状。又能治疗恶疮，吐出因咽喉痹引起的痰多及鱼骨鲠喉。

【附方】治疗乳蛾喉痹：用青鱼胆含化咽下。

治疗红眼及视物不明：用青鱼胆频频滴眼。

鱼胆丸：治疗一切视物不清。用青鱼胆、鲤鱼胆、羊胆、牛胆各25克，熊胆12.5克，石决明50克，麝香少许，研为粉末，制成丸如梧桐子大，每次空腹用茶服下10丸。

鲚鱼

【释名】生长在江湖中，常在三月出现。形态狭长。鳞边呈白色。唇边有两根硬须，肋下有像麦芒的长毛，腹下有硬角刺，锋利如刀。腹后近尾端有短毛，肉中多细刺。又名刀鱼。

【性味】味甘，性平，无毒。

【主治】能助火生痰，但也易引发疥疮，故不可多食。

鲂鱼

【释名】就是鳊鱼，体形略显方形，身体扁平。尤以汉河为多。头小颈短，脊背隆起，腹部宽阔，鳞细，色青白，腹内有脂肪，味道最为肥美。各地都有生产。

肉

【性味】味甘，性平，无毒。

【主治】作用是调理胃气，滋利五脏。和白芥子同食，能助肺气，去胃中之风，消食。做鱼令食，助脾气，使人食欲增强。做成汤，对人有宜，它的功用与鲫鱼相同。不过患小儿营养障碍与痢疾的人不宜食用。

石斑鱼

【释名】平常浮游水面，听到人声即沉入水底。长数寸，白鳞上有黑斑点。生长在溪涧的山石中。

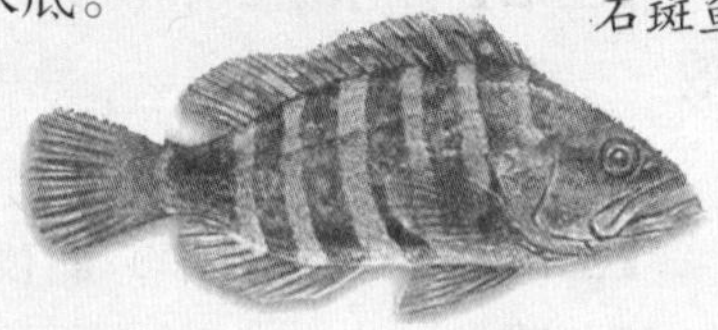
石斑鱼

【性味】味甘，性平，无毒。

鲩鱼

【释名】肉松厚，形态像青鱼，有青、白两种颜色。形体长而身体圆。白色鲩鱼味道好，它也叫草鱼。

【性味】味甘，性平，无毒。

【主治】作用是温暖中焦的脾胃。不可多食，否则会引发多种疮疡。它的胆汁味道苦，性寒，无毒。腊月将其阴干，可治疗咽喉肿痛及传染病，用水冲服。若是有骨鲠、竹木刺在咽喉中，可以用酒化3枚鱼胆，温开水呷几口，即可吐出异物。

鲫鱼

【释名】头像小鲤鱼，形体黑胖，肚腹中大而脊隆起。大的可达

500 ~ 1000克重。喜欢藏在柔软的淤泥中，不食杂物，所以能补胃。三四月份它的肉厚而且鱼子多，味道很美。鲫鱼是鱼中上品，它生长在池塘水泽地域。又名鲋鱼。

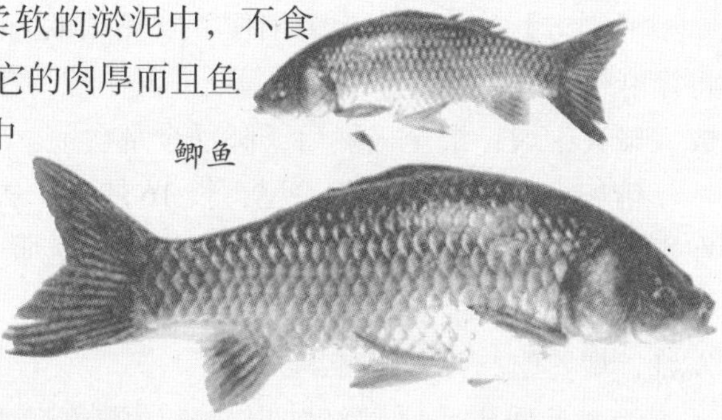
鲫鱼

肉

【性味】 味甘，性平，无毒。

【主治】 与五味煮食，作用是温中下气，补虚羸，止下痢肠痔。六七月份发生的热痢可用；十一二月份发生的则不宜做此种方法。和莼菜一起做汤饮用，治疗脾胃虚弱、饮食不下，调理中焦，补益五脏。合茭白煎汤，治疗丹石发势。鲫鱼与赤小豆煮汁服，可消除水肿。烤鱼滴出的油涂抹妇女阴部及诸疮处，可杀虫止痒。剖开鱼腹后塞入白矾，烧烤研成末冲服，治疗肠风血痢。用硫黄酿后，五倍子煅烧，研成末用酒冲服，治疗便血。酿茗叶煨服，治疗消渴。酿胡蒜煨好后研末冲服，治疗膈气。酿盐花烧研成粉，掺入齿缝，止牙痛。和当归一起焙干，研磨成粉，可用来止牙出血和乌胡须。和酒、盐一起焙干成粉，可治疗鱼疸。和附子一起烤焦后加油混合，擦治头部脓疮和斑秃。生的捣烂后，涂敷，治疗恶核肿毒不散及恶疮。同赤小豆捣烂外敷，治疗丹毒。烧成灰和着酱汁涂抹，治疗诸疮久不收敛者。用猪油煎鱼灰服用，治疗肠烂急性化脓性炎症。

头

【主治】 治小儿头疮和口疮、重舌和眼睛视物不清。烧成灰研末冲服，治疗咳嗽及下痢。用酒送服，治疗脱肛及女性平宫脱垂，也可用油调搽之。烧灰和酱汁涂抹，治疗面部黄水疮。

子

【主治】 作用是调中，益肝气。

骨

【主治】 主疗虫咬引起的烂疮，烧成灰敷于患处。

胆汁

【主治】 涂于各种恶疮上，杀虫止痛。点于喉中，治疗骨鲠、竹刺不出。

脑

【主治】 治耳聋。将其放在竹筒中蒸后，滴入耳中。

【附方】治疗男女虚劳消瘦，发热咳嗽病症，取活鲫鱼一尾，刮去鳞肠，将篦麻子去壳，按患者年龄计算，一岁一粒，纳入鱼腹中，外用湿草纸包几层，放入柴火中煨，煨至极熟后，睡前全部食完。连用三尾疗效甚速。

治妇女血崩：用鲫鱼一尾，长16厘米，去肠，放入血竭、乳香在腹内，在炭火中煅烧后，研成粉末，每次用热酒送服15克。

治小儿鼻喘：活鲫鱼七尾，用器皿装好，用小儿的小便饲养，等到鱼体发红，煨熟吃，疗效极佳。

治小儿丹毒，阴部红肿出血：用鲫鱼肉2.5克，赤小豆末1克，捣匀，用水和好，敷于患部。

治小儿秃疮：用鲫鱼烧成灰，用酱汁和好涂敷局部。

鳜鱼

【释名】形体扁平，肚腹宽阔，口大而鳞细，首和尾短。体形为黑色的斑彩，颜色鲜明的为雄性，稍微黑一些的为雌性，鱼背上有鳍刺。鱼的皮比较厚，肉很紧，肉中没有细刺。又名石柱鱼、水豚。

【性味】味甘，性平，无毒。

【主治】治腹内恶血，杀肠道寄生虫，益气力，健身强体魄，补虚劳，另可益胃固脾，治疗肠风泻血。

【发明】李时珍说：张杲在《医说》中曾记有越州有一姓邵的女子，18岁时就已患痨病多年，偶然喝了鳜鱼汤病就好了。由此看来，正与它的能补虚劳、益脾胃的说法相吻合。

【附方】治骨鲠、竹木刺咽喉，不论深浅用在腊月收获阴干的鳜鱼胆研末冲服。每次用皂荚子大小的鱼胆粉煎后用酒趁热含咽。能吐则鲠随涎沫流出，不吐再服，以吐出为限度。酒随各人的酒量服用，没有不出来的。鲤鱼、鲩鱼、鲫鱼的胆都可以这样使用。

鲙残鱼

【释名】传说吴王阖闾坐船到江上，吃鱼时将它的残余的肉丢到水中，变成这种鱼，所以称残鱼。又名王余鱼。

肉

【性味】味甘，性平，无毒。

【主治】做汤食，宽中健胃，利气和中，鲜鱼吃得过多，也易导致湿症。

鲦鱼

【释名】很小，形体狭窄扁平，类似柳叶，鳞细整洁，洁白可爱，喜欢群游。浮于水面。又名白鲦。

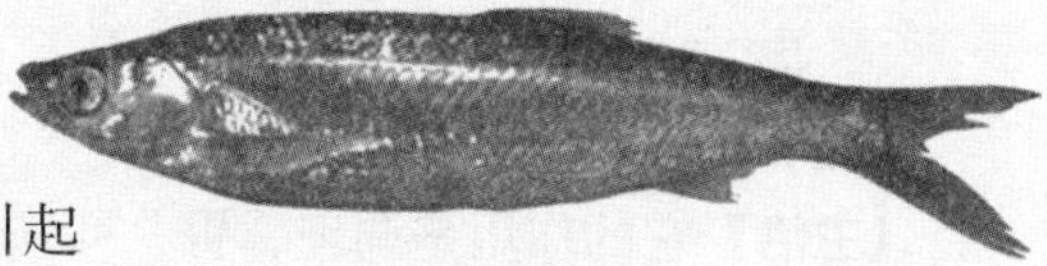
鲦鱼

肉

【性味】味甘，性平，无毒。

【主治】温暖胃腑，止寒冷引起的腹泻。

鲨鱼

【释名】头像鳟鱼，体圆像鳝鱼，肉厚唇重，有细鳞。外观颜色黄白，身上有黑斑，背部有刺特硬，尾部不分开。生长在南方溪涧中，大的体长13 ~ 16厘米，它的头尾一般大小。生活在沙沟中，游时吹沙，咂食细沙。也叫吹沙鱼。腹内的子，味美。俗称河浪鱼。

肉

【性味】味甘，性平，无毒。

【主治】暖中益气。

鲈鱼

【释名】每年四五月份出现，它的身长不过数寸，形态像鳜鱼，色白，有黑点，口大鳞细，有四个鳃。又名四鳃鱼。它生产于江浙一带。

肉

【性味】味甘，性平，有小毒。

【主治】功用是补益五脏，益筋骨，调和肠胃，治疗水气。腌制或晒干更好，能补益肝肾，安胎。多食能诱发腹胀和腹疮肿，不能同乳酪一起食用。鱼肝不能用，否则令人面皮肃脱，如有中毒者，可用芦根汁解毒。

鲳鱼

【释名】身体呈正圆形，没有硬骨。鲳鱼生长在南海。

【性味】味甘，性平，无毒。

【主治】食后令人身体健壮，有力气。腹中子，有毒，可引起腹泻。

竹鱼

【释名】为两广珍品。长得像青鱼，体形大而骨少刺。外观颜色青翠可爱，鳞下夹杂着红点，味如鳜鱼。

肉

【性味】味甘，性平，无毒。

【主治】它的作用是调理脾胃，补气，治疗湿气。

白鱼

【释名】白色的，喜昂头，体形大 1.9 ~ 2.3 米。又名乔鱼，生长在江河湖泊中。味道很美。

肉

【性味】味甘，性平，无毒。

【主治】作用是开胃下气，去水气，令人肥健。助脾气，调整五脏，理十二经路。可治肝气不足，补肝，耳聪目明、轻身，使人肌肤润泽，精力旺盛，不易衰老，助血脉。患疮疖、痤疮的人食后，可促使其成熟，加快脓液排出而愈。宜用新鲜的豆豉一起煮汤，虽可免于发病，但也不要多食。隔夜的鱼最好不要吃，吃后会使腹部冷痛。腌后或糟藏后都可食。多食生痰。与枣同食，患腰痛。

鲥鱼

【释名】鲥鱼这种鱼只在初夏才出现，其他时间不出现，所以叫“鲥鱼”。

肉

【性味】味甘，性平，无毒。

【主治】作用是补虚劳，治疗小儿慢性营养不良和顽症，不宜多食。蒸出的鱼油用瓶装后埋于土中，过一段时间取出涂于火损伤的皮肤创面，效果特佳。

石首鱼

【释名】此鱼出水能叫，夜间发光，头中有像棋子的石头，所以叫石首鱼。又名黄花鱼，也叫江鱼。

【加工】每年的四月，来自海洋，绵延数里，鱼来时的声音有如雷鸣。

渔民用竹筒探到水下，听到它们的声音后就下网捕捞。向鱼的身上泼些淡水，就浑身没有力了。第一次来的鱼味道最好，第二、第三次来的鱼就慢慢变小，味道也没有以前鲜美了。鱼捕上来后，在船中装满坚冰，将鱼冷冻。不然，鱼易腐败，不能运送到远方。

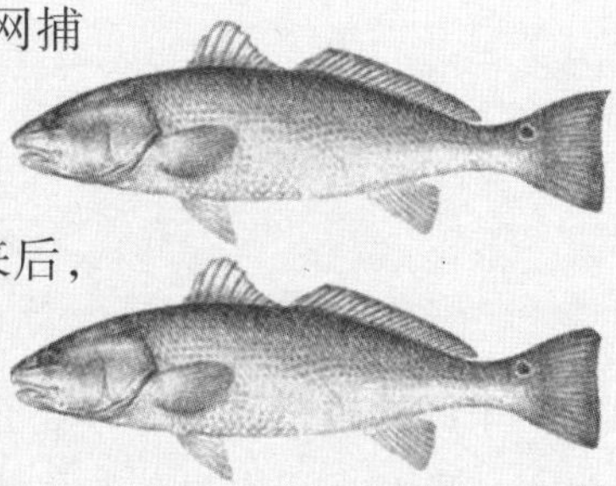
石首鱼

肉

【性味】味甘，性平，无毒。

【主治】治泌尿系结石（石淋）小便不通，解砒霜毒、野菌毒和蛇毒。和莼菜一起做汤，开胃益气。

【加工】用火烧成灰或用水磨成粉后冲服。

卷九 介部

李时珍说：介虫很多，而龟为其长。在本篇介部的介绍中，主要是以龟为主，现在生活中用龟制作的补品也很多，它还具有药用价值。

水龟

【释名】 头像蛇头，颈很长，它的骨甲很硬，包着里面的筋肉，肠与头部连着，因而能通运任脉。肩宽腰粗，它属于卵生动物，喜欢蜷缩，且用耳朵呼吸。

肉

【性味】 味甘、酸，性温，无毒。

【主治】 食后令人轻身不饥，益气增智，开胃。用它酿酒，可治中风四肢拘挛，用水煮后食用，疗风湿痹痛、身肿、骨折、筋骨疼痛、日久寒嗽。还可以治愈泻血血痢。

龟甲

【性味】 味甘，性平，无毒。

【主治】 治漏下赤白、腹内包块、疟疾、外阴溃烂、痔疮、湿痹、四肢痿缩、小儿囟门不合。经常服用，可以轻身不饥。还可压惊解烦，治胸腹痛、不能久立、骨中寒热、伤寒劳役或肌体寒热欲死，用甲做汤饮服，效果好。烧灰，治小儿头疮瘙痒、女子阴疮。

壳

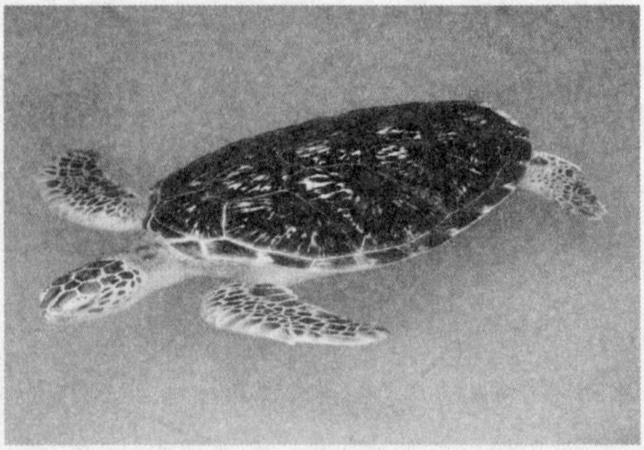

【主治】 治久咳、疟疾，炙后研末用酒冲服，疗中风。

板

【主治】 治血痹。也可治脱肛。

下甲

【主治】 补阴。治阴血不足，活血化瘀，止血痢，续筋骨，治劳累过度、四肢无力。又可治腰腿酸痛，补益心肾，益大肠，止久痢久泄。主难产，消痈肿。烧成灰后可敷臁疮。

血

【性味】味咸，性寒，无毒。

【主治】治脱肛。治跌打损伤，和酒饮用。

胆

【性味】味苦，性寒，无毒。

【主治】治痘疹后眼睛水肿，闭经。取汁点，效果好。

溺

【主治】将龟放在荷叶上用镜子照，它的尿就会自然流出来。将尿滴入耳中，治耳聋；点舌下，治大人、小孩中风，惊邪不语，摩擦胸背，可治小儿龟胸、龟背。

绿毛龟

【释名】养殖者从溪涧中捕捉到后，畜养在水缸中，用鱼虾来饲养，十一二月将缸中的水倒掉。时间一长，这种龟会生毛，长 13 ~ 16 厘米，毛中有金线，脊骨上有三条棱，底甲呈象牙色，才是绿毛龟。其他龟饲养的时间长了也长毛，但大而没有金线，底甲颜色也不同，为黄黑色。

【性味】味甘、酸，性平，无毒。

【主治】主治通运任脉，助阳道，补阴血，益精气，治痿弱。将它捆缚在额上，能禁邪疟。收藏在书篮中，可杀蛀虫。

秦龟

【释名】生长在陕西山地，又有人说它生活在海水里。

肉

【主治】补阴养血。

甲

【主治】除风湿性关节炎、颈风冷痹、关节气壅、妇女白带含血，破气消积，强心，治淋巴结瘘管。

灵龟

【释名】它生长在海边，在山上休息，在水中捕食，能入水。

肉

【性味】味甘，性平，无毒。

【主治】祛风热，利肠胃。

血

【性味】味咸，性平。

【主治】治毒箭伤。

龟筒

【性味】味甘、臭，性平，无毒。

【主治】治各种血症及解刀箭毒，煎汁饮，可解药毒及蛊毒。

【附方】治痘疮黑陷：这种病是由心有郁热、血液凝结所致。用生玳瑁、生犀牛角，一同磨汁 100 毫升，加入猪肝血少许，紫草汤五匙，调匀温服，痘疹即刻之间透发。

能鳖

【释名】又称三足鳖。

肉

【性味】性寒，有毒。

【主治】误食后可致人性命。只有将它的生肉捣烂外敷，可治骨折，活血止痛。

鳖

【释名】鳖没有耳朵，全凭眼睛。鳖只有雌的，它与蛇或鼋交配。鳖就是甲鱼，可在水里和陆地生活，脊背隆起与龟类似，甲壳的边缘有肉裙。鳖在水中时，水面上有鳖吐出的津液，叫鳖津。

肉

【性味】味甘，性平，无毒。

【主治】主补中益气。能治热气及风湿性关节炎，腹内积热。和五味煮食，有腹泻、妇女漏下、形体消瘦、腹内积气结块及腰痛者，宜常食。还可去血热，补阴虚。做肉羹食，可治久痢，长胡须。做成丸服，治虚劳、脚气。

【发明】李时珍说：根据《三元参赞书》载，鳖性冷，吃了能发水病。有冷劳气、腹部包块的人不宜食。

鳖甲

【性味】味咸，性平，无毒。

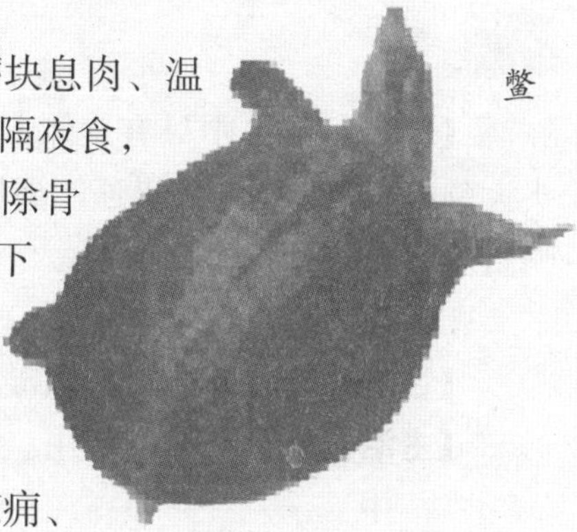

【主治】治胸腹包块、积滞寒热，去痞块息肉、温疟、腹内积气结块及腰痛、小儿胁下肿胀。隔夜食，治脐腹或肋硬条块、冷腹胀气、虚劳羸瘦、除骨热、骨节间劳热、结滞壅塞、下气、妇女漏下杂质。治下瘀血，祛血气，破结石恶血，堕胎，消疮肿肠痈及跌损瘀血。能滋阴补气，去复发性疟疾、阴毒腹痛，治积劳成病、饮食不当、旧病复发、斑痘烦闷气喘、小儿惊痫、妇女经脉不通、难产、产后阴户开而不闭、男子阴疮淋病。还可收敛疮口。

脂

【主治】除白发。拔掉白发后，取脂涂孔，即不生。如欲再生的，用白狗的乳汁涂。

头

【主治】烧灰，治小儿多种疾病及妇女子宫脱垂，产后阴户不闭，发高热及胸腹痛。还可治多年脱肛。

卵

【主治】用盐腌藏后煨食。止小儿下痢。

【附方】治脐腹或胁肋长硬条块：用大鳖 1 个，蚕沙 18 千克，桑柴灰 18 千克，淋汁 5 次，同煮烂后去骨再煮成膏，捣成梧桐子大的丸。每天服 3 次，每次服 10 丸。

治寒湿脚气，痛不可忍：用鳖两只，水 20 升，煮取 10 升。去鳖留汁，加苍耳、苍术、寻风藤各 250 克，煎至 7 升，去渣，用盆盛好后薰蒸，待水温凉一些浸洗。

治痈疮久不收口：将鳖甲烧灰存性，研末掺在疮口上，治疗效果非常好。

治妇女难产：取鳖甲烧灰存性，研末，用酒送服。

治阴茎生疮：将鳖甲烧后研末，用鸡蛋清调匀涂。

治小便沙石淋痛：将九肋鳖甲用醋炙过，研末，用酒送服，每日 3 次。

治产后阴户不闭：用 5 枚鳖头烧后研末，每次用井水送服，每日 3 次。或者加用 100 克葛根。

治大肠脱肛：将鳖头烧后研末，用米汤送服，一日两次。再将末涂在肠头上。

鼋

【释名】甲虫中只有鼋体形最大，它生长在南方的江湖中，背色青黄，头大颈部色黄，肠与头贯通。鼋是一种大鳖。它以鳖为雌，卵生，所以说“鼋鸣鳖应”。

肉

【性味】味甘，性平，微毒。

【主治】它具有补益作用。可以治湿气、邪气及多种虫疟。

甲

【性味】味甘，性平，无毒。

【主治】炙黄后用酒浸，能治慢性淋巴结炎，恶疮痔瘘、风疹瘙痒及五脏邪气。杀百虫毒，去百药毒，续筋骨。治妇女血热。

脂

【主治】治风癣及恶疮。

胆

【性味】味苦，性寒，有毒。

【主治】治咽喉肿痛，用生姜 、薄荷汁化少许服用，取吐即愈。

蟹

【释名】它有两只前爪、八只脚，都非常锋利，它的外壳坚硬，上有十二星点。雄蟹脐长，雌蟹脐圆。腹中的蟹黄随季节而增减。它的性很躁。生长在流水中的，色黄而带腥味；生长在死水中的，色黑红而有香气。霜前的蟹有毒，食用害人，霜后即将冬蛰的味美。又名螃蟹。

【性味】味咸，性寒，有小毒。

【主治】祛胸中邪气，热结作痛，口眼㖞斜，面部水肿。能养精益气，解漆毒。产后腹痛血不下的，同酒食。筋伤骨折的，生捣后炒烂贴在患处。小儿囟门不合，将蟹的前脚同白及末捣后涂用，直到合为止。能治疟疾、黄疸。将汁滴入耳中，治耳聋，且能解药物及鳝鱼毒。独螯，两目相向，独目，有六足或四足，腹下有毛，腹中有骨，背有星点，足斑目赤的，都有毒，食用害人。可用冬瓜汁、紫苏汁、蒜汁、豉汁、芦根汁解毒。孕妇不能吃，易引起难产。蟹极能动风气，患有风症的人不能吃。不可同柿子、荆芥食，否则易生霍乱，唯有木香汁能解。